外来精神科診療シリーズ
mental clinic support series

part I

精神科臨床の知と技の新展開

メンタルクリニック運営の実際

―設立と経営,おもてなしの工夫―

編集主幹
原田誠一

担当編集
松﨑博光

中山書店

[編集主幹]
原田誠一(原田メンタルクリニック:東京)

[編集委員](五十音順)
石井一平(石井メンタルクリニック:東京)
高木俊介(たかぎクリニック:京都)
松﨑博光(ストレスクリニック:福島)*
森山成彬(通谷メンタルクリニック:福岡)

(*本巻企画・編集担当)

【読者の方々へ】
本書に記載されている診断法・治療法については,出版時の最新の情報に基づいて正確を期するよう最善の努力が払われていますが,医学・医療の進歩からみて,その内容がすべて正確かつ完全であることを保証するものではありません.したがって読者ご自身の診療にそれらを応用される場合には,医薬品添付文書や機器の説明書など,常に最新の情報に当たり,十分な注意を払われることを要望いたします.

中山書店

刊行にあたって
― 五人の侍からのご挨拶 ―

　精神科クリニックが年々増え続けている現状には，社会のニーズと時代の流れに裏づけられた必然性がある．精神医療におけるクリニックの役割と責務は，今後ますます大きくなっていくに違いない．こうした趨勢のなか，本叢書を世に問う意義はどこにあるだろうか．

　まずは，「クリニックの立ち上げ方」や「診療・経営を継続する工夫」を具体的にわかりやすく示すこと．これは，これから開業を目指す方々にとって心強いガイド，格好の導きの糸となるだろう．加えて，すでに精神科クリニックを開設し営んでおられる皆さまにとっても，日々の仕事内容を振り返り，今後に活かすための参考資料になるのではないか．

　さらには，開業という場に伴いがちなさまざまな問題点について改めて考え，対策を試みるための教材という役割．ともすればクリニックに孤立しがちななか，診療の質をどう維持してさらなる向上を目指すか，自らを含めたスタッフの心身の健康をどのように守るか，変動する社会のニーズにどう応えていくか，周囲との連携をいかに実践するか．クリニック関係者が，こうした問題としっかり向き合って試行錯誤を重ねる営為が，そのままわが国の精神医療の改善につながることが期待される．

　加えて，今回編者らが心中ひそかに期したのは，精神科クリニックでの実践を通じて集積されてきた膨大な「臨床の知」を集大成して，一まとめの形で世に問うことだ．

　自らの活動の場を市井の診療所に定めて精進を続けているクリニック関係者には，"開設の志" と "自分の城で培ってきた実学の蓄積" がある．真摯な日々の経験の積み重ねを通して得られた「臨床の知」には，他所では得難い味わいや歯応え，独創性と実用性，手触りや香りがあるだろう．わが国の現場に根差した「臨床の知」をひっくるめて示して，現在の正統的な精神医学〜精神医療に対する自分たちなりの意見表明や提言をする．このような企みが，わが国の精神医学〜精神医療のレベルの向上に裨益できるところがあるはずだし，はたまたその必要性があると考えた．この信念に基づいて結実したのが，本シリーズである．クリニック関係の皆さまはもとより，クリニックと直接関係のない精神科医，たとえば大学病院〜単科精神病院〜総合病院精神科の先生方にも，ご参考にしていただけるところがあるだろうと期待している．

　本叢書の企画・編集に携わった５名の精神科医は，いずれも（自称）侍だ．腕に（少しは）覚えがあり，開業医の苦楽を（それなりに）味わい，一家言を（幾許かは）もっている五人の侍．この野武士集団が，現在の精神医学〜精神医療〜日本社会に投げかけ問いかける中身が，はたしてどのようなものになるか．

　あるいは，へっぽこ侍がなまくら刀を振り回す滑稽な図柄か．しかしながら，そこには独自の新味や切実な問題提起，斬新な面白さやピリ辛の刺激が含まれているだろうし，現場で真に役立つ「臨床の知」が発見できるはずだ．

　諸兄姉におかれましては，ぜひ頁をめくって五人の侍，一癖も二癖もある野武士集団からのメッセージをご賞味くださりますことを．

2014年10月　編者を代表して

編集主幹　原田誠一

序　自利利他円満

　大きな物語が消滅し，共同性が衰退しつつある社会環境の中にあって，精神を病み，生きづらさを感じる人達が増えている．それに対し，日本の病院中心の精神医療は敷居が高かった．入りにくく，入ったら出にくい．

　そこで，漂流する現代社会のとりつく島，すがる藁としての精神科クリニックへの期待が高まっている．クリニックの数は増えたが，どのような患者さんにどのような外来精神医療を提供したらお互いの幸せにつながるのか検討が必要だ．

　本書を手に取っておられるのは，これから独立開業を考えている精神科医か，その関係者の方が多いであろう．本巻は，本シリーズの中でも設立，経営という中核部分を，各執筆者の臨床実践知に基づき具体的にお示ししたものである．

　この数十年，先達たちは独自に多様な開業形態を開発し，治療を展開してこられた．いわば血と汗の結晶である．一部，企業秘密というべき部分もあるかと思うが，心よく御開示いただけた．

　独立開業でまず大事なのは，患者さんに選ばれなければならないということである．開業してから，こんなはずじゃなかったと思っても後悔先に立たず．武士は食わねど高楊枝と霞を食って生きるにも程がある．病悩の過半が経済問題であることを痛感するだろう．

　蟹は甲羅に似せて穴を掘る．自分は何ができて何ができないのか，自分の背中は白なのか黒なのか，自分ではわからない．人の振りみて我が振り直せである．

　開業の基本は，治療の場と関係性の提供という認識である．立地は立ち位置，それぞれの背景を持つ医者・患者が抵抗なく出会える場．治療構造を明示するサインの対象は無意識を含む体感．間口は広くするか狭くするか．入口はバリアフリーか框をつけるか．奥行きは．懐は浅いか深いか．照明はどの程度か．明る過ぎると無意識は曇る．椅子の固さは．座り心地は退行の程度を決める．スタッフの関与は．二者関係か三者関係か．エディプス機制を刺激するかどうか．実在の外部構造即内的治療構造である．身の置き所は投影，転移の働く関係性の場である．特に，はやるための前提は陽性転移．

　さらに，治療をラカンのいうクッションの縫い目の言語的綴じ直しと考えると，上糸下糸，縦糸横糸をほどいた時，中味の綿が流動化して漏れ出さないようコンテイン機能を保証するコンテナの設計，運営という視点は重要だ．お互いのために．

　実際に開業してみると，すぐに理想と現実のギャップに直面する．「あちら立てれば，こちら立たず．こちら立てれば，あちら立たず．」生身の存在の宿命だ．武道の達人は「あちらを立てても，こちらも立つ．こちらを立てても，あちらも立つ．」を目指すという．継続の極意だろう．自利利他円満．

　医者の倫理として，制度化された医者−患者関係をホールディングしながら，常に

それを否定される願望をもつという自己矛盾的,曲芸的生き方が要求される.

　本書は,開業を目指す精神科医の指南本という性格がある反面,開業現実の暴露本でもある.気軽な稼業と思いきや,涼しい顔で泳ぐ水鳥の水面下での必死の水かきは結構大変だと思われたら,転ばぬ先の杖としての価値があろう.

　文字通り浅学非才,田舎医者の小医が編集の任を命ぜられた時,正直不安であった.しかし,各執筆者の日常実践体験に裏づけられた真実の記録は,必ずや次に続く皆様方のお役に立つであろう.寄稿された方々の御協力に深謝する.

　それでは,読者諸兄姉の今後の御発展を祈念して,グッドラック!

2015年10月

松﨑博光

外来精神科診療シリーズ
mental clinic support series
目 次

I　クリニック開業の条件を考えてみよう

1　開業を決める前に考えておきたいこと ①　　圓口博史　2
1. はじめに…2／2. 開業までのこと…3／3. 開業後―午前は外来診療，午後はすべて休診で外へ…7／4. 今後の展望…9

2　開業を決める前に考えておきたいこと ②　　真田順子，真田優一　10
1. 開業の理念といきさつ…10／2. 健康…11／3. 臨床能力―専門性とニーズのバランス…12／4. 開業の場所…12／5. 資金…14／6. 手続き…16

コラム　開業医の本音を語ろう ①　　北川信樹　17
1. はじめに…17／2. 医局時代…17／3. 開業の経緯…18／4. 開業後苦労したこと…19／5. おわりに…21

コラム　開業医の本音を語ろう ②　　岩木久満子　22
1. 開業まで…22／2. 開業の準備…23／3. 苦労していること…23／4. 開業してよかったこと，これから…24

コラム　開業医の本音を語ろう ③　　富澤　治　25
1. 大学病院から開業医へ…25／2. 開業してわかったこと…26／3. 東京から松江へ…27／4. おわりに…28

II　クリニックの外的構造

1　ビルのオフィスで開業する場合　　守屋直樹　30
1. 場所選び…30／2. 設計と内装…31

2　独立家屋での開業　　高井昭裕　34
1. はじめに…34／2. 当院の開設経緯…34／3. 診療所建設の実際…35／4. 診療所建築で留意した点…36

3　有床のメンタルクリニック　　佐藤順恒　40
1. はじめに…40／2. 当クリニックの外的構造…41／3. おわりに…44

コラム　おもてなしの私の工夫 ①　　相川　博　45
1. 開業場所…45／2. フロアの構造…46／3. バリアフリーの問題…47／4. 高齢者への対応…47／5. 患者さんの行動への配慮…48／6. 喫煙の問題…48

コラム　おもてなしの私の工夫 ②　　久世明帆　49
1. 診察室の工夫…49／2. プレイスペースにおける工夫…50／3. 診療時の工夫…51／4. 予約の工夫…51／5. 二診の意義…51／6. あとがき…52

コラム　おもてなしの私の工夫 ③　　野呂浩史，荒川和歌子　53
1. 診察室…53／2. 待合室…53／3. 室温，湿度，消臭対策…54／4. 絵画・書籍など…54／5. 心理療法室…54

III　クリニック診療の内的構造

1　クリニック診療の内的構造を考えてみよう　　西松能子　58
  1. はじめに…58／2. 自院のポリシーを決める…58／3. ポリシーに従い，想定する対象患者や疾患に合わせた診療日や診察時間を設定する…59／4. 対象患者に合わせた治療の枠組みを設定する…60／5. 臨床心理士（心理技術員）による心理療法，心理検査をどう位置づけるか…63／6. 処方（薬物療法）と検査…66／7. 電話再診，メールによる相談…66／8. 緊急時の連絡と守秘義務，個人情報保護法…67／9. 診察を支える下部構造―電子カルテか紙カルテか，診療報酬請求は電子送信か否か…67／10. おわりに…67

2　開業精神療法の実践―「お金」をめぐる治療構造と対象関係の相互的影響　　豊原利樹　69
  1. はじめに…69／2. 症例…69／3. 考察…71／4. おわりに…76

コラム　紙カルテについて　　高橋象二郎　77
  1. 私のクリニックのカルテ仕様…77／2. カルテの開示…78／3. カルテの保存…79

コラム　電子カルテの功罪と上手な利用法　　山田和夫，山田和恵　80
  1. はじめに…80／2. 電子カルテ導入の歴史と経緯…82／3. 上手な利用法…82

コラム　待ち時間に関する工夫　　古沢信之　84
  1. はじめに…84／2. 望ましい待合室…84／3. 待ち時間対策…84／4. 当院の概要…85／5. アンケート結果と考察…85／6. おわりに…89

コラム　児童，特に発達障害の受診が多いクリニックの場合
―多大な診療ニーズが存在する現状と対応の工夫　　服部陵子　90
  1. はじめに…90／2. 当地・当院の特徴…90／3. 児童精神科医として…91／4. 患者数の動態と新患の受け入れ制限…91／5. 受診希望者の受け入れができないことで何が起こるか？…92／6. 発達障害を精神科クリニックでみる意義と診療の工夫…92／7. 収支面の問題と今後の課題…93

IV　クリニックでの急患への対応

1　急患への対応，救急医療との連携　　白潟光男　96
  1. クリニックで対応することが多い急患…96／2. クリニックの急性期医療…99／3. 地域の救急医療体制との連携…100／4. 最後に…101

V　クリニックと地域医療

1　往診と訪問　　和迩秀浩　104
  1. はじめに…104／2. 往診から見えてくること…105／3. 家族の相談…105／4. 往診と訪問について…106／5. 考察…111

2　Assertive Community Treatment（ACT）　　藤田大輔　113
  1. はじめに…113／2. ACTとは…113／3. ACT-Zero岡山…113／4. ACT実践から精神科医療を振り返る…116

コラム クリニックと地域との交流	松﨑博光	120

1. 町の精神科医はどうみられているのか… 120 ／ 2. クリニック開業という地域デビュー… 120 ／ 3. 郷に入りては郷に従え… 121 ／ 4. 地域医療チームの一員としての役割と二面性… 121 ／ 5. 地域，地縁的団体とのかかわり… 122 ／ 6. マスメディアを通した交流… 123 ／ 7. 異業種交流… 123 ／ 8. 町医者とは町を診る医者である… 123

コラム 外国人のニーズへの対応	山本和儀	124

1. はじめに… 124 ／ 2. 地域における外国人の状況… 125 ／ 3. 当院における外国人などへの多文化間精神医学外来統計の現状分析… 125 ／ 4. 当院における外国人へのおもてなしの工夫… 125 ／ 5. 外国人の診療の工夫と苦労… 127 ／ 6. さいごに… 127

VI　外部組織との連携

1　他の医療機関や行政などとの連携	西松能子	130

1. はじめに… 130 ／ 2. 「治療し改善へ導く」ための連携… 130 ／ 3. 「下部構造を支える」ための連携… 136 ／ 4. 他の専門職との連携… 137 ／ 5. おわりに… 138

2　司法精神鑑定をクリニックで	西山　詮	139

1. はしがき… 139 ／ 2. 刑事責任能力の鑑定… 140 ／ 3. 遺言能力の鑑定… 142 ／ 4. おわりに… 144

3　成年後見制度	芦刈伊世子	145

1. はじめに… 145 ／ 2. 成年後見制度における申立診断書… 146 ／ 3. 地域包括ケアシステムのなかで… 146 ／ 4. 成年後見制度の利用… 147 ／ 5. 事例のまとめ… 150 ／ 6. 被後見人の身分行為に関する後見人の権利… 151 ／ 7. おわりに… 152

4　横浜労災病院勤労者メンタルヘルスセンターの役割 　—勤労者医療と予防医療の実践	山本晴義	153

1. 労働者健康福祉機構と労災病院… 153 ／ 2. 横浜労災病院勤労者メンタルヘルスセンターの取り組みと実績… 155 ／ 3. ストレスチェック制度への支援… 158

コラム 日本精神神経科診療所協会と地区協会について	渡辺洋一郎	160

1. 日本精神神経科診療所協会の歴史… 160 ／ 2. 日精診の活動… 161 ／ 3. 日精診の組織… 162 ／ 4. 日精診加入のメリット… 162 ／ 5. 日精診への入会について… 163

コラム 医師会について―医師会に入るメリットと経済的負担，地域医師会との交流	石井一平	164

1. 医師会入会のメリット… 164 ／ 2. 医師会入会のデメリット… 166 ／ 3. 医師会以外の団体… 167

コラム 外部機関から個人情報提供を求められた際の対応	内海浩彦	168

1. はじめに… 168 ／ 2. 個人情報保護のガイドライン… 169 ／ 3. それぞれのケースについて… 171 ／ 4. おわりに… 171

コラム クリニック医が行う産業メンタルヘルスの実際	杉本二郎	173

1. はじめに… 173 ／ 2. 産業メンタルヘルスの現状… 173 ／ 3. クリニック医と産業メンタルヘルス… 174 ／ 4. 主治医としてどうかかわるか… 174 ／ 5. 診断書にかかわる問題と留意事項… 175 ／ 6. その他留意すべきこと… 175 ／ 7. 今後の課題… 175 ／ 8. おわりに… 176

コラム　クリニック医が行う児童相談所との連携　　田中康雄　177
1. はじめに… 177 ／ 2. 児童相談所の機能… 177 ／ 3. 児童相談所が求める連携先としての医療機能… 178 ／ 4. 児童相談所の求めに応えるための医療連携システム… 180 ／ 5. おわりに… 180

コラム　院外薬局からみた精神科クリニック　　松村善一　181
1. 規格単位について… 181 ／ 2. ジェネリック医薬品について… 182 ／ 3. 自立支援医療（精神通院医療）について… 182 ／ 4. 患者さんからの相談… 182 ／ 5. 適応外処方… 183 ／ 6. 休日，夜間の相談… 183 ／ 7. お薬が足りない，入っていなかった… 183 ／ 8. 時間外対応… 184 ／ 9. おわりに… 184

VII　クリニックのスタッフ

1　スタッフの募集・選考—コミュニケーションとリーダーシップを発揮するコツ　　三家英明　186
1. スタッフの職種・募集・選考法—チームの一員として長く働き続けてもらうために… 186 ／ 2. 当院の歴史とスタッフの業務，人材育成について… 189 ／ 3. スタッフとの意思疎通の工夫… 190 ／ 4. チーム内で良きリーダーシップを発揮するコツ… 192

2　社会保険労務士からみた人事管理の手引き　　中村敏江　193
1. はじめに… 193 ／ 2. 就業規則と労働契約… 193 ／ 3. 規則制定のために使用者が特に知っておくべきこと… 194 ／ 4. 問題職員への対処方法… 198 ／ 5. おわりに… 201

コラム　スタッフに給料を出せる喜び　　森山成彬　202
1. 開業まで… 202 ／ 2. 患者選定… 203 ／ 3. 開院の挨拶状… 203 ／ 4. 開業して良かったこと… 204

コラム　チームワークのためのリーダーシップ，雑感　　高木俊介　205
1. 精神科医療とリーダーシップ… 205 ／ 2. 精神科医療の現場で必要なリーダーシップとは？… 206 ／ 3. 緩やかなリーダーシップとチームワーク… 207

コラム　クリニック運営の工夫とコツ—ソーシャルワーカー・心理療法士の立場から　　東　健太郎　208
1. クリニックの全体像… 208 ／ 2. チーム医療の工夫… 209 ／ 3. 外来での相談機能… 209 ／ 4. 外来での心理療法的サポートについて… 210 ／ 5. 地域ケアへの広がり… 210 ／ 6. 現状の問題と対策… 211 ／ 7. 管理職の一人として… 211

コラム　精神科クリニックで働く—心理療法士の立場から　　勝倉りえこ　213
1. 当精神科クリニックの特徴… 213 ／ 2. 心理士としての特殊性と普遍性… 214

VIII　クリニックのリスク管理，安全の確保

1　不穏なアルコール依存，薬物依存患者への対応の実際—対策と予防　　西山　仁　218
1. はじめに… 218 ／ 2. 外来で治療するということ… 219 ／ 3. 酩酊して受診したアルコール依存症者に対して… 219 ／ 4. 医療チームとして… 220 ／ 5. 家族について… 220 ／ 6. 予約について… 221 ／ 7. 薬物依存症… 221 ／ 8. 医療観察法… 223 ／ 9. おわりに… 224

| コラム 女性医師からみたリスク管理，安全の確保 | 安木桂子 225 |

1. はじめに… 225 ／ 2. クリニックでの非常事態とリスク管理… 225 ／ 3. 危機管理教育として大切なこと… 227 ／ 4. おわりに… 228

IX　クリニックの経営

1　資金調達・返済計画，保険診療査定，医療法人化　　岡本克郎　230

1. はじめに… 230 ／ 2. 資本調達と返済計画… 231 ／ 3. 収入と支出… 233 ／ 4. 保険診療査定… 234 ／ 5. 医療法人化… 235

2　税理士からみた精神科クリニックの財務運営　　安齋洋子　236

1. 医療機関の財務体質―精神医療機関の特徴… 236 ／ 2. 医療機関の経理と経営… 238 ／ 3. 管理会計と運営… 242 ／ 4. 医療法人化について… 243 ／ 5. 税務調査について… 245

3　クリニックの案内・広報・宣伝　　松薗りえこ　248

1. 医者は案内・広報・宣伝に慣れていない… 248 ／ 2. ホームページの作成… 249 ／ 3. ホームページの運営… 249 ／ 4. コストゼロのページを利用する… 250 ／ 5. ブログの活用… 251 ／ 6. SNS（social networking service）の活用… 252 ／ 7. 講座や講演会など… 253 ／ 8. パンフレットやフライヤー（チラシ）などの活用… 254 ／ 9. 看板・電柱などの広告… 254 ／ 10. マスコミを利用する… 254 ／ 11. おわりに… 255

コラム　共同開業（経営）のメリットとデメリット　　高桑光俊　257

1. はじめに… 257 ／ 2. 共同経営のデメリット―『共同経営はやめなさい！』より… 257 ／ 3. 共同経営の難しさ―自らの経験より… 258 ／ 4. 「共同経営」についていま思うこと… 259 ／ 5. おわりに… 260

コラム　継承時の苦い思い出　　荻野耕平　262

1. はじめに… 262 ／ 2. 継承にあたっての法律的・行政的諸問題―筆者の体験より… 263 ／ 3. おわりに… 264

X　クリニック開業医が担うもの―診療・経営以外のあれこれ

1　精神科開業医的生活　　小林一成　266

1. 原稿頼む… 266 ／ 2. 小林―だれ？… 267 ／ 3. 責任―自分のことは棚にあげて… 268 ／ 4. 孤独―それだけのこと… 269 ／ 5. 趣味と健康法―自由気まま… 270 ／ 6. 平穏―飼い犬・猫のおかげ… 270 ／ 7. 勤務環境―美しい椅子と机を… 271

2　マインドフルネス導入よもやま話　　貝谷久宣　273

1. 心療内科・神経科 鎌倉山クリニック安心堂の設立… 273 ／ 2. 認知療法学会… 275 ／ 3. 私の坐禅… 276 ／ 4. マインドフルネスの日本再上陸… 276 ／ 5. マインドフルネスと坐禅… 277 ／ 6. マインドフルネス逆輸入の預言者… 278 ／ 7. 東京マインドフルネスセンターの設立と赤坂クリニックでのショートケア… 278

3　執筆，講演，自助グループ参加　　森山成栞　280

1. はじめに… 280 ／ 2. 執筆… 280 ／ 3. 講演… 282 ／ 4. 自助グループ参加… 283 ／ 5. おわりに… 285

コラム 病を得た治療者　　　　　　　　　　　　　　　　　　　　　　　　森山成彬　287
1. はじめに…287 ／ 2. 発病…287 ／ 3. 病名開示…288 ／ 4. 患者の反応…289 ／ 5. 職員のとまどい…290 ／ 6. 代診の先生方の感想…290 ／ 7. 病を得た治療者…291 ／ 8. 患者になった精神科医の変化…293 ／ 9. おわりに…294

コラム 治療者が病を得たとき　　　　　　　　　　　　　　　　　　　　　蟻塚亮二　296
1. はじめに…296 ／ 2. 生きる意味は必要か？…297 ／ 3. フランクルと荘子と魯迅─生きることの肯定…298 ／ 4. 死生観が変わった…298 ／ 5. 癌の経済学…299 ／ 6. おわりに…299

コラム 家族・当事者であった葛藤を抱えて「精神科医として生きる」ということ　　夏苅郁子　300
1. 40年間苦しんだ，病者への嫌悪と罪悪感…300 ／ 2. 家族・当事者としての，精神医療への正直な感想…300 ／ 3. 仕方なく選んだ「精神科医」という職業…301 ／ 4. ターニングポイントとなった，ホスピスでの経験…302 ／ 5. 私と家族の回復…303 ／ 6. これから，私がしようと思っていること…303

索引　　　　　　　　　　　　　　　　　　　　　　　　　　　　　　　　　　　　304

執筆者一覧 (執筆順)

圓口博史	コスモス通り心身医療クリニック：福島	
真田順子	さなだクリニック：高知	
真田優一	さなだクリニック：高知	
北川信樹	北大通こころのクリニック：北海道	
岩木久満子	顕メンタルクリニック：東京	
富澤　治	とみさわクリニック：島根	
守屋直樹	渋谷もりやクリニック：東京	
高井昭裕	ウェルネス高井クリニック：岐阜	
佐藤順恒	上尾の森診療所：埼玉	
相川　博	大宮西口メンタルクリニック：埼玉	
久世明帆	長久手メンタルクリニック：愛知	
野呂浩史	南平岸内科クリニック：北海道	
荒川和歌子	南平岸内科クリニック：北海道	
西松能子	あいクリニック神田：東京	
豊原利樹	セラピイ青山クリニック：東京	
高橋象二郎	北野メンタルクリニック：東京	
山田和夫	横浜尾上町クリニック／東洋英和女学院大学：神奈川	
山田和恵	横浜尾上町クリニック：神奈川	
古沢信之	こころのクリニック山形：山形	
服部陵子	はっとり心療クリニック：熊本	
白潟光男	こおりやまほっとクリニック：福島	
和迩秀浩	わに診療所：岡山	
藤田大輔	大和診療所：岡山	
松﨑博光	ストレスクリニック：福島	
山本和儀	山本クリニック，EAP産業ストレス研究所：沖縄	
西山　詮	錦糸町クボタクリニック：東京	
芦刈伊世子	あしかりクリニック：東京	
山本晴義	横浜労災病院勤労者メンタルヘルスセンター：神奈川	
渡辺洋一郎	渡辺クリニック：大阪	
石井一平	石井メンタルクリニック：東京	
内海浩彦	内海メンタルクリニック：兵庫	
杉本二郎	杉本医院からすま錦メンタルクリニック：京都	
田中康雄	こころとそだちのクリニック むすびめ：北海道	
松村善一	マルマツ薬局：東京	
三家英明	三家クリニック：大阪	
中村敏江	中央経営社労士事務所：東京	
森山成彬	通谷メンタルクリニック：福岡	
高木俊介	たかぎクリニック：京都	
東　健太郎	錦糸町クボタクリニック／錦糸町相談支援センター：東京	
勝倉りえこ	原田メンタルクリニック：東京	
西山　仁	西山クリニック：愛知	
安木桂子	台町クリニック：東京	
岡本克郎	クリニック東陽町：東京	
安齋洋子	安斎洋子税理士事務所：東京	
松薗りえこ	アマラクリニック表参道：東京	
高桑光俊	祐天寺ハートフルクリニック：東京／あんしんクリニック：神奈川	
荻野耕平	五和貴診療所：東京	
小林一成	小林クリニック：神奈川	
貝谷久宣	パニック障害研究センター：東京	
蟻塚亮二	メンタルクリニックなごみ：福島	
夏苅郁子	やきつべの径診療所：静岡	

I

クリニック開業の条件を考えてみよう

I クリニック開業の条件を考えてみよう

1 開業を決める前に考えておきたいこと ①

圓口博史
コスモス通り心身医療クリニック

はじめに

　当クリニックは，2006年（平成18年）8月に開院して現在9年目になります．大学での研修を経て，4年間精神科病院に勤務し，いったんしばらく大学に戻った後，総合病院の精神科（有床）で3年半，そして地方の中核都市にある有床の精神科クリニックに約8年勤務して，開業しました（卒後18年）．クリニック勤務からの開業は比較的珍しいのではないかと思います．勤務していたクリニックは，有床で，デイケア，ナイトケア，訪問看護をやっていて，就労支援施設，グループホームも併設している大規模多機能的に活動しているクリニックでした．自分が独立しても同じような規模ではできないと思ったので，いろいろな福祉施設・医療機関等と「連携」することで幅広く活動しようと考えました．

　銀行に提出した事業計画書には以下のように開業の理念を書きました．
① 精神疾患の幅広い外来治療を行うための，患者さんのニーズに合わせた小回りのきく対応・治療
② 精神科病院と連携し患者さんのニーズに合わせた治療
③ 社会福祉法人と連携し患者さんの地域での生活を支える医療

圓口博史（えんぐち・ひろし） 　　**略歴**

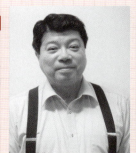

1958年長崎県生まれ．1982年東京大学薬学部薬学科卒．1989年東京医科歯科大学医学部卒．同年東京医科歯科大学医学部神経精神医局入局．同附属病院にて研修．1990年金森和心会針生ヶ丘病院精神科勤務．1994年東京医科歯科大学附属病院神経精神科医員．1995年東京都教職員互助会三楽病院精神科勤務（医長）．1998年医療法人慈圭会すがのクリニック副院長．2006年コスモス通り心身医療クリニック院長．
非常勤：郡山市医療介護病院，公益財団法人 金森和心会針生ヶ丘病院，陸上自衛隊郡山駐屯地医務室．
嘱託医：保健所（郡山市，県中），保健センター（三春，石川），社会福祉法人 郡山コスモス会，養護老人ホーム（市内2施設），特別養護老人ホーム（市内6施設）．
嘱託産業医：郡山市内11事業所．
郡山市介護審査会審査員，福島県社会保険支払基金レセプト審査員，一般社団法人 福島県精神科診療所協会副会長．

④ かかりつけ医として，プライマリーケアを行い，必要に応じて専門診療科を紹介する役割
⑤ 産業医活動を通じて勤労者の精神的健康への貢献
⑥ 保健所等公的機関と連携し地域精神保健に貢献する医療
⑦ 精神保健医療の啓蒙・講演活動

そこで上記の活動をするために，思いきって，午後はすべて休診にして，外に出ることにしました．外来診療は午前中と週2日の夜間診療としました．午後は，精神科病院での非常勤勤務，老人病院での精神科診療，老人ホームへの訪問診療，保健所での相談事業や講演会，産業医として事業所訪問等が入ります（詳しくは後述）．

2 開業までのこと

● 臨床経験

開業までの臨床経験は前述した通りですが，それぞれのところで，いい先輩，いい師に恵まれていたと思います．大学でも直接指導していただいたオーベンの先生方も，当時は講師，助手，医員でしたが，優秀な先生方で，その後いろいろな分野で活躍されています．精神科病院でも院長が同窓の先輩ということもあって，気軽に相談ができ，たいへん勉強になったと思います．また，クリニックでの院長は非常に活発な先生で，そんな先生のそばに常にいて，多くのことを，そして医師としての基本的なスタンスを学ぶことができたと思います．本当に感謝しています．医師はある意味で職人ですので，10年で一人前と考えると，開業するには10年くらいの経験があったほうがいいでしょう．

● 健康

開業すると，基本的に急に休めません．病気になったら，アウトです．自分の健康は自分で守るということで，日頃から気をつけるしかないと思います．最近やっと，できるだけ時間を見つけてスポーツクラブに行くようになりました．

● 開業場所

当初は大きな通りから1本はいったところがいいかと考えていました．たまたま銀行から紹介された土地（150坪）が通りに面していたので，初めは断ってほかを探したのですが，いいところがなくて，最終的にそこにしました．かえってよかったようです．受診理由に「会社の通勤でここを通っている」というのもあり，看板代わりになっているのかなと思います．心療内科の診療圏はけっこう広いので，地方都市なら駐車場があれば，あまり場所を選ばないかもしれません．最近はホームページを見て受診という方が多いです．タウンページを見ての受診は少なくなっており，当初大きめに作っていた広告もだんだん小さくしてきています（タウンページの広告料はけっ

こう高いです).

資金

　土地の購入，建物，備品その他，コンサルタントの費用等でざっと，6,000万円くらいでしょうか．土地の購入3,000万円，備品その他で1,000万円，計4,000万円は自己資金で，建物分（約42坪）の2,000万円を銀行から借り入れました．銀行からは，他のクリニックはもっと借りるのだから，もっと借りて下さいと言われましたが…．精神科の場合は，備品，医療機器があまりいらないので，賃貸のビル診であれば，もっと安くできるかと思います．

　8月から診療を始めて，窓口で約2割の現金収入がありますが，社保，国保から初めてお金が入ってくるのが10月下旬でしたので，それまではスタッフの給与，その他の経費は全部持ち出しです．また，患者数も最初はそれほど多くないので，初めて自分の給料として少しもらったのは，12月になってからでした．資金的に心配な場合は，開業当初は診療日を少なめに設定し，その分精神科病院やクリニックにパートにでて，自院の患者さんが増えてきたら，徐々に診療日を増やしていくのも方法かもしれません．

手続き

　開業にあたっていろいろな手続きがあります．保健所，厚生局，消防署等へのいろいろな届け出があります．仕事をしながらの開業準備だったので，私の場合は開業支援コンサルタントに依頼して，手続きは全部やってもらいました．提出書類はいろいろあります．診療所開設届，防火対象物使用開始届書，産業廃棄物処理委託契約書，保健医療機関指定申請書，指定自立支援医療機関指定申請書，生活保護法による医療機関指定申請書等々．自分でやっていたら，とてもできなかったと思います．2月から7月までの約半年の契約で90万円くらいだったと思います．建築会社を推薦してもらい，設計の打ち合わせから，建築まで立ち会ってもらいました（診察室に水場が必要とか，産業廃棄物を置く場所を決めて鍵がかかるようにしなければいけないとか，診療所に必要なことも教わりました）．調剤薬局も紹介してもらいました．準備期間としては，1年くらいはみておくほうがいいでしょう．私の場合，半年では忙しすぎました．

クリニック内の工夫

　クリニック内のレイアウト（図1）は基本的に自分が診療しやすいように作りました．診察室の机（図2）は，特注で自分にとって使いやすい形にしています．患者さんと45°くらいの角度で向き合う感じで，パソコンにも目を向けやすいように作りました．メインの診察室は，家族が数人来てもいいように10畳くらいに広く作りました．待合室からの患者さんの出入り口と，後ろには廊下に出る出入り口を作ってあります．特に危険を感じることはないのですが，後ろにもあったほうが，いろいろと便利です．

1 ●開業を決める前に考えておきたいこと ①

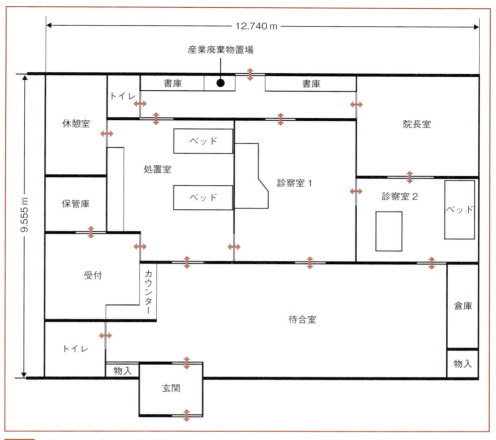

図 1 クリニック内のレイアウト

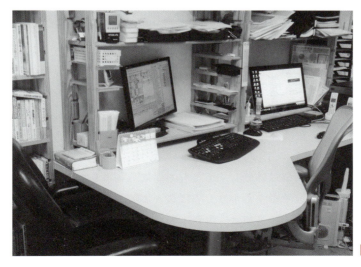

図 2 特注の診察室の机

また，隣の処置室（採血をしたり，注射をしたり，点滴をしたりしています）との出入り口もあります．また，第2診察室との出入り口もあります．1人でやっていても，診察室は，少なくとも2つ，可能なら3つあったほうがいいと思います．通常第2診察室は，初診の方に問診票を書いてもらうのに使っていますが，連休前後でものすごく混み合ったときは，2つの診察室を使って，看護師さんに頼んで先に患者さんに診察室に入ってもらい，自分のほうが，交互に診察室を動くようにして，患者さんの入退室の時間を効率よくすることもあります．

待合室には，ソファーや形の違う椅子を置いたりしています．40インチのTVに環境DVD等を流し，コーヒーサービスもしています．トイレは車椅子でも入れるように広く作っています．

カルテは，電子カルテを使っています．膨大な場所をとるカルテ庫がいりませんし，診察，電話診察のときにカルテを出す手間もいりません．「ダイナミクス」という診療所向けの電子カルテを使っています．画面はかなりマニアックに見えますが，普通に使っても使いやすくできています．何といっても，初期費用（34万円くらい），運用費用（10,800円）が廉価ということもあります．ただし，パソコン，モニター，プリンター，マイクロソフトのデータベースソフト「アクセス」は自分でそろえないといけませんが，好きなパソコンを選べるのもいいかと思われます．パソコンが非常に得意な先生は自分でできるかもしれませんが，普通の先生は，協力業者に頼んでネットワーク，設定等をしてもらうほうがいいでしょう．バージョンアップ，緊急のトラブルにも対応してもらえます．2つ診察室があれば，一方のパソコンがトラブルでも，もう一方で診察可能です．一つがだめになっても何でも可能なように，予備を含めて作っておくほうがいいでしょう．プリンターも3台ありますし，コピー機も2台あります．

医療機器は，心電図と脳波計は必要かなと思って初めはそろえました．実際には，あまり使わなくてもったいないことをしたと思っています（リースでトータル500万円くらいでしょうか）．現在は，必要があるときはてんかん専門の先生のクリニックに紹介してとってもらっています．てんかんの患者さんも少ないので，それで十分なようです．

スタッフは，現在は事務2人，看護師1人，いずれも常勤です．最低限2人いれば，普通に仕事は回ります．3人にしているのは，1人が休んでもいいような体制にするためです．本人の病気以外でも，子どもの病気，冠婚葬祭等で休むことはありますので，気軽に休みを取りやすくするために3人体制としています．健康保険，厚生年金にもいれています．開院当初は，事務1人，看護師パート2人でスタートしました．看護師が年齢的なこともあって辞めた後，なかなか次が決まらず，やっと知人の紹介で現在の看護師が来て安定しているところです．

● その他—すべて外注

検査は外注です．これは前に勤めていたクリニックと同じ会社です．お願いします

表1 週間予定表

	月	火	水	木	金	土
午前 9:00 〜 12:30	外来診療 10:30〜 訪問診療（特養）	外来診療	医療介護病院 自衛隊医務室	外来診療	外来診療	外来診療
午後	精神科病院	第1・第3週は訪問診療（特養） 第2・第4週は保健所等	第1週はレセプト 第2週は保健所等 第3・第4週は産業医	訪問診療 養護老人ホーム コスモス会	精神科病院	
夜間 18:00 〜 20:30	夜間診療				夜間診療	

と来たので，わかりましたということで，特に比較もせず決めました．それほど多く検体を出すのではないので，あまりこだわりませんでした．

レセプトのチェックも外注です．ニチイに月初めに2日来てもらってやっています．

給与計算も外注です．社会保険労務士に頼んであります．月ごとの会計，確定申告も税理士に頼んであります．

なぜか，顧問弁護士もいます．もちろん特に係争事件もないのですが，若手弁護士で開業したばかりで，こちらが応援する意味で顧問という形をとっています．月に1回食事をしながらいろいろ話をしています．

3 開業後―午前は外来診療，午後はすべて休診で外へ（表1）

前述のように，午前中は水曜以外，外来診療，月・金は午後6時から8時半まで夜間診療を行っています．午後は全部休診です．

月・金の午後は，以前常勤で働いていた精神科病院に非常勤で行って入院患者を診察しています．

火曜日の午後は，隔週で特別養護老人ホーム（特養）4か所に訪問診療をしています．内科的なことは内科の嘱託の先生が対応してくれるので，私のほうは認知症の方を診ています．2週間ごとにきちんとみていると，最初は落ち着かなかった患者さんもだんだん落ち着いてきて，介護者の負担も軽くなります．さらに月曜の午前中の診察を10時半までして，その後，特養に訪問診療に行くようになりました．現在，6か所の特養に行っています．定期の診察以外で何かあれば随時電話連絡等で早め早めの対応をしています（電話再診料は取れませんが）．訪問診療のない火曜日の午後は，依頼に応じて，保健所，保健センターで心の健康相談を引き受けたり，郡山市保健所，福島県県中保健所からの依頼の講演をしたりします．最近は，企業からのメンタルヘルス研修の依頼もあります．

水曜日は，クリニック自体は1日休診で，午前中医師会が運営している郡山市医療介護病院で，認知症の入院患者を診ています．そこでの診療が終わると，陸上自衛隊

駐屯地の医務室に行って，診察しています．常勤医がいないため，市内の開業の先生が交代で，1日一人ずつ行っています．午後は，第3，第4週は，産業医として，市内の企業に行っています．それぞれ，3か所ずつですが，ほかに5事業所の産業医を引き受けています．1事業所は，メンタル面専門です．長期休業者の面接や，復帰のための面接，復帰後のフォローのための面接等を行っています．また，事業所内の職場巡視，安全衛生委員会への出席，メンタルヘルス研修会等を行っています．

木曜午後は，養護老人ホームへの訪問診療と郡山コスモス会での訪問診療です．郡山コスモス会は，精神障害者のための福祉施設で，就労支援施設，地域活動支援センター，相談事業所，生活訓練等を行っています．グループホームを11か所運営しており，そこに通う人を訪問診療しています．かなり重度の障害者が多く，生活面を含め，手厚い支援が必要な方が多いので，けっこうたいへんです．10年前なら，開放病棟で長期入院していたような方を想像していただければいいかと思います．いわば，地域開放病棟で，手厚い福祉的支援と，連携した医療で，重度の精神障害をもつ方の地域での生活を支えています．定期の診察以外でもスタッフから電話連絡があれば随時対応しています．

これに加えて，いわゆる措置鑑定が不定期に入ってきます．ここ2～3年，特に県中地区での措置鑑定が増えていて，2013年（平成25年）度年間80件くらいのうち，17件を担当しました．対象者が夜中に警察に保護されて24条通報が保健所に行くと，夜中，または早朝に私の携帯に連絡が入り，朝食前の6時頃警察署に行って鑑定をしてきます．

夜間は，月・金の週2回は診療で，働いている方が受診しやすいようにしています．他の曜日の夜は，製薬会社の講演会，医師会の研修会，一般社団法人福島県精神科診療所協会の講演会等，いろいろな行事が入ります．

2週に1回，介護保険の介護審査会が入ります．また，毎月20日前後の4～5日は，社会保険支払基金のレセプト審査の審査員をやっていますので，福島まで，50 kmをすっ飛ばして行っています．そのほか，年に10コマ看護学校での講義があります．

開業すると基本的に医師一人なので，孤独を感じやすいかもしれません．最近は，精神科関連の製薬会社も増え，講演会も頻回にあります．参加すれば勉強になると同時に，他の先生方との交流もできます．また，精神科診療所の協会もあり，そこでも年に4回講演会を企画しています（福島県では2013年度から精神科病院協会と合同で行っています）．

また，精神科以外の他科の先生との交流も重要と思います．近隣の他科の先生方との勉強会を企画したり，すでにある勉強会に呼んでもらって交流したりしています．他科のホットな話題も勉強になり，また顔の見える関係があると紹介もしやすくなるかとも思います．

医療関係者以外の交流としては，中小企業家同友会に入っています．主に中小企業の社長，幹部社員が会員の組織で，全国にそれぞれあり，それが連携しています．主に郡山市での会合に参加しますが，いろいろな業種の話が聞けたり，個人的に親しく

なったりと楽しく交流させてもらっています．それが目的ではないのですが，患者さんとして，血圧の薬をもらいに来たり，産業医の依頼があったりと仕事の面でもプラスになることもあります．

休診時間帯での連絡は，自分の携帯で受けています．休診時間が多いため，患者さんが不安にならないようにいつでも連絡できるように診察券に携帯番号を書いてあります．しかし，思ったよりも患者さんからの時間外の連絡は少ないものです．

4 今後の展望

こうしてみると，開業当初考えていたことはほぼできていると思います．初めは午後をこんなに空けていてどうかとも思ったのですが，やってみると外来診療以外で外からの需要がこのように多いとは予想以上のものでした．現在は，午後もほとんど空きがない状態です．今後は増える認知症患者を地域全体でどうみていくか，産業保険の面でもストレスチェックの義務化で，ますます精神科医の需要は増えそうです．その辺に対応していくように努力していきたいと思っています．

I クリニック開業の条件を考えてみよう

2 開業を決める前に考えておきたいこと ②

真田順子, 真田優一
さなだクリニック

1 開業の理念といきさつ

　実のところ私は, 2000年 (41歳) と2014年 (55歳) の2回, 開業している. 1回目は大学付属病院医師からの転身開業, 2回目はその医療法人を後輩に譲っての再出発である.
　1回目の開業は開業支援の実績のある医薬品卸におんぶにだっこ, 2回目の開業は私と夫である事務長が主導して進めた. 事務長は, 私とは関係のない整形外科を中心とした病院グループで仕事をしている. 私の開業後も本来の仕事を続け, クリニックでは非常勤で経営に携わっている.

● 勤務医を辞めようと決めたのは開業の1年前であった

　大学勤務は, 臨床・研究・教育の3本柱がある. そのバランスをとるのは誰にとっても難しい. 昼間の時間帯は診察, 臨床実習中の学生の指導, 学生講義, 夜間や休日を論文執筆にあてるのが普通であった. もちろん外来日を減らしてもらうなどすれば

真田順子（さなだ・じゅんこ）　略歴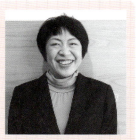

1958年香川県生まれ.
1984年高知医科大学卒, 同大学神経精神科入局. スウェーデン王国ルンド大学留学を経て帰国後講師.
2000年菜の花診療所理事長・院長.
2014年さなだクリニック理事長・院長.

真田優一（さなだ・ゆういち）　略歴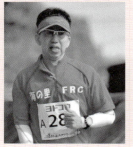

1962年高知県生まれ.
1986年学習院大学卒. 販売業, 税理士事務所職員・医業経営コンサルタントを経て, 現在社会福祉法人海の里事務長. 医療法人真田会では非常勤の事務長.
趣味はランニング. 最近はマラソンだけでなく, トレイルランニングやウルトラマラソンに出場. 2014UTMF完走.

空き時間は作れるが，私は患者さんやそのご家族の手助けをするのが好きだったので，むしろ外来は膨らみがちだった．大学病院の外来は原則午前中だけだったが，午後の専門外来の枠を利用して患者さんのニーズに応えた．それでも患者さんからは通院の不便さを訴えられることが少なくなかった．大学病院は，高知市内から自家用車で20分以上かかり，唯一の公共交通はバスで，その便数は少なかったのだ．また，診療後，会計の待ち時間が長く，通院だけで半日がつぶれる．他方，長年続けていた臨床研究のどれもが一定の結末を迎え，悔しいことに次のテーマを思いつけなくて苦しんでいた時期でもあった．

「土曜日に診療することで患者さんの利便性を増やしたい」，「仕事帰りに受診できれば患者さんは会社を休まなくてもすむ」，「もっと気軽に相談できる医療機関があれば，不調に気づいたらすぐに来院してくれるのではないか」という気持ちと研究の行きづまりから，開業へと一気に気持ちが傾いた．

研修医として1年間，精神科病院を経験したのみで，以後ずっと大学勤務であった私には開業に対する不安は大きかった．それでも踏み出せたのは，いっしょに（共同出資）開業することになった後輩の存在であった．二人で仕事をするのなら困ったら相談しあえて心細くなかろうと思った．

● 14年後，私は2回目の開業をすることになる

後輩医師と二人，同じ気持ちで出発しても，長年のうちには次第に方向性が違ってくるのは当然である．年齢や体力差によるどうしようもない違いも次第に明らかになっていった．端的にいえば，私は他の医療機関や介護サービスと連携した身軽な診療スタイルを志向するようになっていた．そこで，重装備で専門性を追求したい後輩に医療法人を譲り，一人再出発した．

勤務医に戻るという選択肢もあった．実際いくつかの病院が声をかけてくださった．しかし，土曜日の診察，17時以降の診察といった，患者さんの利便性を考えると，勤務医に戻れなかった．

加齢による体力の衰えは予想以上に大きかった．「体力増進のための時間を確保すること」，「患者さんの利便性に配慮すること」，「他科の先生からの診察依頼にすぐに応じること」を考えた．

2　健康

自分の健康と体力を過信してはならない．加齢による体力の衰えは，経験しないとわからないだろう．外来診療の疲労度も，やってみないとわからないかもしれない．一日中外来診療を続けるのは，とても疲れる．それなりのスピードで理解と判断をし決断し続けねばならないのだ．当然各種の書類は，昼休みか，夜，診療終了後に作成するしかない．大学病院では，外来診療のない日もあったし，半日診療の日もあった．病棟へも行ったし，学生の相手もした．おっくうに思っていた診療以外の仕事が，案

外，頭の切り替えになっていたのだと気づいた．

毎年，人間ドックは必須．体力維持のために，パーソナルトレーニングを週1回，その後さらに，軽いジョギングないし散歩を週1〜2回自分に課した．運動は今も好きではない．3km走るのがやっとだ．しかし，疲れているときほど運動したほうが体が楽になることに気づいてからは続けている．

3 臨床能力—専門性とニーズのバランス

意味があるかどうかは別にして，日本精神神経学会専門医，日本老年精神医学会専門医・指導医，日本認知症学会専門医・指導医，精神保健指定医の資格を有している．

私が最も得意とするのは，認知症の診断と治療，介護保険を利用した介護者へのサポートである．普通にできると思っているのは気分障害，神経症性障害の治療である．漢方薬も使える．私が劣っているのは，児童・青年期精神障害の診断と治療，統合失調症の治療である．

専門分野に特化したクリニックを軌道に乗せるには時間がかかる．それは最初のクリニックで理解できた．それまでの期間の経営収支を考えねばならない．ただ，うまく軌道に乗って良い口コミが動き出したら，以後，手抜きをしなければ順調に経営できる．一方，一般精神科としてやるなら，常に他のメンタルクリニックと比較される．しかし，ニーズはこちらのほうが多い．

現在，開業して1年だが，広告などの集患をしなかった．そうすると新患の半数以上が気分障害，神経症性障害である．これが現在の高知市のニーズなのだと思う．どれだけ自信のある専門分野があっても，それに特化するつもりなら宣伝が必要だろうと思っている．

開業後の勉強は意識して実行しなければならない．毎日一人，精神科医同士で会話するチャンスは，勤務医時代と比較すると皆無に近い．ほかの医師の経験を聞きかじることができないので，新薬になじむのにも時間がかかるし，気をつけないと独りよがりな医療になっていく．

専門外の分野の学習は正直なところ，製薬メーカー主催の講演会やWebカンファレンスにできるだけ出席することと，日本精神神経学会学術総会での教育講演でメーカー色のない偏りのない話を聞くことで後れをとらないようにしている．

専門分野の学習は誰でもずっと続けているであろうから問題はない．phase III（phase II はクリニックにはまず持ってきてくれない）の新薬治験に参加すると，当該疾患の学び直しができてよい．診療が雑になりかけているときにも引き締め効果があってありがたい．

4 開業の場所

精神科に来られる患者さんは，近所が便利と考える人ばかりではない．精神科受診

を，他人はおろか家族にも知られたくないとおっしゃる人は多い．そこで，やや広域から患者さんが来られると予測して，高知市外の人にも来やすくわかりやすい場所，ということで高知市の中心部を開業場所と決めた．中心部の自前の建物を準備する経済力はなかったので，ビル診を第一に考えた．

患者さんの通院手段を考えた．高知県・高知市では多くの人が自家用車を使う．そこで，駐車場を確保しやすいことも条件になった．駐車場の借り上げも考えたが，患者数が予測できなかったので，基本料金1時間分を診療所がもつことにした．幸い，名の通った病院がメディカルビルに改装された物件に出会った．

2回目の開業でも，場所は中心部がいいという考えに揺るぎはなかった．というのは，最初のクリニックの診療圏が県下全域に近く，かなり広いエリアから患者さんが来られたからだ．東西南北どちらへ寄っても他の地域の患者さんには不便になる．最終的に決めた場所は，撤退した百貨店，バスターミナルのあった場所の近くだ．さびれてはいるが誰でも知っている場所なので，口コミが動き出したときに有利にはたらくと考えた．

精神科クリニックを受診するのは，私たちが想像している以上に不安であり，世間体が気になるものらしい．私たちは患者さんの逡巡を軽くするために，あえて心療内科を標榜したりもするが，それでも精神科系のクリニックに入るのは抵抗があると患者さんは言う．その点，メディカルビルは，他科のクリニックがいくつも入っているから，建物に入るときに他人に見られても精神科に行くことがバレないことが患者さんにとっての敷居の低さになる．また，充実した門前薬局があることも大きな利点である．

メディカルビルは，もともとバリアフリーであるうえに，薬局，総合案内，他科との相談，機器の共同利用，ビルのメンテナンスなどが完備していて，総合病院勤務医時代と比べても違和感は少なく，雑用はさほど増えない．この点も利点ではあるが，家賃・共益費はそれなりに発生する．また，ビル内に籠ってしまって，地区医師会とのつきあいをおろそかにした点は悔やまれる．

今回は，テナントビルを探した．条件の優先順位は，高知市の中心部でありながら，目立たず，場所の説明がしやすく，駐車場が近くにあって，調剤薬局が近くにあればなおよいとした．また，友好関係にある精神科クリニックの近くは除外した．

物件探しは，医薬品卸で開業を手伝った実績のあるところ数社に声をかけ，情報収集を行った．医薬品卸の業界も14年のあいだに合併，統廃合され，全国展開するグループに入っていたり，様変わりしていた．幅広く不動産業者と連携するところもあれば，営業社員自ら診療圏分析をするところなど，対応はまちまちであった．

そのなかの1社の紹介した物件で興味深い経験をした．某生命保険会社所有のオフィスビルで，1階は店舗テナント，調剤薬局も入っていた．しかし民間医療機関の入居の前例がなく，クリニックとしての改修も本社に認めてもらえず借りられなかった．都会のオフィスビルとは異なり，地方都市の規模の小さいオフィスビルは医療機関の受け入れに消極的なのかもしれない．

物件探しは難航した．次は撤退した百貨店の商圏でさびれつつある区画．角地の2階建ての物件で，場所はとても気に入ったが前に入居していたテナントの瑕疵の修繕などの改修費の件で大家と折り合いがつかずあきらめた．この時点で開業時期に間に合うか危ぶまれた．最終的に決まった物件は，あきらめた物件から十数メートルのところにあった．テナント募集の張り紙を見て不動産会社に連絡を取ってもらったという，たまたま見つけたものであった．思いがけず安い家賃で，人通りのある国道から折れてすぐのところで，交通の便が良いわりに入り口が丸見えではなく，納得のいく立地条件だった．ただし，元ブティックであったので，天井が高すぎる等，改装費は予定よりかかることとなった．同じ地区医師会内の精神科クリニックが，当方の開業を快諾してくれたことはありがたかった．

5 資金

資金の源泉

最初の開業の時は勤務医からの開業であり，自己資金があるでもなく，銀行借り入れを中心に資金調達をした．ここでの失敗は，大学病院という看板を失った自身の集患能力を予測できなかったことである．

認知症分野の臨床と研究では，ある程度の実績があり，すでに高知県下の保健師たちと連携しネットワークを築いていたが，それを医薬品卸，医業経営コンサルタント，関連業者の皆さんにアピールしなかった．大学病院で診ていた患者の多くがそのままクリニックに来られることも不確実だと思っていた．要は自信がなかったのだ．30歳代と40歳代の女医が大学を出て精神科クリニックを開業する，ただそれだけのように自らも思い，開業支援の皆さんにも思われた．

紹介された地元の地方銀行に対しても自身の専門性や集患の可能性を何らアピールしなかったため，開業資金の3,000万円を借りるのに自宅の土地を担保に通常の金利であった．バブルが崩壊し銀行の破綻，過剰融資などが取りざたされていた時代でもあり，それで普通だろうと思った．しかし，開業して数か月で状況は一変する．県外地銀から取引の提案があり，担保なし，金利も当初の半分以下とかなり有利な条件を提示された．県外地銀は，地元銀行に対抗して攻勢をかけるために，預金を集めるよりも貸し付けを重視しているなどという業界の事情は知る由もなかった．

今回の開業は，前回より少ない支出ですむことが容易に予測でき，少しばかりの貯蓄もあったし退職金もあったので，すべて自己資金でまかなうことにした．

自己資金がない場合，あっても事業資金とは分けて残したい場合は，銀行からの借り入れ＋リースになる．

医療機器や備品はリース前提に商談を進められることが多い．しかしリースと買い取りとはよく比較検討したほうがいいと思う．リースとは大ざっぱに言ってローンのようなものかと私は理解した．医療機器や備品（コピー機が大きい）のリース期はだ

いたい5～7年くらいである．その後に新しい機器に乗り換えるのであれば，単純に銀行の金利とリースの金利を比較すればよい．他方，リース満了後，機器を買い換えずに使い続けるなら，年間の再リース料は従来の1か月分くらいであろう．使い慣れた機器を安くリースできてよかったと思ってはいけない．再リースするということは，本来ならばすでに購入して自分のものになっている機器にお金を払い続けることなのだから．

　リース料は経費になるから気にしないという考えもあるが，買い取りでも減価償却費が経費になる．要は支払総額が高いか安いかである．自己資金で払えば金利もかからないので当然得である．特にコピー機などはリースを前提として商談してくるが，これは5年後の買い替えをスムーズに行わせるためでもある．

　銀行からの借り入れについては，地域によって違いがあるとは思うが，複数の銀行と話を進めるべきである．銀行によっては支店で対応するだけのところ，本部の医療専門チームが与信するところなど，銀行ごとに対応はまちまちである．今は，銀行は優良な貸出先を探しており，与信のノウハウが不足していると他行の動向を気にしながら話を進めてくる．

🔴 資金使途

　精神科クリニックの開業にかかる費用は，他科と比較して少なくてすむ．郊外で自前の土地建物を用意して開業する場合は別だが，私は，身軽な診療スタイルを志向し，設備等も他の医療機関との連携に依ることにした．開業に要する費用はだいたい2,000万円弱～3,000万円＋運転資金と予測した．どうして大きな幅があるかというと，借りる物件によって改装費（建築費）が大きく変わるからである．ほとんどの設備が整っていて改装の制限のあるオフィスビルなどでは間仕切りと水回りのしつらえが主になり，それほど費用はかからない．しかし一から床を張って壁も作っていくとなると結構な投資となる．今回借りた物件は，家賃は安いが前のブティックの物を撤去し天井から作らなければならなかったので，専門の設計士に依頼する必要もあって改装費も余計にかかってしまった．

　改装費は複数社で競合させることができなかった．物件選定が遅れ，開業時期に間に合うかどうかが危ぶまれたことから，とにかく信頼して開業に間に合わせることのできる建築および設計事務所を選択した．

　医療機器は，心電計と血球計数器が主なもので，あとは医療系の備品であった．CTは近くの病院と委託契約をした．レセプトコンピュータは一通りの話を各社から聞いて，少し冒険ではあったが日医標準レセプトソフト（ORCA）にした．ソフトが無料であり，7～8年おきのソフトの買い換え費用が発生しないのが選んだ理由である．

　建築（改装）以外の支出についてはすべて複数社の相見積もりとした．1回目の開業は，医薬品卸の紹介する業者にお任せで，金額の交渉の仕方も知らず，言い値で契約した．そういった意味では開業支援した医薬品卸が絶大な権力をもっていたともいえる．また，医薬品卸は医療機器や医療備品，医療消耗品も扱っている．それを無条

件に購入するのはいかがなものだろうか．

　開業でいちばん優先することは，自分の提供したい医療を提供できるようにすることであり，医療に集中できるようにするためにも，信頼できる業者に仕切ってもらうのも手間が省けていいかもしれない．しかし，継続した医療の提供のためには安定した経営は不可欠であり，支出は少ないに越したことはない．

　相見積もりを上手に進める方法としては，開業場所を探しあててくれた業者には，開業全般について相談をしながら進め，すべて相見積もりを提出できる権利を与えた．見積もりを出す土俵に上がれるように計らうことで十分である．購入は見積もりのなかから最も安いところからすることとした．

6　手続き

　医療法人設立はコンサルタント（行政書士資格をもつ医療に特化した税理士事務所）にお願いした．医療法人での開業としたのは，個人と事業を分け，役員報酬として給与という形が運営しやすいと考えたからである．法人であれば，非常勤であっても親族である役員に給与を払うこともできる．経費支出も法人のほうが，事業用であるのに個人消費分があるとか考えなくていいので支出しやすい．税率についても，医療法人の法人税はそれほど高くないので，退職金でとれるぐらいの留保金があってもいいと考えた．

　精神科クリニックで高額納税者になるほど所得，利益が上がることはないので，法人か個人事業かは院長の考え方次第である．

　ちなみに，1回目も開業時から医療法人で行った．これは2人の医師（他人）が長く続けた例は少なく，お互いがイーブンの関係を保つために役員の数をそれぞれの親族で同数にし，もしやめる時も解散して残った財産を分ければいいというアドバイスに従ったものである．

　1回目の開業の時にどのような届け出をしたか覚えていない．コンサルタントにすべてお任せしたような気もするし，その時は理解していたのかもしれない．

　今回は，診療所開設許可や保健医療機関の届け出など一連の手続きはコンサルタント，レセプトコンピュータ業者，事務長，事務員で漏れがないか，時期がいつか，誰が作成して提出するか，確認しながら行った．今回も書類の作成などはコンサルタントにお任せしたが，自立支援医療機関，労災保険指定医療機関，生活保護など，引き継いだ患者のために初日から使えるようにしたいということは希望した．

　開業して1年が来る．身軽な診療形態は守れている．患者数は無理のない程度で推移している．従業員の人柄，働きぶりは申し分ない．それが最大の幸運だと思う．

コラム COLUMN

開業医の本音を語ろう ①

北川信樹
北大通こころのクリニック

1. はじめに

　開業医の本音というタイトルですが，本音が本になってしまうと誰でも読めてしまうので立場が危うくなりかねません．私の場合，開業してわずか1年足らずしか経っておりませんが，ここに至るまでには多くのパラメーターが働き，かなりの紆余曲折を経て今日に至りました．ですので，ここに記すことは本音を言っているという建前とご理解下さい．しかし，オフレコの部分は飛ばしつつ，今考えているあまり偽りのない感想を記すよう努力したいと思います．

2. 医局時代

　私には，そもそも最初から開業志向がそれほどあったわけではありませんでした．私の場合，研修医終了後，長年医局に身をおき，研究・臨床・教育という三位一体の仕事をしてきました．医局生活はとても多忙で困難なことが多く，長年いるうちにどんどん管理的な仕事も増え，学会関係の仕事も増えで，最後のほうはいっぱいいっぱいの状況でした．それでも，医局の生活というのは刺激的で活気があり，人も多く変化に富んでおり，3つの柱のどれがなくなっても成り立たない気がしておりました．しかし，私はそのなかでどちらかというと臨床を第一に考えるきらいがあり，業績至上主義的な傾向の大学医局（それでも私の教室は臨床を大切にする伝統が強いほうだと思いますが）にあっては，やや辟易とすることもなかったわけではありませんでした．研究では臨床精神病理と精神療法関係の仕事が多かったのですが，そのなかでメディカル・スタッフの方々や地域の人々がいかにそうした知識や技術を切実に求めているかを肌で感じる機会

北川信樹（きたがわ・のぶき） 略歴

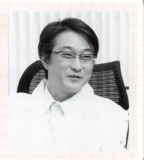

1966年札幌市生まれ．
1991年北海道大学医学部医学科卒．1999年同大学病院精神科神経科助教，病棟医長，外来医長，医局長を歴任．2012年北海道医療大学，同大学院教授などを経て，2014年5月医療法人ライブフォレスト 北大通こころのクリニック開院．特定非営利活動法人 北海道認知行動療法センター理事長を兼ねる．
主な著訳書に『拒食症サバイバルガイド』（金剛出版，2000），『パーソナリティ障害の認知療法』(2011)，『双極性障害の認知行動療法』(2012)〈以上，岩崎学術出版社〉などがある．

が多くあり，研究の成果や身に付けた臨床技術を少しでも普及啓発できたらと考えていました．さらに大学病院の外来では，初診担当として大勢の学生や研修医に囲まれながら診察と指導を行うのが常でしたが，そこで地域のクリニックから送られてくる患者さんの診断と治療，対応があまりにひどいと感じることも多く，偉そうにそのことに批判的な解説を加えたりもしていたものでした．

　その後，ご多分に漏れず大学医局からの転出の機会がありました．少しずつ臨床研究が進み，これから結実していこうという矢先だっただけに（本当に結実したかどうかはわかりませんが…），若干の未練がありました．細々とでも研究を続けて行きたかったこと，教育そのものにも興味があったことなどから，転出先を大学にさせていただき，運良く拾っていただくことができました．そこで，これまでの経験と精神科の魅力を，将来を担うメディカル・スタッフに伝えていく意気込みで乗り込んだところまでは良かったのですが，ここでやや誤算が生じました．大きな臨床のフィールドが失われ，論を戦わせる仲間もおりません．これまでの三位一体の生活が大きくシフトし，臨床と研究を大きく縮小せざるをえなくなってしまいました．それまでの職場がいかに刺激的で恵まれた環境だったかを思い知ることになったわけです．そして，日々の臨床がいかに自分を支えてくれていたのかがよくわかりました．臨床に関してはまだまだ勉強を続け，研究心をもち続けたかったため，教えるにしてもこのままではあっという間にネタ切れとなってしまうのではないかと不安が強くなりました．日に日にその危機感とストレスは募り，あっという間に地域での地道な臨床実践こそが自らの使命ではないかと軌道修正に走ることになりました．

3. 開業の経緯

　自分の臨床技術や得意とする疾患対象を考えたときに，単科の精神科病院よりも都市型のクリニックが合っているように思いました．また，人に使われず，誰にも遠慮せず好きなように臨床を展開したいという邪な考えもありました．そこで，最も機動性良く臨床実践ができるものとして，デイケア併設のクリニックを計画することになりました．さっそく，さまざまな人の力をお借りして，街の中心部にほど近く，また古巣の大学病院にも至近という場所を見つけることができたのはたいへん幸運なことでした．しかしながら，何でも一人でやるということは，とかく不安がつきまとうものです．経営のノウハウも労務管理もほとんど何も知らない輩に，はたしてできるのだろうかと誰でも不安になるところでしょう．そこで，信頼できる人と組んでやることで不安は払拭され，やれることも増えるのではないかと考えました．私の場合，ここで第二の幸運がありました．入局時期も近く仲も良く，臨床に対する情熱を共有していた同僚たちとのあいだで，以前から冗談めかして，いっしょに病院やれたら楽しいだろうね，などと話しておりましたが，そのうちの一人はすでに開業しており相談をもちかけました．結果，どうせならもっといたほうがよいと，今後開業を目論んでいた先輩も巻き込むことになり，まずは3人で医療法人を立ち上げることになりました．

1か所で臨床に必要なすべての機能をもつというのは，クリニックの場合たいへんなことで，仮にできたとしても人手も時間も相当にかかります．そこで，得意な対象疾患やリハビリテーション，訪問などの機能をクリニック3つで診診連携して行おうということになりました．経営面でも，たとえば借金や備品の導入などでのスケールメリットもありましたし，何よりも人を共有化することは大きかったと思われました．単体ですべてをカバーしようと思うと難しいことも，必要なとき，必要な分だけシェアすることが可能ですから，効率が良くなりました．その分準備も，手間や間違いが少なくスムーズだったと思います．医療法人として他の複数のクリニックと連携して役割を分担しあい，人材やノウハウを共有する方式は，将来的にまだまだ工夫しがいも魅力もあるところだと考えています．

　一方，読者の方にはどっちつかずで，いつまでふらふらしているのだと思われるかも知れませんが，そこまで行ってもまだ教育と研究に対する思いは残っておりました．クリニックを臨床フィールドとするにしても，プライベートな色彩が強くなりますから，これについては別組織で立ち上げることにしました．専門職の方がこれまで携わってきた認知行動療法の技術を学べる場を北海道に作ってしまおうと，大学医局の協力も得，NPO法人として北海道認知行動療法センターなるものを立ち上げることになりました．ですから，医療法人とNPO法人をほぼ同時期に立ち上げるというたいへん無謀かつおこがましい話だったのですが，幸いその後多くのメディカル・スタッフや医師らとともに研鑽を積めるような場となりつつあります．今後クリニックとも連携して実践の場を広げていけたらと考えているのはもちろんですが，これはその後のクリニックの宣伝にも効果的に作用したのだと思います．今では，法人の専門職らの教育の場としても機能しています．

　さて，その後，話は進み，新たに建てられるメディカルビルの2フロアを借りることとなり，大学勤務の傍ら設計から施工に至るすべてのプロセスに参加させていただくことになりました．これもたいへん新鮮で貴重な経験でしたが，これまで狭い世界でだけ働き世間知らずの私は，騙されないようにと常に緊張し，わからないことだらけでドタバタの連続だったように思います．しかし，仲間らの支援のおかげで，大学を退職してわずか1か月後に開業にこぎ着けられました．まさに怒濤の数か月間でした．

4. 開業後苦労したこと

　おかげさまで，開業当初からさまざまな先生やメディカル・スタッフの方々からの紹介・口コミで多くの患者さんに来院いただき，それなりに順調なスタートとなりました．しかし，その後はなかなか困難さとハードさの連続でもあった1年間だったように思います．開業当初，患者数が少ないときには，みるみる運転資金がなくなっていき，数字と睨めっこの毎日で精神衛生上良くない期間が続きました．大学との連携やクリニック間の連携，場所柄が盤石だったこともあり，集患にさほど苦労しなかったことは幸いでしたが，開業1年あまり経た現在でもまだまだ苦しいことばかりで，はたして楽に

なることなどあるのかと疑いたくもなります．現在の苦労をいくつかあげてみたいと思います．

　まず，最も苦しいのは，当然なのですが朝から晩までずっと患者さんを診続けなければならないことかも知れません．体調が良いとか悪いとか言っていられません．理論上一日中びっしり診続けなければ経営が成り立たないのです．病院勤めのときのように週○日の外来というわけにはいきませんし，代わりに診てくれる医師などおりません．あたりまえの話ですが，必死で診続けないと何も収入はなくなります．それなりの事情があるとはいえ，大学病院時代に患者さんの受診をできるだけ抑制したり，転院を促したりしていたことなどを思い返すと妙な気持ちになります．そもそも良質な医療を提供し，ゆったりと丁寧に患者さんを診ることを目指すことは，経営となかなか相容れないものだということがよく理解できました．精神科の技術に対する診療報酬の低さを呪うしかありません．もっときちんとした医療，高い技術に対して相応の対価が設定されればと願わずにはいられなくなります．しかし，そうは言っても，意味のわからない雑用をやらされているよりはよほどやりがいのあることだと今のところは思えています．

　第二に苦労していることは，リハビリのプログラム作りでしょうか．当クリニックには，社会参加や復帰がままならない青年〜中年層の方々が中心にいらっしゃいます．これまでの職場で携わってきた復職支援やデイケアの経験を活かし，集団認知行動療法や社会生活技能訓練（SST），認知リハビリテーション，心理教育などのプログラムを目論み，少しずつ実現してきました．これら単体のショートケア・プログラムをいくつか用意し，患者さんのニーズや好みに合わせて選んで参加してもらうというシステムを試行錯誤しているところです．大きな病院より数倍機動性が良く，思い描いていた診療を自分の力で少しずつでも実現していけることはとてもワクワクする体験でした．さらに，そこで患者さんが回復していくさまをみられることがやはり何よりも喜びといってよいと思います．しかし，実際のプログラムを細かく立ち上げるのは結構困難なことで，時間もかかりました．そのすべてを自分でやることは当然不可能で，細かいところの調整や準備はもちろんのこと，実際に行うのはスタッフが中心です．そのような技能をもったスタッフがいつも集まってきてくれることはとうていありませんし，プログラムとしてものになるためには経験の積み重ねや研鑽，研修が必要で，一から築くというのはまさに気の遠くなる作業ともいえます．幸い，当院には少数精鋭でより専門技能の高い職員が集まってくれましたが，今後もっとプログラムを洗練させたり，発展充実させていくためには，専門スタッフの力をさらに採り入れ，教育していけるように努力していく必要がありそうです．

　第三の苦労は，労務管理の問題です．これまで管理職的な業務を長く経験してきたので，問題ないだろうとタカをくくってきたのですが，雇用するということはわけが違うと実感することが多々ありました．さらに，クリニックは小さな所帯ですから，一部で問題が起きると影響があっという間に全体に波及しかねません．管理者としては常に職員力動に敏感でいなければなりませんし，結束を固めるための雰囲気づくりや親睦には

いつも気を配っている毎日です．また，雇用の時の面接もあまり当てになりません．精神科医としては悔しい限りですが，わずか数十分で人となりを見分けるというのは至難なことだと実感することも少なからずありました．

5. おわりに

　クリニックは，自分だけでできるものではなく皆で作るものだと思います．全体の雰囲気は，おそらく敏感な患者さんには伝わるものだと考えます．現在のところ，たいへん優れた仲間と良い雰囲気で楽しく仕事できていると自負していますが，気を遣われているだけだと思ったら怖くなってしまう今日この頃でもあります．

> **コラム** COLUMN

開業医の本音を語ろう ②

岩木久満子
顕メンタルクリニック

　私は現在，第三者継承の形でクリニックを開業している．よく，いろいろな方から「どのような経緯で開業したの？」，「どうして（自宅から遠い）高尾で開業なの？」と聞かれる．今回このような機会を得たので，そのことについて改めて振り返ってみたい．

1. 開業まで

　大学勤務時代は，先輩医師が開業しても，憧れはするものの，経営の難しさや集患のたいへんさが目に付くばかりで，自分の能力では無理な話だと思っていた．しかし，開業に対する漠然とした憧れは常にあり，いつか開業してみたいとは思っていた．

　大学病院に勤務して十数年たち，徐々に年齢による体力の低下等々で，大学病院の勤務に限界を感じていた矢先，先輩の先生が開業しているクリニックの院長の話が舞い込んできた．念のため，「いずれ開業する意思があるので，7〜8年間を目途に勤務したい」とあらかじめお伝えしたうえで，ありがたくやらせていただいた．そして，そこでの経験を重ねるうちに，初めは自分の力量では無理だと思っていた開業が，より現実のものとしてイメージできるようになっていった．クリニックでは，大学病院と異なる患者さんへの配慮の仕方や，スタッフとのかかわり方や集患，診察のペース配分など，開業の難しさも多く学ぶことができた．当時は私の未熟さから，先輩である理事長先生にはずいぶん御迷惑をおかけしたが，ここでの四苦八苦が今に生かされており，たいへん感謝している．

　クリニックの勤務を始めて5〜6年経った頃から持病が悪化し，主治医より手術を勧められるようになった．しかし手術となると，仕事を休むことになってクリニックに大きな迷惑をかけてしまうので，なかなか手術に踏み切れなかった．いつになるかわからないが，開業まで何とか手術せずにすませたい，と思いながら勤務を続けていた．

岩木久満子（いわき・くみこ） 略歴

日本森田療法学会認定医．
東邦大学医学部卒．東京慈恵会医科大学精神医学教室入局後，同大学付属第三病院・鈴木知準診療所にて入院と外来森田療法を学ぶ．
2013年より，顕（ケン）メンタルクリニック院長．

クリニック勤務も7年が過ぎたある日，高尾で開業している知人から「体調不良でとても続けられない．すまんが，お前丸ごと引き受けてくれないか」と，第三者継承の話が舞い込んできた．その知人は昔から恩のある方だったので，これも何かのご縁だと思い，引き受けることにした．もちろん，この時点で開業して経営をうまくやれる自信はもてていなかったし，体調の不安もあったが，万一手術となった場合でも，今のクリニックで休職させていただくよりは，自分のクリニックで休診にしたほうが気分的に楽だと考え，退職を決意した．

2. 開業の準備

　これまで勤務医一辺倒であった私は，保健所や労働基準局，ホームページの作成など，開業の手続きについて知らないことばかりであった．継承とはいえ，自分のクリニックになるという実感が欲しくて，なるべく一人で調べてやりたい思いが強くあったが，当然限界があり，継承元の知人とその従業員の方や友人に多大なご協力をいただいて，2013年（平成25年）1月より何とか開業の運びとなった．この手続きで，否応なく人に任せることを多く経験し，人に任せることでどれだけ自分が不安になるかもわかったし，人を信頼することがいかに難しいか思い知らされた．

3. 苦労していること

　継承開業のよくある苦労として，前院長の遺したイメージが継承後も続くことがあげられる．まっさらの状態で開業するよりも経営的なリスクはずっと少ないが，患者さんたちは前院長の人柄や診療内容に惹かれて来ているし，従業員さんは前院長の診察のペースに慣れているため，いろいろな場面で前院長と比較されてしまう．正直にいうと，自信を失ったり卑屈にとらえたりすることが今でもある．

● 患者さんとの関係

　まずは患者さんとのかかわりである．先に述べたように私には体調の不安があるので，クリニックを継承するにあたり，過労にならないよう朝の開始時刻を前院長のときよりも1時間遅らせ，勤務日は週4日で，2週間に1日だけ前院長に手伝っていただくことにした．この，勤務時間や勤務日の変更だけでも患者さんにとっては負担になったことと思うし，新しい医者になる不安は大きいため，毎回の面接ではその点に気を遣った．前院長はとても穏やかな雰囲気をもち，柔軟な判断ができるカリスマ性のある方であった．そのため，これまでの治療の方向性と自分の判断が違う場合には，葛藤しながら言葉を選びながら私の判断や方針を伝えるように心がけた．私の方針に納得いただけない方には，前院長の外来に来院いただくようにお勧めすることもあった．悩んだ末，私自身の考え方の固さがよく自覚されたときには，元来の自信のなさと負けず嫌いから，いささか不安や悔しさは残るものの，前院長の診察の方向性に従ってみることにした．開業3年目に入る今では，なぜあんな小さなことにこだわったのか，どうしてそのような不安を抱いたのか，不思議に思う内容もあるので，自分も少しは柔軟になれたのかも

しれない．また，初めは前院長の診察のペースに合わせた形で，短時間の診察を急いでこなす形であったが，そのやり方だと患者さんの全体像を把握できないので，1～2年かけて自分の診察のペースに移行していった．

● **従業員さんとの関係**

次は従業員さんとのかかわりである．継承したての時に，私は「私は言葉の裏を読むのが苦手なので，何か不満があったり困ったことがあったりしたら，そのまま言ってほしい」と従業員さんに伝えた．自分の性格上，不器用なのであらかじめそのようにせざるをえなかったのだが，このように言っておいたおかげで，言葉の裏をあまり考えずにすませることができて楽である．ただしおそらく，従業員さんたちが相当我慢してくれているのであろうとは，常に肝に銘じている．日々の診療上の患者さんへの対応の判断が，前院長と違うことは当然あるのだが，「○○先生（前院長）のときは，こうでした」と言われるときには，他意がないのはわかっていてもがっかりしたり自信がなくなったりすることもある．しかし，そのつど私の考えを伝えて，こちらもある程度譲歩しながら何回か話し合い，何とか従ってもらっている．いまだ前院長と自分を比較する材料を見つけては勝手に心を揺らしているだけ，といえるのかもしれない．そういう意味で，開業は自分をみつめる修行のようなものだと思う．

今の従業員さんたちのすばらしいところは，心が安定していて元気がいいことである．日々の診察でへとへとに疲れた時に，笑顔で「お疲れ様でした！」と明るく言ってくれ，軽口を叩いて笑い合うと，不思議とあっという間に疲れが取れてしまう．仕事も誠実に一生懸命やってくれ，常にクリニックの繁栄と私の健康を念頭において気遣ってくれている．こんな良い人たちは，いくらお給料を高くしてもなかなか見つかるものではない．今，ここで勤務していただいているご縁を非常にありがたく思っている．

4. 開業してよかったこと，これから

何より開業してよかったことは，上に伺いを立てることなく，自分がすべて決められる点である．夏休み，冬休みの期間はもちろん，研究会や講演でも休みを取りやすいのは，気分的にストレスが少なく，とても楽である．これだけでも，開業の価値は大きいと思っている．

ところで開業してみると，ある程度覚悟はしていたものの，今度は，従業員さんの給料や維持費がまかなえなかったらどうしよう，という不安が起こるようになった．予備費をいかに貯めておくかが目下のすべきことであろう．この不安をずっと抱えながら維持している諸先輩方は本当にすごいものである．今までは1日でも1年でも続けられたら儲けもの，と思っていたが，3年目に入って体調がだいぶ良くなっているので，これからは10年を目指して頑張ってみようと思う．

コラム COLUMN

開業医の本音を語ろう ③

富澤　治
とみさわクリニック

　私が「開業医」と聞いて真っ先に思い浮かぶ情景は，夜中に実家の階段に座って患者さんやその家族と電話で話し込んでいる母親の姿である．内科医であった母親は今から思うとかなり自己愛的な人だったが，自宅と診療所とが兼用のその電話が鳴ると，夜中でも往診に行ったり，紹介状を書いたりしていたと思う．

　ともすると自分の価値観を押しつけてくる母親から「溺愛」されていた私は，思春期・青年期になるとにかく母親がうっとうしく，医学部に進んで一人暮らしになってからも，ずっと「内科医」と「開業医」になったら自分の「負け」だと思っていた．卒業前に「心臓血管外科」と「精神科」でかなり迷ったが，結局のところ病気そのものにずっと興味をもてそうな精神科を選んだ．

1. 大学病院から開業医へ

　私は，半分は「精神科臨床をやるならできるだけ症例の多い都会でないとダメだ」と思い，半分は子どもの頃からときどき遊びに来ていた都会にあこがれる気持ちから，東京の都心にある大学の精神医学教室に入局した．

　精神科病院に出向していた約3年間以外ずっと大学病院の本院にいた私は，大学病院で行う臨床や研究，教育に没頭した．特に臨床では，大学病院で他の医療機関や内科，小児科から依頼されてくる摂食障害の症例を数多く診させてもらった．

　私が大学病院で働くようになって15年経った2002年の4月，実家の母親から電話がかかってきた．母は大腸癌に罹ったことを告げ「私は死ぬのは怖くはない．しかし死にたくはない」と言った．根治手術は無理で通過障害を改善するバイパス手術を受け，1回は自宅に帰ったものの，結局11月に亡くなった．

富澤　治（とみざわ・おさむ）　　　　　　　　　　　　略歴

1961年島根県生まれ．
1987年佐賀医科大学卒．東京医科大学病院講師を経て，2004年とみさわクリニック開設．
2014年クリニックを新宿から島根県松江市に移転．
著書：『「治るうつ病」と「治らないうつ病」』(2010)，『裏切りの身体―摂食障害という出口―』(2011)〈以上，M.C. ミューズ〉．
共著：『芸術療法（こころの科学セレクション）』（日本評論社，2011）など．

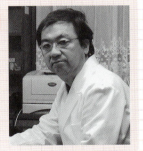

たまたまその時，私が教室の医局長をしていた関係で，葬儀には他の教室からもたくさん供花などをいただいた．私の田舎では火葬をしてから，その骨を持って自宅から告別式の会場に行くのだが，自宅から遺骨を抱えて出る役は私がやることになった．
　母の遺骨を胸に抱えて医院の前に立った私を，母の患者さんたち―79歳で亡くなった母よりも高齢のおばあさんやおじいさんたち―が，道の両脇に並んで母の遺骨を見送ってくれた．遺骨を抱えている私は，道に並んで遺骨に向かってお辞儀をしてくれる患者さんたちを，自分が礼をされているような位置から眺めるような形になった．
　私はその時，初めて「自分は医者として，母親に負けている」と思った．
　「お前は本当にこんな患者さんの近くで，患者さんのことを診ているのか」と問われているような気がした．私はその時初めて「開業」ということを考えた．

2. 開業してわかったこと

　その2年後の2004年の4月，私は長年勤めていた大学病院のすぐ裏に開業した．大学病院の外来で診ていた患者さんも80人くらいそのまま私のクリニックに来てくれた．この東京でのクリニックは結局10年ちょっと続けることになったが，その間，開業してよかったと思ったこと，予想外だったことなど，いろいろあった．
　いちばんよかったと思ったことは，開業して患者さんや家族との距離が近く感じられたことである．もちろん開業前も最も妥当と思われる医療をしていたし，良くならない患者さんのことを一日中考えていた日も少なくはなかった．
　しかしそれでも，開業してみて初めて，それまでは「自分の患者さんを診ている」という意識が希薄だったことに気がついた．その感覚は明らかに自分が診る患者さんの診療報酬によって，自分の医院の運営も自分個人の生活も成り立っているということと不可分である．
　私は，私の背後にある「大学病院」とか「大きな組織」というものに対して患者さんたちが抱いている信頼や期待を，自分個人へのそれと単純に重ねてみていた．開業医を受診する患者さんはおもしろいくらい，そのような「権威」に無頓着なのだということを思い知らされた．
　開業医を訪れる患者さんは外的な，あるいはより客観的と思われる医学的な権威とか業績ということに無頓着だが，そのかわり「自分が受診した感触」というようなものを非常に重視する．このような患者さんは「自分」が基準なので，良い評価も悪い評価も速く，そして極端である．
　私の東京でのクリニックでは，初診から治療終結までの期間が平均するとほぼ1年くらいだった．もちろん10年近く通っている患者さんも多くいたが，だいたい1年くらいで終結になる人が多く，空いた時間にまた紹介やホームページを見た人が予約してくるということの繰り返しだった．住宅地でない都心のど真ん中という立地も関係していたと思うが，近くで開業している先輩や後輩に聞いてみてもとりわけ私のクリニックは患者さんの入れ替わりが速いようであった．

治療を受けに来る人の理想は当然，良くなって治療が必要なくなることである．明らかにまだ良くなってないのに患者さんが来なくなることはよからぬことだが，良くなって終結することはもちろん良いことである．幸い時間が空けば以前からいっしょに仕事をしていた臨床心理士や関係機関の人たちが新しい患者さんを紹介してくれたが，やりがいがある一方で，疲弊が蓄積するような感覚もあった．

3. 東京から松江へ

　そうこうしているうちに，実家の近くで母親が開設した保育園の運営をしていた父親も歳老いて入退院を繰り返すようになり，やがて単身生活が難しくなった．グループホームに入居した父の介護で，2010年頃には私は月に1回以上松江に帰るようになった．
　そこで父親から，両親が地域の人たちと運営してきたその保育園の運営の手伝いをするように言われた．保育園は社会福祉法人だったので法律的には私が引き継ぐ責任はなかったのだが，保育園の理事長も園長も私が子どもの頃から知っている人がやって下さっていることもあり，私がまったく知らないふりをするのも気が引けた．
　一方で保育園の理事の職はまったくの「無報酬」であり，東京で30年近く積み上げてきた自分の精神科医としてのキャリアも「無になる」とまでは言わないが，投げ打ってまた故郷の松江で一から働かなくてはいけない．
　新宿で診ている患者さんや職員の人たちをどう処遇するか，自分は松江に戻ったら，また開業するのか勤務医となるのか，決めなければならないことが山ほどあった．
　松江で開業や勤務医をしている中学校，高校の友達に相談すると早く帰ってこいと言う．東京の関係者や働いてくれている人たちに相談したら行かないでくれと言ってくれる．父親には，時期は別にして「帰るよ」と伝えていた．私はみんなに嘘をついているようで悪い気がした．
　そうしているうちにとうとう父は2012年末に亡くなった．父が亡くなったということで「いよいよ帰って来い」という人も，「亡くなったのだから焦って帰らなくてもよい」という人もいた．私の迷いはますます強くなっていた．
　2014年の2月のある朝，家を出て駅に向かう道を，関東独特の冬晴れの真っ青な空を眺めながら歩いていて突然，なぜだかわからないが「もう松江に帰らなければいけない」と思った．
　新宿のクリニックは閉じ，税法上は松江に「移転」する形で2014年の11月に松江の実家で母親がやっていた診療所部分を改修して開業した．正直まだそれから日が経っていないので松江での臨床がどうというほど経験がないのだが，本質的な問題や悩みの質は東京でも地方でも変わらない気はする．ただ田舎のほうが学校や職場で不適応が起きた場合，より「逃げ場がない」印象はある．
　私はといえば，週数回は総合病院で外来や病棟回診によるリエゾン，先輩のクリニックに手伝いに行ったりしながら，自分のクリニックは夕方から夜間診療している．東京にいたときも，開業しながら大学病院や総合病院，企業の健康管理室などでアルバイト

をしながら自分のクリニックをやっていた．自分のクリニックで働く時間とアルバイトに行っている時間がだいたい半々だった．それは松江に来てからも同じである．開業医でそういう働き方をしている人は少ないと思う．ほとんどの人は終日自分のクリニックで働いている．そういう意味では私はいまだに「本当の開業医」になれていないのかもしれない．

4. おわりに

　私は患者さんも他職種の職員もたくさんいて，その人たちが入退院にせよ，異動にせよ「移ろっていく」，たくさんの人が流動する「病院」で働くのが好きだ．開業は自分の価値観そのままに治療をできるし，その責任を一手に引き受けられる醍醐味があるが，一方で医療者としては孤独である．医療は自分自身の治療的判断を疑って自問自答していけば果てしなく葛藤が続くが，適当にやればよいと思えばどこまでもいい加減にもできてしまう．それは開業していくうえでは恐ろしいことである．

　長くやっている芸術療法学会の学会誌の巻頭言にも最近書いたが，臨床の「プロフェッショナリティ」とは，熟練すれば「楽々（葛藤なく）治せる」ことでなく，「ナイーブに悩み続けることができる」能力だと最近は思っている．

II

クリニックの外的構造

II クリニックの外的構造

1 ビルのオフィスで開業する場合

守屋直樹
渋谷もりやクリニック

1 場所選び

　私のクリニックの場所選びについて語るには，まず開業を決心した動機から話さなければならないだろう．精神科に入局して以来，皆川邦直先生（法政大学）の指導のもとで精神分析的精神療法を学び，さらにこうした方法を実証的，数量的な研究によってよりわかりやすいものにしていく工夫をしてきた．そして，2001年上島国利先生（現　国際医療福祉大学）に昭和大学藤が丘病院へ来ないかとお声をかけていただき，そこで精神分析的な臨床と研究を続けることになった．また，20年以上にわたり，皆川邦直先生らとともに，精神分析的精神療法を実践する精神科医や心理療法家を育成する組織である東京精神療法研究会（TPSG）を運営してきた．

　そうしたなか，精神科入局以来の友人で，TPSGの運営を共に行ってきた当時井之頭病院院長であった橋本元秀氏が食道癌で亡くなられたこともあり，自分の臨床の理想を実現するため，初めて開業を考えることとなった．上島国利先生が定年でご退官される2006年に昭和大学を退職することとし，開業を目指して物件探しを始めた．

　ビルのオフィスでの開業では，借りる物件によってさまざまな制約もあり，自分の理想とするコンセプトがどの程度実現できるかが決まってしまうため，物件探しには妻とともにかなりの労力を割いた．

守屋直樹（もりや・なおき）　　　　　　　　　　　　　　　　　　　　　略歴

1954年愛知県生まれ．1979年慶應義塾大学医学部卒，慶應義塾大学精神神経科学教室入室．1980～86年財団法人井之頭病院，1986～88年慶應義塾大学医学部精神神経科助手，1988～2001年社会保険埼玉中央病院（現　埼玉社会保険病院）神経科医長，1992年より同部長．1997～2001年早稲田大学人間科学部・人間科学研究科非常勤講師，2001～06年昭和大学藤が丘病院精神神経科助教授，2006年渋谷もりやクリニックを開設，昭和大学藤が丘病院兼任講師その他，複数の大手企業のメンタルヘルス嘱託医を勤める．
翻訳書として『治療作用─精神分析的精神療法の手引き』(岩崎学術出版社，2004)が，編著書に『精神分析的診断面接のすすめかた』(岩崎学術出版社，2007)が，分担執筆として，『今日のうつ病治療』(金剛出版，1990)，『現代の精神分析』(1998)，『心理療法のできることできないこと』(1999)〈以上，日本評論社〉，『臨床精神医学講座第4巻　気分障害』(中山書店，1998)，『今日の治療指針2001』(医学書院，2001)，『パニック障害治療のストラテジー』(先端医学社，2002)などがある．

私の開業のコンセプトとしては，TPSGで共に学んできた精神科医師と臨床心理士に，一般診療と並行して精神療法ができる場所を提供することが第一にあった．そのため，常時使用できる診察室2室のほか，精神療法ができる面接室も2室以上欲しかった．また，一般診療では，大手企業の産業医の先生方や，産業メンタルヘルスの会社などからのご紹介の患者様が多いことが想定された．

　こうした条件から，最寄り駅から近く，周りの環境は比較的静かで落ち着きがあり，できれば築10年未満で，面積は25坪以上の物件を求めた．また，場所としては，山手線，あるいはその内側の駅で，ターミナル駅がよかった．渋谷駅を中心に近辺の数駅で条件に近い物件を妻とともに片っ端から見て回った．

　駅前や人通りの多い場所の物件は，上記の条件には合わなかった．一方で，物件自体は良いと思ったものでも，駅から10分近く歩き，しかも歩道橋を渡るものなどは，自分でも通うのがおっくうだと感じるのであるから，患者様にはなおのことだと思った．そうしたなかで，この後述べる物件が見つかったのは幸運であった．山手線の渋谷駅からは徒歩6，7分かかるものの，そのほとんどが渋谷マークシティの中を通るため雨でもほとんど濡れずにすみ，まわりは比較的静かで，しかも新築であった．

　ビルの上層階で開業された先輩から，不安定な患者さんが，非常階段に出て自殺をほのめかす言動をした，という話も聞いていたため，ビル開業では2，3階が理想だと思っていた．見つけたビルが新築物件であったため，早めの申し込みで2階を確保できた．実際に開業できるまでの数か月間の家賃が初期コストとして余計にかかったが，自分のコンセプトに合った物件を見つけるのがどれほど難しいかわかっていたため，迷わずすぐに契約することとした．

2　設計と内装

　このような事情であったため，内装設計・工事には十分な時間があった．また，新築物件であったため間取りは自由にできる状態ではあったが，図1の図面にあるような特殊な形態のビルであったのでその点で大きな制約があった．

　設計にあたっては，プロの視点が必要と考え，商業施設の設計を多く手がけておられる建築士の方を知り合いに紹介していただいた．妻とともに何回かお会いして設計を詰めていった．設計・内装のコンセプトとしては，医療施設としての清潔感はもちろん重要なものの，他科のような「病院くささ」をできるだけ排除するようにした．診察室は「オフィスのなかの寛げる部屋」をイメージし，カウンセリングルームはさらに落ち着ける雰囲気を心がけた．また，診察室の防音には特に注意をはらった．ドア，壁面に加え，天井，床下など基礎部分から防音に配慮し，少なくとも診察時の話の内容が室外では聞き取れないように工夫してもらった．さらに，待合室廊下の天井に配置したスピーカーでバックグラウンドミュージックを流すことで，廊下では，診察室内の声が聞こえにくいように配慮した．

　変形したオフィスのなかに，診察室2室，カウンセリングルーム2室，受付および

II．クリニックの外的構造

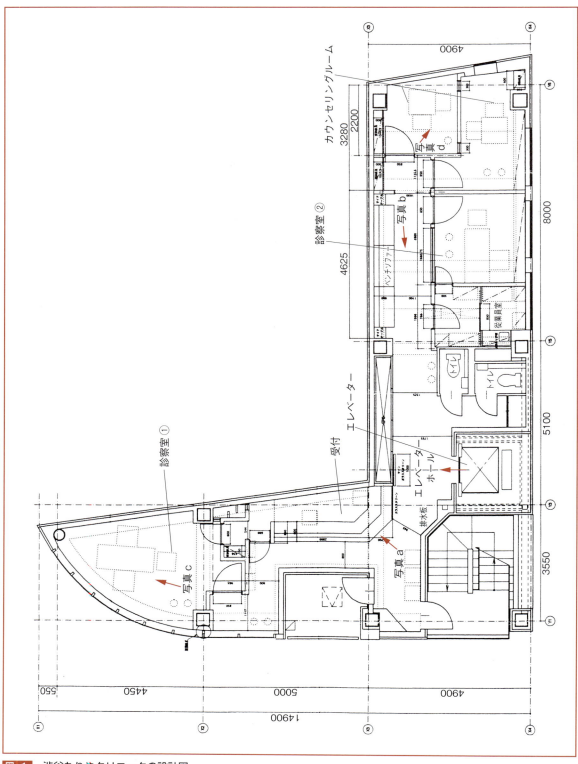

図1 渋谷もりやクリニックの設計図
　→は写真の撮影方向．

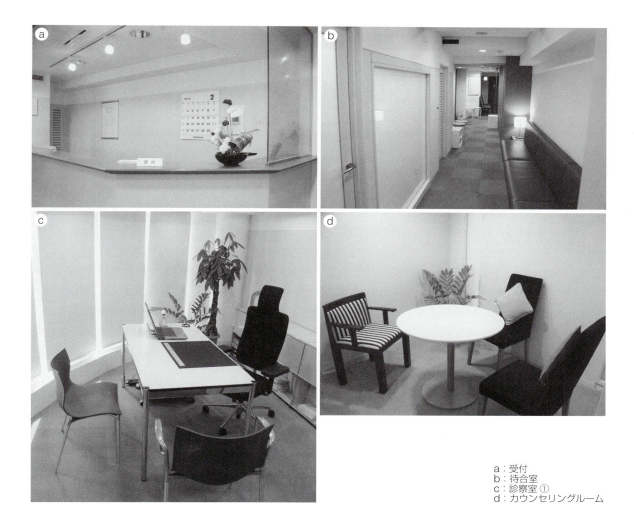

a：受付
b：待合室
c：診察室 ①
d：カウンセリングルーム

スタッフルームと待合室を配置するとなると，間取りは自ずと限られ，図1のような設計となったのである．

　さらに診察室の設計では，採光および防音という背反する課題の両立をできるだけ心がけた．窓のない第2診察室では，廊下側に厚みのある大きな不透明ガラスを配置することで，閉塞感を軽減した．また，不穏な患者さんが診察に訪れる可能性は避けられないため，診察室には必ず2つの扉を設けるよう工夫した．

　カウンセリングルームについては，写真dのような部屋で始めたが，臨床心理士によるカウンセリング自体もある程度軌道に乗ってきた時期に，妻を社長とする会社を設立して，カウンセリングルームを同じビルの1階に移し，クリニックから独立する形とした．そして，それまでのカウンセリングルームは，3番目の診察室として予約外来を行ったり，臨床心理士による予診に使用したりできるようになった．

II クリニックの外的構造

2 独立家屋での開業

高井昭裕
ウェルネス高井クリニック

1 はじめに

　開業を考える場合，やはりまずはどのような精神科診療所を目指すかの理念が重要と思います．それにより諸条件を検討し実現化していくことになると考えます．以下に私の経験などを一例として述べさせていただきますが，開業して20年弱になり，時の移り変わりとともに対応していくこともまた肝要かと思われます．また，身近な先輩開業医，場合によりコンサルタント，また最近ではインターネットなどからの最新の情報収集も必需かと思います．

2 当院の開設経緯

　当院は岐阜市（人口約40万人）の北東に隣接する人口約9万人の関市で1996年（平成8年）4月に開設しました．市外ではあるものの車で20分程度のところに精神科病院が4か所あり，また市内には総合病院に非常勤医師による精神科外来がある状況です．縁あって特別養護老人ホームなどの高齢者複合福祉施設開設代表者となることとなり，開業を決意して3か月でまずは施設開設予定地近くの小さな空き事務所を借り改装しての診療所開設で，同時に新診療所建設計画を進めました．この間は借り物件でしたので，ビル診といってよいかもしれません．（当時の）地方小都市での精神科診療所では看板に精神科と表記していない場合も数多くありましたが，地区医師会

高井昭裕（たかい・あきひろ） 略歴

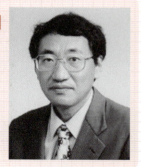

1958年岐阜県生まれ．1983年岐阜大学医学部卒．1992年岐阜大学大学院医学研究科修了．医学博士．この間約2年ドイツ学術振興会（DAAD）奨学生として（旧西）ドイツ・ミュンスター大学精神科に留学．岐阜県高山保健所長心得などを経て，1996年高井クリニックを開設．社会福祉法人桜友会理事長などを務める．

共編書として『精神分裂病の心理社会治療』（金剛出版，1995），分担執筆として『認知療法ハンドブック，下巻』（星和書店，1996）など，共訳書に『精神分裂病の統合心理療法マニュアル』（メディカル・サイエンス・インターナショナル，1999）などがある．

より精神科と表記するよう指導いただきました．当初は精神科に対する偏見も強く，どのようにしたら抵抗なく来院しやすい雰囲気となるかがまずは課題でした．

他方，私は主に統合失調症の認知行動療法を学んできていましたので，その実践と地方小都市の唯一の精神科診療所として地域のメンタルヘルスの拠点づくりを目指し，外来診療のみならず，患者さんの生活支援，その後の就労支援などを推進してきました[1]．まずは精神科デイケア開設を考え，1998年（平成10年）3月にデイケア併設の新診療所を建設し移転，2000年（平成12年）4月に隣地に（当時の）精神障害者地域生活支援センターと福祉ホームを同一医療法人にて開設しました．また，グループホームや就労継続支援B型事業所なども開設してきております．このような展開は今では多機能型精神科診療所として提唱されてきているかと思います[2]．

3 診療所建設の実際

診療所を建設する際には，地主の所有地に地主が建物を建設して借り受ける場合，借地に建物建設する場合，土地を保有し建物建設する場合などがあるかと思われます．私の場合は，高齢者施設建設予定地近くに購入できる土地が見つからず，借地に自ら建物を建設しました．今から振り返ると粘り強く交渉して，または少し離れた場所に土地を購入し建物建設すべきであったかとも思われます．開業時の医師の年齢，子どもの進路などにもよるものの，自分の代だけで，診療所を子どもなどに継承する予定がない場合は土地も建物も借りたほうがよいかもしれませんが，代々継いでいく可能性が多少でもあれば，土地も建物も借入金も含め自己資金で開設するほうがよいかと思われます．また，都心部か地方なのか開業する地域にもよりますが，将来拡張することも視野に入れ，周囲に空き地があるかどうかも土地選びのチェック項目の一つかもしれません．

なお，かつて滞在したことのあるスイスでは，E. Bleulerなど患者さんと食住をともにしていた伝統があるようで，1,000床を超える州立精神科病院も兼ねている大学病院精神科の主任教授の住居がその敷地内にありましたが，自宅兼診療所は当然ながらプライベートな時間を望む場合には不向きと思います．現在では携帯電話などが発達し，患者さんへの対応は自宅の場所にかかわらず可能となっているかと考えます．ただ，自宅の新築の予定がある場合には合築のほうが，もちろん建設コストは安価になると思われます．

建物の設計は，近隣の街などで見かけて素敵と感じた雰囲気の建物をいくつかチェックしました．精神科という診療科から前述のような偏見もあり，できるだけ医療機関のイメージから離れ，まずは建物の中に入ってみたくなるような雰囲気にしたいと考え，建物を絞り，設計事務所を特定して，喫茶店や菓子店舗などを手掛けている設計事務所に設計依頼しました．いくつもの医療機関の設計をした設計事務所，また医療機関も手掛けている大手ハウスメーカーには，ある程度安心して設計を任せることはできるとも思われます．しかし，やはり類似した建物が多いようにも思い，ハウス

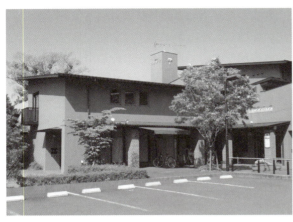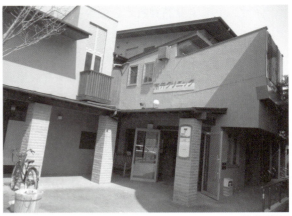

診療所概観

メーカーは規格品からの選択になる場合もあり，おそらく一生に一度のことでもあるので，筆者の場合は独自性を選択しました．いずれにしても設計でほとんどのことが決まり，建築で細部の色決めなどをすることになります．なお，施工業者は地元の比較的規模の大きな会社から入札しました．余談ですが，筆者は高齢者や児童，精神障がい者の福祉施設などいくつか建設しました．なかには吸収合併された設計事務所，廃業した建設会社もありますが，複数の業者に依頼したこともあり，そのような場合も修繕などに特に問題は生じていません．なお，ハウスメーカーは施行期間が比較的短いことが利点と思います．

4　診療所建築で留意した点

まず留意した点は，入り口です．前述のように賃貸事務所で診療を始めた頃，クリニックに入っていくところをできれば見られたくない，なかにはクリニックの駐車場に駐車しているだけで，精神科に通院していることがたまたま通りかかった知人に知られてしまうかもしれないので困るという苦言を受けたことがありました．特に20年近く前の地方都市のためかもしれませんが，喫茶店などを誘致して複合ビルとして，喫茶店の入り口を目立つようにしてコーヒーを飲みに来たのか診察を受けに来たのか一見わからないような導線にしました．結果的には診療所は2階となり，車いす対応のエレベーターも設置しました．初回受診時には入り口がわかりにくいと迷う方もみられ，その後，表示をわかりやすくしたり，後述のように改装したりしましたが，2回目来院時からは入り口に迷う方もなく，気兼ねなく自家用車を駐車できると言われる方も多くありました．

待合室に関しては，とにかく居心地のよい空間をというオーダーをし，吹き抜けにしました．模造品ですが植物やデザイン性を持った本棚も活用し，ある程度，患者さん同士が顔を見ないですむように図りました．最近ではブース型に区切るなどさまざまな工夫もされているようですが，落ち着かない方や声をかけられ不安な方などを別

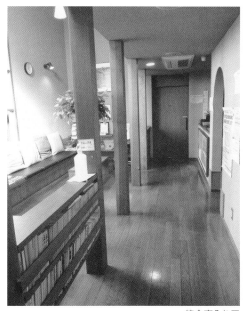
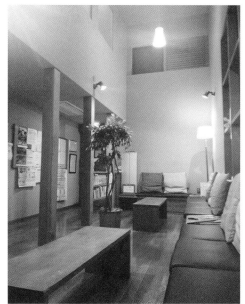

待合室入り口　　　　　　　　　　　　　　　　　　　待合室

室に案内するためなど，受付からある程度見渡すことができるほうがよい場合もあると思います．他方，患者さんが増えるにつれて待ち時間が長くなることもしばしばで，待ち時間が長くなれば混雑し待合スペースもより広く必要となりますが，当院では2年ほど前から予約システムを導入し，待ち時間の短縮と混雑解消などを図っています．

　患者増と経年によるカルテなど書類増に比して受付事務スペースが狭いことが当院のいちばんの課題となっており，電子カルテの導入を検討しているところです．カルテの保管スペースや，院外処方にするにしてもちょっとした薬剤の保管スペースなど，後からここにもう少しこのスペースがあればと思うことがしばしばであろうと思われます．当院では新築以来大きな改装を3回しています．1回目は新築数年して喫茶店は結局廃業し，その後を精神科デイケア施設基準の緩和もあり，デイケア利用者のフリースペース（静養室）と心理相談室にしています．また屋根裏階（3階）は当初室内運動用スペースにしてあったのですが，心理相談室と職員控室に区切りました．当初の心理相談室は，（内科医師）診察室として利用したり，予診室や前述のように落ち着かなかったり不安が強かったりする方の待合室として利用したりしています．結果的には，店舗等を誘致して一部賃貸として当初は広めの建物とし，またある程度自由な空間を作っておいたので，後日その空間を区切って利用することは比較的容易でした．それに比し増築することはなかなか困難で費用も割高になると思われます．さらには軒下が比較的広かったので壁を作って喫煙室を設けたのですが，昨年度からは敷地内禁煙としました．このように状況変化とともに改装が必要になることを念頭におくことも重要でしょう．

　なお，防音についてはそのように依頼すれば問題となることはほとんどありませんでした．ただ，診察室などが半自動扉になっているのですが，経年とともに閉まり具

II. クリニックの外的構造

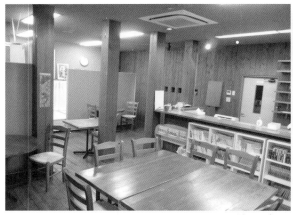
フリースペース

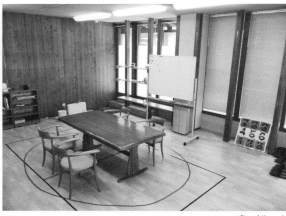
プレイルーム

心理相談室

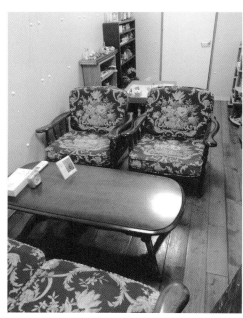

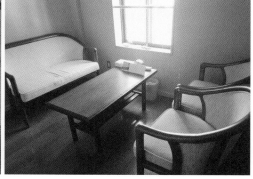

合が不十分になったりして，修繕しやすい構造にしておくことも肝要かと思われます．デザイン性と修繕のしやすさはときとして相反する場合があり，診察室同様に当院の入り口ドアの閉まり具合が不十分になったため修理を依頼したところ，ドアだけでなくドアを覆う壁部分まで壊さないと完全には修理ができないことがわかり，応急的措置をしながらの状態が続いています．

　また細かなことですが，エアコンから出る風がどう流れるかもチェックしておくとよいと思います．当院の場合，当初暖房にガスを利用していたこともあり，ガス配管上患者さんに直接風が当たるような位置にあり風向調整していました．その後，電気空調の省エネ化とともに順次切り替え上記は解消しつつあります．さらには風が当たるところにカーテンなどがあり常にそよいで揺れているのが気になるという話も耳にしたことがあります．

トイレに関しては車いす対応のトイレが1か所はあることが望まれます．当院では待合室には洋式と和式のトイレをそれぞれ設置しましたが，利用者は比較的多いように思われます．自動水栓手洗いとジェットタオル，洋式トイレの便座消毒液はもはや必需品ではないでしょうか．

　控え室については，当初は着替える場所という程度のものでしかありませんでした．患者さんの満足度だけでなく，働く職員の満足度（ES）もとても重要であり，職員増や経年によるカルテ増に伴い，それまでの控室を一部ロッカーのみ残しカルテ庫にして，前述のように別室を職員用スペースに改築しました．

　家具の多くは開設時のものを今も使用しています．ちなみにデイケアルームのものは地元飛騨の家具の定番品で経年変化もほとんど感じません．これらの家具も新築時に設計事務所に提案していただきました．それに比しオフィス家具は大手メーカーのものですがやや劣化が目立つように感じます．

　以上，当院の診療所建築経験を紹介させていただきました．何らかの参考にしていただければ幸甚に存じます．

文献

1) 高井昭裕．精神分裂病の統合心理治療プログラムの臨床経験から．日社精医誌 2002；11：253-254.
2) 窪田　彰．街を私たちの街に―多機能型精神科コミュニティケアとしての錦糸町モデル．精神経誌 2009；111(12)：1567-1570.

Ⅱ クリニックの外的構造

3 有床のメンタルクリニック

佐藤順恒
上尾の森診療所

1 はじめに

　わが国に，精神科を主たる診療科とする有床診療所は数少なく，20を超えることはないと思う．その主たる原因は，医療法上，結核とともに精神科について有床診療所の存在そのものが認められていないことにある．したがって，入院治療は，精神科ではなく一般科としての対応となるため，精神保健福祉法の対象にはならない．すなわち，本人の意思に反する非自発的治療はできない．このことが，入院治療において臨床的な面での制約となり，病棟の構造も規定することになる．

　強制治療ができないのであるから，入院治療の対象は，服薬を含めた入院治療を理解して受け入れることができ，かつ，暴力等の他害性の少ない患者である．薬物療法が必須である統合失調症の急性期や躁状態については，拒薬の場合には仮に本人が希望していても入院治療を引き受けることはできない．また，看護をはじめとする職員の体制に限りがあるので，日常生活活動がおおむね自立できていることも前提条件になる．身体的な治療や介護が必要な方の入院治療に応じることはできない．逆に言えば，それ以外の患者は，本人が拒否さえしなければ，かなり広範囲な病態の入院治療を行うことができる．

　例外的に本人の了解のもとで外出を制限することがあるが，拘禁することはできないので，開放処遇の病棟である．

　精神科クリニックや総合病院の心療内科でも，数こそ少ないが精神科病院の閉鎖処遇ではない開放処遇下での入院治療がふさわしい患者がいると実感したことから当院

佐藤順恒（さとう・じゅんこう）　　　　　　　　　　　　　　　　　略歴

1949年東京都生まれ．
1974年東京大学医学部卒．精神科医として東大病院精神科病棟，毛呂病院大宮分院，富士病院，代々木の森診療所院長等を経て，1994年上尾の森診療所を開設．社会福祉法人あげお福祉会理事長を務める．

共著書として，『ゆるゆる病棟―精神医療の新しい可能性を求めて』（星和書店, 2006）がある．

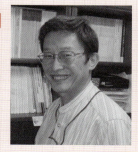

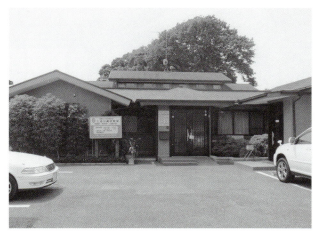

図1　診療所の外観

の開業を発想した．うつ病，神経症などで，現実から離れて，しかし，日常生活とさほど違わない環境の中で休養し，治療に専念できる診療所．設計士さんは"リゾート感覚のペンション風クリニック"と名づけた．資金的な限界があるため，要するに大きめな木造家屋である（図1）．

2 当クリニックの外的構造

● 立地

たまたまの縁があって，現在地に開業することになった．JRの駅から3.5 km，15分バスに乗って徒歩5分．住宅調整区域に存し，県道を挟んで駅に向かう側は住宅街であるが，診療所側には畑や牧場が広がっている．近くには大きな団地群が控え，最近歩いて20分程度のところに大きなショッピングモールができた．

賑やかではなく，といって人里離れた田舎でもない地方都市の郊外．静かに休めて買い物にも行ける，街やショッピングモールまでも遠くない．診療所前の道は車が走っているが，裏の方は散歩に適した風景が広がる．目指すイメージには格好の立地である（図2）．

● 木造建築

名前の「森」にふさわしいように，建物内部も木を強調し，生かした．"木"は柔らかで，テナントビルにはない温かみをもたらしてくれる（図3）．

● 全体の設計

設計では，もっぱら実際的な機能を重視した．特に，病棟区域については，勤務する看護師が外来患者の検査や注射・点滴等も行うので，外来部門と病棟看護室との動

Ⅱ．クリニックの外的構造

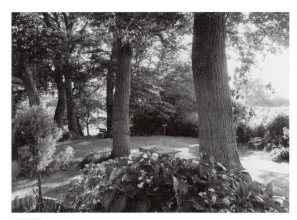
図2　中庭①

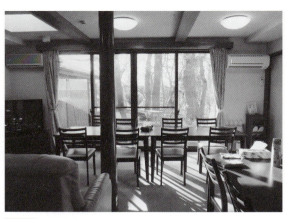
図3　病棟デイルーム

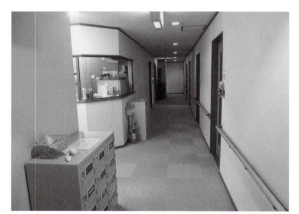
図4　病棟

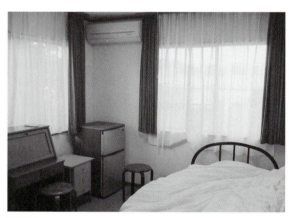
図5　病室

線を短くすることに留意した．看護室はできる限り病室とデイルーム等全体を管理しやすく，少しでも周囲を見渡せるように，病棟の中央に位置させ，裏は事務室に通じている（図4）．

約10年後に増改築した．全体に拡張し，診察室と心理室を増やしてデイケアを増設したが，基本構造に変わりはない．

病室

19床を全個室にしたかったが，予算の制約から，2人室7室と個室5室である．

収納スペースはほとんどとれなかった．私有物を置けるところは，ベッドサイドのライティングビューロー，ベッド下に収納ケース，洋服かけ，外履きを1足置ける靴置きだけである（図5）．

女性はライティングビューローに化粧品なども置き，元気になってくると化粧をして外出するようになる．テレビやパソコン等を置く人もいるし，デイルームでみんなと食事するのを嫌う人はそれを利用して食事をとる．ライティングビューローはとて

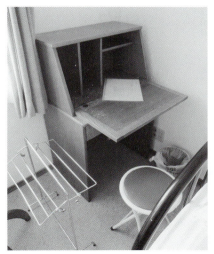

図6　ライティングビューロー

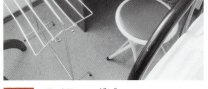

図7　デイケアルーム

も重宝な，多目的ツールである（図6）．

2人室は，カーテンで間仕切りした．個室には小さいが冷蔵庫を置いている．

各部屋の窓の外，軒下に洗濯物を干せるようにしたが，ほとんど使う人はいない．乾燥機を使い，室内に干すか，外の物干し場を利用する方が多い．

● デイケア（図7）

増改築時にデイケアを始めた．すでにデイケアを行っている桶川分院での経験を活かし，スタッフの意見を取り入れ，デイケア専用のトイレ，キッチン，横になって休める場所などを設けた．患者さんは外来の窓口で受付をしてからデイケア用の玄関から出入りするが，職員は裏のドアから直接外来と行き来できるようになっている．

● スタッフの控室

2階が職員の控室になっている．ロッカーも2階に置いた．畳部屋を作り，休憩や，看護助手らの仮眠用としても使用している．当初は浴室を設けていたが，ほとんど使わなくなったため，増改築時に撤去した．

● 鍵―施錠の問題

軽症者を対象とする入院施設ではあっても，精神科である以上，「自傷他害」の可能性に対する対応が必要である．開放病棟で出入りが自由なのであるから，朝7時に開錠した後，日中は施錠しない．午後7時，病棟部門も外部との出入り口をすべて施錠する．病室等の窓については，夜間のみ開錠できないように窓の鍵をロックすることで，外からの侵入を防ぐとともに，中からも出られない「閉鎖病棟」としている．

当然のことながら，刃物のある看護室，事務室や厨房などをはじめ，職員が使用していない時間帯はすべての部屋に施錠するよう心がけている．

Ⅱ．クリニックの外的構造

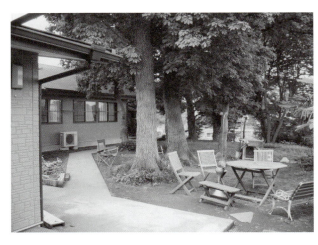

図 8　中庭②

● 中庭（図8）

　　木々豊かな中庭は，当院病棟部門の"命"である．禁煙できていない患者さんが一服するだけでなく，近所のおばさんたちから成る厨房スタッフによる手作り料理とともに，入院患者さんの一番人気である．

3 おわりに

　　緑豊かな小都市の郊外で，温かい雰囲気のメンタルクリニックで静養する…，そんなイメージをほぼ満足させることができていると自負している．しかし，傷んだ心の治療は，そんな入れ物〜アメニティの良さだけで充足できるものではない．当院の病棟看護師をはじめとする治療スタッフは，個々の力は決して高いとはいえないが，まずは患者さんの話をよく聴き，受け入れることに徹している．受容があって初めて心の安らぎが得られて治療が進むのである．

　　当院では，児童虐待例の治療にも積極的に取り組んでいる．安定した生活の場をもたず，愛情に飢えて人間不信に陥っている彼らを支えていくために，入院治療は欠かせない．その際には，当院のような母性的でファミリアルな小さい病棟こそが，治療環境としてふさわしいと考えている．

おもてなしの私の工夫 ①

相川　博
大宮西口メンタルクリニック

　まずはじめに，私のクリニックが外的構造において特に優れたものではないことをおことわりしておきたいと思います．

　むしろ，私のクリニック開業の経緯やその後のプロセスについて述べさせていただきながら，望ましいクリニックの外的構造について考えてみたいと思います．もし，本項をお読みになった先生方から，もっと良いアイデアがあればお教えいただきたいと思います．

　私は大学病院に20年以上勤務した後に，それまで非常勤で勤務させていただいた病院に移ることになりました．ただし，移る条件としてその病院でサテライトクリニックをつくっていただき，そこで診療するということになりました．

　当然，自らの開業も考えたのですが，当時は自分が経営することで営利追求に走って患者さんの診療が疎かになってしまわないかと不安でした．自分が経営することになり，杞憂であったことが後にわかりました．

1. 開業場所

　サテライトクリニックという性質上，まず交通の利便性が良いことが第一条件でした．本院は大宮駅からバスで20分ほどのところにあるので，事務長が中心になって駅の近くで物件探しを始めました．ほどなく駅から徒歩5分程度のビルの2階に70坪ほどのフロアが見つかりました．脳波検査のための専用の部屋や，いずれカウンセリングも行えるようなパーティションもできるように設計の段取りをしていました．ところが，最後の契約の段階になってビルのオーナーさんが「精神科のクリニックはこわい」という身内の方の反対にあって契約に至りませんでした．すでに開業していた知人からも同じ

相川　博（あいかわ・ひろし） 略歴

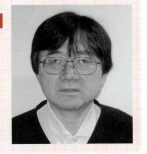

1956年山梨県生まれ．
1983年北海道大学医学部卒．東京大学病院精神科にて研修．1985年より埼玉大学神経精神科，1998年より同助教授．2005年9月より大宮西口メンタルクリニック院長．
論文に，「特定の電子ゲームによりミオクロニー発作が誘発された2症例．てんかん研究 1999」，「常用薬の副作用　抗てんかん薬．綜合臨床 1999」，「特集　向精神薬の現状／抗てんかん薬．医学と薬学 1997」などがある．

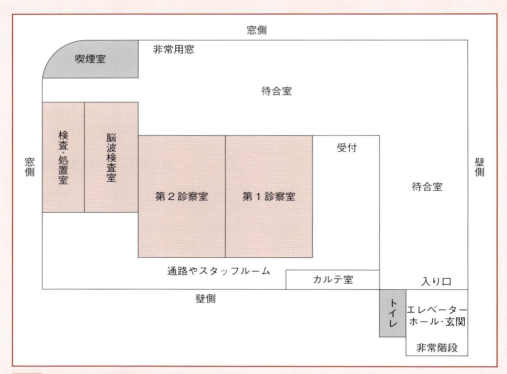

図 1　フロアの有効利用を考えた当初の設計

ような話をきいていましたが，今でも偏見があるのだということに驚きました．
　しかし，その直後に駅から徒歩1〜2分のビルの4階に40坪ほどのフロアが見つかり，現在のクリニックを設立することができました．2005年9月のことになります．

2. フロアの構造

　フロアの構造は2辺が直角で壁となっており，もう2辺はほぼ全体がガラス張りになったゆるい扇型でした．壁側の2辺に診察室や受付をつくればフロア面積を有効活用することができると考えました（図1）．しかし，待合室はほぼ全面がガラス張りで，非常用のつり階段をおろすための窓が1つありました．サテライトクリニックとしてスタートしたため，急性期の患者さんも受け入れ，必要とあれば本院に入院紹介する予定でしたので，「患者さんが不隠になって飛び降りてしまったら」という不安が強くなり，アメニティやフロアの有効活用より安全性を優先して，窓側に職員用のスペースをつくることにしました（図2）．
　現実的には，過去10年間に興奮した患者さんもおられましたが，すぐに検査室などにお呼びして対応することで，強化ガラスを椅子などで割ってしまいそうなエピソードはありませんでした．その理由の一つとして，開院から1年後にはサテライトから私が経営するようになり，新規患者さんは予約制になったこともあるかもしれません．ビ

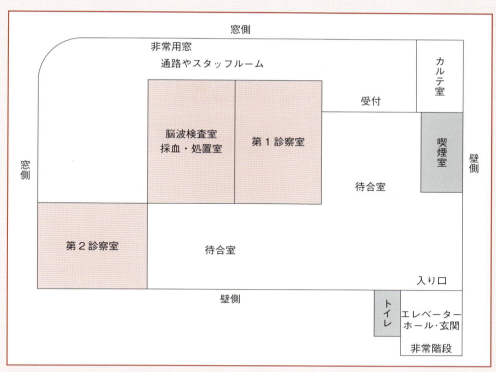

図2　安全性を優先して採用した設計

ルでのクリニックでは安全面とアメニティのどちらを優先するかという問題があります．

3．バリアフリーの問題

　さて，開業してまもなく一つの問題が起こりました．ビルの入り口のドアには浸水防止のための小さな段差があり，ある患者さんがつまずいて転倒してしまいました．その患者さんは当院に苦情を言うのではなく，直接オーナーさんに文句を言いにいったそうです．最初のビルの契約のことがあったので，次の契約は厳しいかと心配しましたが，オーナーが丁寧に謝ってくれたことで患者さんは納得してくれました．その後，初診患者さんにはあらかじめ来院時に入り口に注意していただくようお願いしています．

　いうまでもなく，クリニックの入り口はバリアフリーであることが望ましいのですが，当院のビルはドアも狭く重いこともあり，車いすで単独でいらっしゃる方には不便なところです．このため，入り口についたら電話をしてもらって，職員が迎えにいくようにしています．

4．高齢者への対応

　次々に恥ずかしいのですが，当院のフロアにはある会社のオフィスが入っていたそうで，トイレは広いのですが，中に入ると手前に男子小用便器があり，その奥に和式の便

器がありました．患者さんからは細かな不便さについてクレームを聞くことは少なかったのですが，私が大学病院時代から診察を続けていた年配の女性にトイレに不便はないかと聞くと，駅が近いので来院前にすませてきているとのことでした．

　サテライトクリニックの時には工事の期間がとれなかったため，私が独立してクリニックを経営する準備期間として1週間の休診期間をとり，その間に洋式トイレに改修をしました．トイレの外壁や床もできるだけ落ち着けるような工夫をしました．多分，いちばん喜んだのは私自身だったようです．

5. 患者さんの行動への配慮

　次に，診察待ちの間に宗教勧誘する患者さんがいて困りました．私から直接その患者さんに注意もしましたし，事務室から見える範囲では職員が注意を促してくれました．しかし，見取り図（図2）のように事務室から死角になる場所があり，勧誘されてとまどってしまう患者さんがいました．そこで，他のトラブル防止もかねて死角になってしまう待合室が見えるように防犯カメラの設置をして，事務室から見えるように工事をしました．有名な大手のセキュリティ会社に頼んだところ，日曜日だけで工事は終了できました．セキュリティ会社からは診察室にもトラブルがあった場合に備えて設置をすすめられましたが，プライバシーの観点からお断りしました．幸い女性看護師が常におりますので，女性の身体的な診察をする際には必ず付き添ってもらっています．

6. 喫煙の問題

　最後になりますが，当院には喫煙室があります．時代に逆行するようですが，サテライトクリニックを開設した時には，長期に入院していた喫煙患者さんも多く，喫煙室がなければビルの入り口前や，非常階段での喫煙の心配があり設置を決断しました．ビルに入っている学習塾や美容関係のテナントへの配慮もありましたし，非常階段からの失火の心配もあったからです．いずれはなくしていきたいと考えていますが，不思議なことに10年間で喫煙者に喜ばれたことはありますが，非喫煙者からのクレームは一度もありません．強力な換気と特別な消臭剤を使用しているため，喫煙室外に強いニオイや煙が出ないせいかもしれません．また，休診日が長くても24時間換気をしています．それでも，トイレのときと同じように物言わぬ患者さんのことを考えると，アンケート調査をして，いずれ廃止をしたいと考えています．

コラム COLUMN

おもてなしの私の工夫 ②

久世明帆
長久手メンタルクリニック

「ママだけど，妻だけど，その前に自分は一人の人間だと思えるようになりました」これは，当院に数か月通院していただき，回復期にある患者さんが話された言葉です．子育て中の女性患者さんが心身の不調を改善し，最後はこのことに気づくことができるようになるのが私の治療目標の一つです．私が女性医師であるため，勤務医をしている頃から，女性の先生だから，子育てをされているからという理由で主治医を希望されることも少なくありませんでした．そのようななかで，子ども連れの女性患者さんが受診しやすく通院を継続しやすくするにはどのようにしたらよいかと常に考えていたことを，開業する際に形にしました．以下，ハード面，ソフト面における私の工夫をご紹介します．

1. 診察室の工夫

当院には通常の診察を行う第一診察室（以下，一診）とは別に第二診察室（以下，二診）があります（図1）．二診は，子ども連れの方専用の診察室とし，診察の順番や調剤，会計を待つあいだもその部屋にいていただきます．そうすることで，子ども連れの方への配慮だけでなく，子どもが苦手な方，子どもを授かることができずに抑うつ状態となり，当院に通院されている方にも配慮しています．

室内にはプレイスペースを設置し，子どもさんを横で遊ばせながら診察を受けることができるようにしています．いつでも子どもを連れてきてよい場所と認識してもらうために，事前の予約が入っていない場合も，急な来院や予約の変更に対応するために，空調によって室温を常に適温に保ち，一診同様，生花を毎日活け替えて部屋を準備してい

略歴

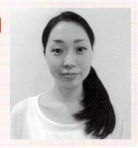

久世明帆（くぜ・あきほ）

1974年愛知県生まれ．
1999年藤田保健衛生大学医学部卒．
精神科医として三重大学病院精神科，三重県立こころの医療センター，榊原病院，松坂厚生病院，大須メンタルクリニック院長を経て，2008年長久手メンタルクリニック開設．現在に至る．

Ⅱ．クリニックの外的構造

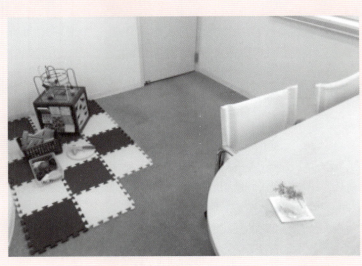

図 1 第二診察室の様子
対面式です．

ます．

2．プレイスペースにおける工夫

　子どもは，靴を脱いだほうが自由に遊ぶことができるため，患者さんの座る椅子の横にプレイマットを敷き，その上をプレイスペースとしています．また，患者さんが子どもをその場所で遊ばせることに抵抗を感じないように，プレイマットの清潔さを維持することを心がけ，マットの交換を1年に4，5回行っています．そこに置くおもちゃは，お子さんが30分から1時間ほど飽きることなく遊ぶことができ，診察を終えて退室する際，親子で協力して負担なく片づけることができる量にしています．おもちゃの種類については，来るたびごとに異なった遊び方を工夫することができること，おもちゃの発する電子音や高音が診察の妨げにならず，患者さんの負担にならないことが条件です．すると，積み木を中心とした非常にシンプルな木のおもちゃになります．ゲームや映像にしか興味がないのではと思われがちな現代の子どもたちですが，驚くほどさまざまな工夫をこらし，楽しそうに毎回遊んでくれます．

　このような工夫は，待合室に置く絵本にも同様にしています．待合室に置いておき，二診へ持ち込み可能としている絵本は，入園前の幼い子どもが自分でページをめくっても楽しむことができ，診察を待つあいだに母親がせがまれて読むことになっても負担にならない文字数とページの量で構成されているものにしています．このようなことを心がけて絵本を探していますと，私が子どもの頃から人気があり，中学生になる私の娘も喜んで繰り返し読んでいた名作がその条件に合うことがわかります．こうして用意した診察室に，疲弊した硬い表情の患者さんを通したとき，患者さんはほっとした表情をみせ，子どもたちはパッと明るい顔をしてうれしそうに遊ぶことの許可を母親から得ようとします．その様子を見るたびに，私もスタッフもたいへん癒やされます．

3. 診察時の工夫

　自由に過ごすことのできる部屋とおもちゃがあればすべての子どもがおとなしくすることができ，診察をスムーズに進めることができるということであれば苦労はありませんが，実際はそうとは限りません．月齢の小さい子どもや，分離不安の強い子どもの場合，患者さんは子どもと 50 cm と離れることができません．その場合は，子どもが遊んでいるプレイマットの上に患者さんも腰を下ろしてもらい，私は椅子に座って診察します．立って抱っこをしていなければ泣き出してしまう子どもの場合は，「○○さんとお子さんのペースで，抱っこをしたまま立ったり座ったりしながらお話しして下さっていいですよ」と一言声をかけてから診察を始めます．ご主人が同伴した場合は，ご主人にプレイマットの上で子どもと遊んでもらいながら，診察に参加してもらうこともあります．

4. 予約の工夫

　子育て中である女性患者さんの多くの方が，妻や母親である自分が精神的な病気であってはいけないという思いに苦しめられているため，通院にかかる時間的・経済的負担を男性患者さん以上に気にする傾向があります．治療が必要な状態であり，そのために時間やお金を使うことは必要なことという認知に修正していくことが非常に重要ですが，受診の回数を重ねていくことができなければ，それも困難となります．そのため，通院の間隔は，患者さんの希望を尊重したうえで，十分相談して決定します．また，こうして決定した予約日の前に症状悪化で困った場合は，電話で予約の前倒しが可能であることを伝え，安心感を与えるようにしています．

5. 二診の意義

　ときに子どもの泣き叫ぶ声のなかで，ときにオムツからただようほのかな臭いのなかで，「おしっこ！」という子どもの一声で中断しつつ診察をするなかで，子育てを含む日常の様子をわずかながら想像することが可能になりますし，格好をつけることなく，ありのままの様子を語ってもよいというメッセージを伝えることができるのではと考えます．また，わずかな時間ではありますが，子どもの特性をみることができることも大きなメリットです．子どもの特性を考慮することにより，患者さんの病状の診立てが異なる場合もあります．子どもの様子から明らかに自閉症スペクトラムの特性が認められる場合は，専門の相談機関へ相談するように助言することもあります．そのような子どもを育てている多くの患者さんが，自分の育て方が悪いという思い込みのために相談機関に相談することをためらっています．育て方が悪いのではなく，育てるのに工夫や専門家の指導が必要な子どもであることを知ってもらうことが，自責感や焦燥の軽減に役立つ場合があります．ただ，私は小児精神科の専門ではないということ，診察室内で見せる子どもの様子は，ほんの一場面であることを常に意識し，専門機関への相談はたい

へん慎重に勧めています．

6. あとがき

　ハード面，ソフト面における私なりの工夫をご紹介しましたが，今までの多くの失敗から，診療にあたる私の心の持ち方こそがいちばん重要であると学びました．私は女性であり，妻であり母親ですが，勉学することを許された恵まれた環境で育ち，自ら望んだ精神科医という仕事を継続することができており，仕事中は妻でも母親でもない一人の人間である自分を実感することができ，現時点では自分も子どもも精神疾患をもつことなく生活を送ることができています．このように，自分が女性としては非常に恵まれた状況にあることを決して忘れず，精一杯生活を送っている患者さんに敬意を払い，共感の想いを抱き続けながら診療にあたること．至極当然のことですが，これを常に忘れないことが私のいちばん大切にしているおもてなしかもしれません．

おもてなしの私の工夫 ③

野呂浩史，荒川和歌子
南平岸内科クリニック

　当院でのおもてなしの工夫を以下に記します．

1. 診察室

　120 cm × 60 cm，高さ 75 cm の標準的な机を使用し，患者との相対角度はおおむね 120°とできるだけ対面は避けています．高さ 120 cm 程度の観葉植物を診察室の机に隣接して設置しております．ご家族との面談時は複数人が座れるソファーのある応接室で対応しております．各診察室，応接室，心理療法室とも防音性を高め，できる限りプライバシーに配慮しております．椅子は医師，患者ともに同じリクライニングチェアを使用し，座高も患者と同じ目線で対応できる高さに設定しています．

2. 待合室（図1）

　待合室は，2つのブロックに分けております．患者が一人で来院される場合と同伴者がいる場合，前者では一人掛けに適した椅子をブロック1に配置，後者では複数人が

野呂浩史（のろ・ひろし）　略歴

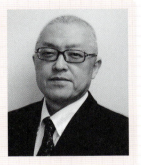

1988年杏林大学医学部卒．医学博士．札幌医大病院，国立療養所八雲病院，北海道大学病院登別分院勤務を経て，現在，南平岸内科クリニック院長として精神科，心療内科を担当．
専門は不安障害の薬物療法および認知行動療法，解離性障害・トラウマ関連疾患などの心理査定ならびに包括的治療．
主な著書として，『パニック障害セミナー2004』（共著．日本評論社，2004），『季刊こころのりんしょう à・la・carte「解離性障害」』（共著．星和書店，2009），『専門医のための精神科臨床リュミエール20 解離性障害』（共著．中山書店，2009），『わかりやすいMMPI活用ハンドブック―施行から臨床応用まで』（編著．金剛出版，2011），『嘔吐恐怖症―基礎から臨床まで』（編著．金剛出版，2013），『不安症の事典．こころの科学増刊』（共著．日本評論社，2015）などがある．

荒川和歌子（あらかわ・わかこ）　略歴

2005年札幌学院大学大学院臨床心理学研究科修了．2006年より南平岸内科クリニック臨床心理部門臨床心理士．不安障害の認知行動療法や，解離性障害，PTSDなどトラウマ関連疾患の心理査定・治療に関心をもち取り組んでいる．
主な著書として，『専門医のための精神科臨床リュミエール20 解離性障害』（共著．中山書店，2009），『わかりやすいMMPI活用ハンドブック―施行から臨床応用まで』（編著．金剛出版，2011），『嘔吐恐怖症―基礎から臨床まで』（共著．金剛出版，2013）などがある．

Ⅱ．クリニックの外的構造

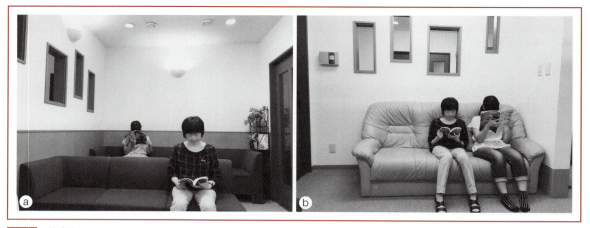

図1　待合室
a：ブロックⅠ，b：ブロックⅡ

同時に座れるソファーをブロック2に配置しております．その他，具合の悪い方，他の患者と同席できない患者にはカーテンで仕切ったベッドを2台配置しています．待合室にはBGMを流し，患者にリラックスしていただいております．

3. 室温，湿度，消臭対策

　各診察室，応接室，心理療法室とも全室，個別に消臭・加除湿機能がついた空気清浄機とエアコンを設置しています．これらにより，各部屋で患者の体調や希望に合わせた微妙な室温，湿度管理が可能です．

4. 絵画・書籍など

　全室に南フランスを舞台に描かれた明るく暖かい色彩の絵画を掛けています．待合室の書籍は週刊誌，女性誌，地元情報誌のほか，子ども向けの絵本も多数置いています．その他，製薬会社からいただいた疾患説明用の小冊子をおいて興味のある方には配布していますが，皆さん興味があるのか補充に困ることがあります．

5. 心理療法室（図2）

　患者にはソファーに座っていただき，心理士との相対角度はおおむね90°，診察室同様，患者とできるだけ同じ目線の高さとなるように心がけています．観葉植物，さらに癒やしが感じられるようなぬいぐるみもいくつか置いています．抱きかかえられるようなクッション，大きめのぬいぐるみもあります．不安が高い患者や子どもが手にします．ただし，退行を促進しすぎて望ましくない場合は一時的に撤去することもあります．大きめの窓があり開放感がありますが，プライバシーに配慮して薄いカーテンは引いておくなど，開放的になりすぎないように注意しております．

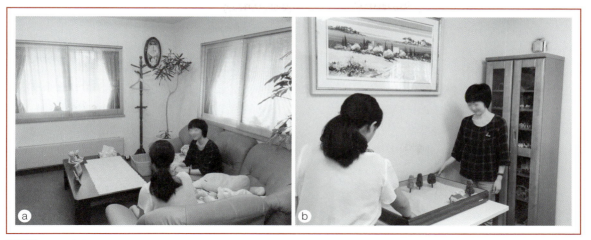

図 2 心理療法室
a：面談中，b：箱庭療法

　患者はさまざまな不安や緊張を抱えています．来院患者が受付けをすませ待合室で診察を待ち，診察や心理療法を終えて帰るまでのあいだ，院内でいかに寛いだ気分で過ごしていただくかは非常に重要です．初診の患者は特に強い不安を抱えて来院するため，少しでも不安が軽くなるように配慮しています．患者の反応としては「アットホームな感じ」，「病院という感じがせずリラックスできる」，「ここに来るといつも眠たくなる」など，肯定的なコメントを多くの方からいただいております．クリニック内のさまざまな場所に観葉植物や絵画，季節に合わせた飾りなどがあるので，患者によっては自分が親しみを感じたお気に入りのアイテムについて感想を述べることもあります．そういった何気ない会話が患者の不安や緊張をほぐすことも多いように感じています．メンタルクリニックにおいて診察や心理療法を患者が受ける以前に，院内の音，光，におい，空気など何気ない配慮，いわゆる"おもてなしの心"が非言語的治療効果をもたらすと考えております．

III

クリニック診療の内的構造

III クリニック診療の内的構造

1 クリニック診療の内的構造を考えてみよう

西松能子
あいクリニック神田

1 はじめに

　おのおののクリニックの内的構造は，そのクリニックがどのようなエンドユーザー（患者）を想定しているかによって異なってくる．どのような内的構造を設定するかは，クリニックのポリシーと大きくかかわる．クリニック開設にあたって，どのようなエンドユーザーを考え，どのような精神科医療を提供したいか，精神科医療はいかにあるべきと考えているかが，内的構造を作り出すことになる．想定する対象が会社員であれば，勤務終了後の遅い時間まで開院している必要があるだろう．郊外の週末のニードや家庭にいる人々を想定するならば，平日日中のみならず土，日いずれか週末の開院が必要となろう．また，生活保護者を受け入れるか否か，英語をはじめとする他言語の患者を受け入れるか否か，自費機関として運営するか否か，さまざまな選択肢がある．クリニックの内的構造のあり方は，いわばクリニックのポリシーの体現である．その点に留意して一貫性のある決め方をするのが肝要である．

2 自院のポリシーを決める

　クリニックは明確に意識する，しないにかかわらず，おのずと運営しているそれぞれの医師の思いや志を反映している．数か月前にあるクリニックのデイケアを訪問したことがある．そのデイケアはいわゆる下町に位置し，通所する患者の大部分は統合失調症であった．その日の参加者は，ワイワイと楽しげに当日の昼食メニューを品定

西松能子（にしまつ・よしこ）　略歴

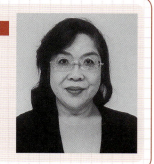

1979年大阪医科大学卒．
1994年コーネル大学医学部客員研究員，1996年同大学医学部客員教授を経て，
2003年あいクリニック神田を開設する．
2006年立正大学心理学部教授．
女性のうつ病，身体表現性障害の治療を専門とする．

めしていた．驚くことに食事代は無料とのことである．2010年の医療費改定により給食料が廃止され自己負担になった後，無料とした由である．院長はにこにこと「これだけが楽しみな人もいますから」と言ったが，そこには意図せずに「病める者」に注ぐ医師の志が透けて見える．もちろんこの"noblesse oblige"にパターナリズムを批判する人もいるだろう．しかし，いずれにしろ形になった構造が運営する医師の思いや志を反映することは間違いがない．

　どのようなクリニックをつくりたいのだろうか？ イメージされるクリニックの背景に透けて見える医師自身の「思い」はどのようなものだろうか？ つくりたいクリニックの具体的なイメージと常日頃自身が精神科医療に抱く「思い」のあいだに大きな離齬はないだろうか？ いったん立ち止まって考えてみよう．たとえば，統合失調症が専門であり，重症な精神科患者を対象にし，アウトリーチをしていきたいならば，スタイリッシュなソファが好みだとしても，待合室に配置するのは合理的ではないだろう．開業時間が夜遅く，会社員を対象に考えているならば，業者任せの備品としてのソファは似つかわしくない．会社帰りに寛いで待つことのできるゆったりしたソファを考える医師もいるだろうし，きっと早く帰りたいだろうと機能的な椅子を考える医師もいるだろう．いずれにしろ受診者はクリニックの「在り方」に医師の志や思いを汲み取る．ポリシーに従った一貫した内的構造を考えていきたい．

3 ポリシーに従い，想定する対象患者や疾患に合わせた診療日や診療時間を設定する

● 診療曜日，診療時間，休診日

　医療法[1]では，診療曜日，診療時間，休診日の設定は管理医師（院長）に任されているが，少なくとも診療日の診療時間内は合理的な例外を除き，管理医師は在院しなければならない．

　自身の専門性や思いから対象とする受診者の特質に従って具体的な診療曜日や診療時間はおのずと決まってくる．うつ病の会社員を想定するならば退社後の時間に開院する必要があろうし，主婦層を想定するならば日中に開院時間を設定する必要があろう．郊外ならば週末土，日の開院日を設定する場合もあろう．少なくとも漫然と自身が勤務していた前職の病院と同じ開院時間にはならないだろう．新しく開院するクリニックをどのようなクリニックにしたいか，どのような受診者を想定しているかを出発点にして開院時間を設定することになる．開院後の時間の変更は届け出制（医療法）なので制度上は容易に変更可能であるが，いったん通院する患者が増えた時点で変更するのはかなりの負担となるので，開院時にさまざまな可能性，自身の思いを考慮したい．

　なお制度上は，もちろん開院日は週に1日だけ，あるいは1日に1時間だけでも問題ないが，2015年4月1日に開院した都内のクリニックでは所轄の保健所からせめて週に2日は開院してほしいと指導されたとのことである．産業医などを主に行い開

院日を制限したい場合には，公共性という視点から指導が行われることも考慮して診療日設定を保健所と事前に相談する必要があろう．

● 休暇，休暇中の連絡先，緊急対応

　夏季休暇や正月休暇などの休暇の設定も管理医師が合理的な範囲で決めることができる[1]．休暇はスタッフの福利厚生とも関連し，リフレッシュして明日の診療に向かうための資源でもあるので，スタッフの意見を聞きとり，設定する．

　休暇の設定にあたり，医療の本質として「病に休暇がない」ということは大きな問題の一つである．休暇直前に病状の悪化した患者や毎日受診していた患者への対応を休暇中どのようにするかということは医療における公共への責任でもあるが，一方では中途半端な対応をした結果，訴訟対象になるという可能性もある．「公共への責任」と「治療関係がもたらす危険」の双方に目配りをしながら，治療者としてどの選択をするのかを決めていきたい．自院では，休暇中の対応が問題になる患者を休暇前にピックアップし医師間で話し合い，休暇中に限り使用する携帯電話の番号を知らせ，対応している．実際には保健所への相談では許容範囲とされたが，原則として保険診療は，このように対象とする患者を恣意的に選択することを許していない．

　休暇を月単位でとるアメリカなどのプライベートオフィス（個人開業精神科クリニック）の対応を紹介する．一般的に休暇中の連絡先として窓口電話が設定されており，そこからグループを組んでいるその時に休暇をとっていない他のプライベートオフィスに案内される．他のプライベートオフィスの医師は主治医からの事前指示（個々の患者のレジメと指示）に従って対応する．この方略は1人1回1時間の面接時間をとり，全体で100人前後しか受け持っていないアメリカのプライベートオフィスだからこそ可能であるのかもしれない．私自身も「病には夜や休日はないから」という考えや，また大学病院から転院した患者が夜間の対応を心配したりしたことなど種々の事情で開院当時は携帯電話番号を公示していた．しかし，治療関係が強固でない患者に教えるリスクが高まり中止とした．現在は，休暇前の緊急性の高い患者のみを対象に，①休暇中のみの緊急対応の電話番号であること，②休暇中であるので十分な対応が困難である可能性があること，③対応困難な場合，お渡しした「ひまわり」などの救急システムを利用する指示が可能性としてあることを了解してもらったうえで，携帯電話番号を伝えている．日本の精神科医療は常に乱用のリスクを抱えており，休暇中の個人連絡先は，「ひまわり」など充実してきた有効な社会資源の利用とのバランスを考え，医師のポリシーに従って決定していくことになろう．

対象患者に合わせた治療の枠組みを設定する

● 予約外来にするか否か，予約料を設定するか否か

　予約外来にするか否かについては，対象とする患者やどのような医療をしたいかと

いうことにかかわってくる．標的患者が重篤な精神障害であれば，予約時間を守ることは期待できないであろう．また，立地的に医療過疎であれば，公共の責務として「来るものは拒まず」という診療姿勢が望まれ，おのずと予約診療ではなくなるだろう．十分な診療時間を取りたい，あるいは患者満足度を上げたい場合には予約診療が選ばれるだろう．その場合は，新患が予約できる時間が少なくなることもあらかじめ考え，一定数の患者が増えてきた時点で対策を立てる必要がある．また，予約料を設定した場合は，同一院内では診察時間に限らずいずれの場合も一定額であり，30分以上待たせた場合には返却しなければならない（健康保険法）[2]．

診察時間（初診時間，再診時間など）

初診時間や再診時間の設定は対象とする患者や技法によっておのずと異なってくる．たとえば，児童思春期などに限定した外来であれば，患者1人だけではなく親や，場合によっては学校教員に話を聞くことになり，成人の疾患の数倍の時間がかかることになる．また，当初，長い診察時間枠を設定し，患者の増加に従って予約枠を短くするのは大きな抵抗がある．1日外来数をどの程度に設定するのか，あらかじめ方針を決めておくのが望ましい．サプライヤーとしてどのような対象にどのような精神科医療を届けたいのかイメージをつくってみることで，おのずと診察時間が決まってくる（医療法）[1]．

届出制医療を申請するか否か――保険診療，生活保護，自立支援医療

◆保険診療

周知のように，保険診療，生活保護や自立支援医療はすべて届出制である（健康保険法，生活保護法，障害者総合支援法）[2-4]．医療機関であるからといってすべての医療機関が保険診療機関である必要はない．保険診療の規定に制限されず，自費診療機関を運営することは可能であるが，この場合も医療法は守らなくてはならない．日本に導入されていない薬剤や認可されていない医療行為が可能となるわけではない．

一方，いったん保険診療機関となれば，保険診療のルールを守らなくてはならない．保険診療の第一の原則は診療における平等性の担保である．たとえば，ウェクスラー成人用知能検査（WAIS）やロールシャッハなどの心理検査は単独では大きな赤字になるので自院の患者には施行するが他院の患者は断る．復職のためのデイケアを行っているが他院の患者は治療関係ができていないので断るということは原則としてできない法的な枠組みになっている（応召義務）[5]．もちろん，合理的理由で医療行為が困難ということになれば理由を示し，診療を断ることは可能であるが，その場合はその要請に応じる他院を紹介しなくてはならない（転医勧告義務）[6]．第二の原則は医療行為に保険点数が付与されていることである．同一医療行為には同一保険点数が付与されていて，かかったコストが異なっても変えることができない．たとえば，「通院精神療法」について考えてみよう．30分未満か以上かという時間による区分はあるものの，熟練した医師（給与の高い）が高度な精神療法の技法を使用しないと診察でき

ない場合も，若い医師（給与が安い）が可能な診察の場合も同一価格である．保険診療は，技術の差を認めないシステムとして機能している．もちろん地価や人件費などコストが異なっても同一料金である．

◆生活保護医療機関として申請するか否か

　生活保護は，日本における唯一の保険制度ではないセーフティネットである．他の脱工業化国とは異なり，日本の社会保障の大部分は「保険制度」，すなわちあらかじめ保険料を支払っているか否かによって受給が決定するシステムである．税金を納めていても社会保険料を納めていなければ，日本では休業保証（傷病手当金）も年金も受給できない（しかも国民健康保険ならば納めていても傷病手当金は支給されない）．このような制度設計のなかで生活保護は最後の社会保障として機能している．精神科医療を担うものとして，この群の患者を受け入れるか否かは大きくポリシーとかかわることになる．実際には，生活保護を受給するまでには多くの「傷つき」体験を経ていることが多く，過敏であったり善意を曲解したり，診療行為として複合的な配慮が必要であることも少なくない．そのうえ，医療要意見書をはじめとする書類業務が重なる．さらに，生活保護受け入れ機関というだけでインターネット上では貧困ビジネスのように叩かれたりもする．これだけのデメリットが重なれば，生活保護受け入れ申請をやめようとするクリニックがあるのは当然のことである．しかし，精神科疾患はしばしば慢性疾患である．疾患の発症から就労困難へ，そこから生活保護への道は近い．自院の患者が生活保護になったときは，診察できないことになる．この点も精神科医として考慮したうえで申請の有無を考えたい．

◆自立支援医療を申請するか否か

　2006年（平成18年）以降，自立支援医療は世帯収入によって大きく制限される医療に変化してきた．この制度は，当初の「統合失調症患者の受診行動にインセンティブを与え，社会を守る」という政策から一定期間受診している患者（慢性かつ重度の規定）への経済的救済へ昭和50年代に移行し，現在は低収入世帯の患者への経済的救済という性格を帯びている．したがって，自立支援医療を受け入れないということが経済的困窮患者を受け入れないことと同義になりつつある．これもまた，生活保護医療機関申請と同様，医師のポリシーとかかわることになろう．

　現在，保健所や福祉機関の窓口，社会保険労務士などは「受診して3か月したら自立支援，6か月したら精神障害者保健福祉手帳，1年半経過したら年金の相談を医師にしてみましょう」と指導しているという．自立支援医療は申請制度であるが，精神障害者保健福祉手帳と障害年金診断書作成は自由診療はじめどのような医療形態をとろうとも記載義務がある．

● 混合診療は可能か

　精神科医療において実際に混合診療を行う場合として考えられるのは，①先進医療指定の医療，②保険外診療（たとえば臨床心理士による心理療法）である．

◆**先進医療指定医療**

　これらは，高度先進医療機関など特定機能病院に限定されるものであるので，クリニックでは認定外となる．

◆**保険外医療—たとえば臨床心理士による心理療法**

　臨床心理士による心理療法を保険医療機関内で行い，その料金を徴収することは受診日を変えても違法である．この点を避けるために，大都市圏では，心理療法は，出入口を変えた形でクリニックと独立した心理療法機関として行ったり[7]，予約料を充填することで保険診療として行われている．

5 臨床心理士（心理技術員）による心理療法，心理検査をどう位置づけるか

● 臨床心理士と連携した治療（AT splitting）を行うか否か

　臨床心理技法あるいはそれらとの協働はNational Institute for Health and Care Excellence（NICE）[8]をはじめとして多くのガイドラインにおいて推奨されている．しかし，日本の現実では，医師も臨床心理士も協働の経験が少なく，臨床心理士には系統的な医療の知識がないことなどから有効に協働しているとはいいがたい．しばしば，医師は薬物療法で容易に軽快しない話のまわりくどい患者を丸投げし，臨床心理士は愚痴の聞き役になるという不毛な協働が繰り広げられている．エビデンスに示されるように，実際には適応とされる心理療法（表1）があり，臨床心理士は患者の言うことを傾聴する役割のみではないが，日本の教育のなかではもっぱら来談者中心技法[9]が教えられているために，医師は「話を聞いて」と丸投げし，患者は「何も言ってくれない」と訴えることになる．真の協働（AT splitting）は，適応のある心理療法を医師と協働して行うことであろう．

● 心理療法のコスト

　1983年（昭和58年）に精神科医療と心理療法を同一施設内で行う複合施設が創出された[7]．精神科診療所において出入口を別に設けることで法的に心理療法施設を独立させたうえで併設し，混合診療の禁止に対応する形をつくった．また，1996年（平成8年）に医療法が改正され，予約料が設定されたため，時間通り始まる治療に心理療法を続け，予約料を心理療法費用として充填することが可能となった[1]．この場合の料金は予約料として徴収され，予約がキャンセルされても払い戻されない．自費併設機関における心理療法代金も一般の独立型心理療法機関と心理系大学の付属機関の中間くらいの料金（4,000円から8,000円程度）に設定されていることが多く，キャンセル時にも徴収されることが多い．いずれの形態をとる場合も臨床心理士との十分な連携，相互的な知識の共有なしには治療効果は少ないと思われる．

Ⅲ．クリニック診療の内的構造

表 1 適応となる心理療法

疾患・障害	適用されうる精神療法の選択肢	禁忌
統合失調症および他の精神病性障害	□生活技能訓練（SST） □心理教育（ 本人　家族 ） □ストレスマネジメント 　ⅰ）日常生活動作（ADL）向上（睡眠・食事・運動など日常生活水準の向上） 　ⅱ）再発予防（同一のストレスへの対処） □支持的精神療法 □認知行動的精神療法 　●幻聴対象 　●妄想対象 □対人関係療法	●侵入的な介入 ●精神力動的な精神療法
うつ病	□認知行動療法 □心理教育（ 本人　家族 ） □再発予防 □対人関係療法 □支持的精神療法	●重症を除く ●侵入的な介入
双極性障害	□社会リズム療法 □心理教育（ 本人　家族 ） □ストレスマネジメント 　ⅰ）日常生活動作（ADL）向上（睡眠・食事・運動など日常生活水準の向上） 　ⅱ）再発予防（同一のストレスへの対処） □支持的精神療法 □認知療法 □対人関係療法	●重症を除く ●侵入的な介入
摂食障害	□対人関係療法 □心理教育（ 本人　家族 ） □家族療法 □認知行動療法	●摂食行動への罪悪感の増強を避ける
パニック障害 広場恐怖	□（認知）行動療法（パニック発作を標的とする） 　曝露法/フラッディング/反応妨害法/脱感作/思考停止/逆条件づけ □心理教育（ 本人　家族 ） □リラクゼーション □生活技能訓練（SST）	●病状を見極め，乱暴な曝露をしない
社交不安障害	□認知行動療法（不安を標的とする） 　曝露法/フラッディング/反応妨害法/脱感作/思考停止/逆条件づけ □心理教育（ 本人　家族 ） □対人関係療法 □リラクゼーション □生活技能訓練（SST）	●病状を見極め，乱暴な曝露をしない
強迫性障害	□（認知）行動療法 　曝露法/フラッディング/反応妨害法/脱感作/思考停止/逆条件づけ □心理教育（ 本人　家族 ） □対人関係療法	●病状を見極め，乱暴な曝露をしない
心的外傷後ストレス障害（PTSD）	□認知療法（ストレスマネジメント） □眼球運動による脱感作および再処理法（EMDR） □持続エクスポージャー療法（PE） □行動療法 　ⅰ）想像技法 　ⅱ）実験的曝露法 □対処法としてのリラクゼーション	●病態水準に従い治療

支持的精神療法について：支持（support）するのは欠損部分であり，当該患者のいずれの部分が欠損しているのか，十分診立てる必要がある．

表 1　適応となる心理療法（つづき）

疾患・障害	適用されうる精神療法の選択肢	禁忌
全般性不安障害	□（認知）行動療法 　曝露法／フラッディング／反応妨害法／脱感作／思考停止／逆条件づけ □リラクゼーションまたはバイオフィードバック	●病状を見極め，乱暴な曝露をしない
身体表現性障害	□認知療法 □心理教育 □支持的精神療法—環境調整・ケースワーク □重症な場合はしばらく様子を見る—健康な部分に焦点を当てる	●病態水準に従い治療 ●退行させない
転換性障害	□心理教育—退行させない □支持的精神療法（安全の保証，確保） □リラクゼーション □ストレスマネジメント □精神力動的アプローチ	●病態水準に従い治療 ●退行させない
身体醜形障害	□心理教育 □認知療法	●難治
疼痛性障害	□心理教育 □行動療法 □環境調整・家族療法 □リラクゼーション・バイオフィードバック □ストレスマネジメント	●難治 ●退行させない
解離性障害	□心理教育 □支持的精神療法—安全の保証・確保 □環境調整・ケースワーク □主人格・副人格共に保証し，統合に向け援助 ※PTSD機制のある場合は，PTSDの項に従う	●病態水準に従い治療 ●退行させない
適応障害	□心理教育 □認知行動療法（リフレーミングなど認知的働きかけを含む） □対人関係療法 □支持的精神療法 □場合によっては危機介入・環境調整	●病態水準に従い治療
クラスターAパーソナリティ障害	□認知療法（猜疑心，精神病性症状のノーマライゼーション） □ロールプレイング（疑い深さを減じることを標的とする） □支持的精神療法	●侵入的な介入 ●行動療法
境界性パーソナリティ障害	□認知行動療法（分断と投影性同一視を標的とする） □対人関係療法 □支持的精神療法	●脆弱な基本的信頼感を刺激する ●退行させない
クラスターCパーソナリティ障害	□行動療法 □支持的精神療法	●自己価値の低さを刺激する
復職支援の技法	□睡眠など日常生活の評価と対自化 □職業的技能や適応の評価—キャリアガイダンス □職場での外傷的体験の回復 □その他病態水準に応じて	●復職困難度を診立て，それに従い技法を用いる

● 心理検査

　心理検査は，熟練した臨床家が用いてはじめて意味があるものである．今回のDSM-5において単純なIQによる精神発達遅滞の分類が放擲されたことに示されるように，すべての心理検査は傍証にすぎない．また，医師が行うかあるいは監督しない限り心理検査は保険請求の対象とならない．保険診療で行う限りにおいて，すべての心理検査は利益には貢献しない．以上の点に留意して心理検査をどの程度導入するか決定しておくことが望ましい．また，臨床心理士全員がロールシャッハなどの検査に熟練しているわけではないので，採用時にはどの検査を何例行ったか尋ね，自院での方針に合致するスタッフを雇用されたい．

6　処方（薬物療法）と検査

　薬物療法は検査と有機的に連動するようになった．薬害補償は一定の生化学的検査なしには補償できない（医薬品副作用被害救済制度）[10]．

● 処方

　院外処方と院内処方を比較すると，院外処方においては広範囲の薬剤が処方可能となり，院内処方においては同一処方において患者の総支払が安価となる．いずれを患者の利益と考えるかについては意見があろう．

● 検査

　検査は，使用している薬剤にしたがって，体重や血圧，錐体外路系の副作用チェック，反射の確認など身体診察と生化学的検査，心電図など生理学的検査に分けられるが，少なくとも薬害補償の際に必要とされる検査は行う必要があろう．

7　電話再診，メールによる相談

　電話再診はすでに保険診療（2004年〈平成16年〉）で認められているが，実際には請求すると批難されることもある．日本では，知識や情緒の共有は集団として当然のこと（集団主義的社会）で，ことさらに金銭の対価を要求することではないと考えられる傾向がある．電話再診料については面と向かって「先生はいつからそんなもうけ主義になったのですか，信用していたのに」と言われたことがある．対面ではない電話による相談は，日本人の依存や共同体意識に根差すナイーブな問題の一つである可能性がある．もちろんメールは保険診療外なので無料とするわけであるが，これらをどのように位置づけるかについて，診療全体とのバランスを考えながら決めるのがよい．

8 緊急時の連絡と守秘義務，個人情報保護法

　精神科医療にはさまざまなリスクが伴うが，最も大きいリスクの一つが自殺企図や未成年者の予期せぬ妊娠や違法行為である．もちろん医師には診療で得た秘密や個人情報をみだりに漏らさないことが要請されている．しかし，直近24時間以内の致命的になる可能性のある自殺企図や未成年者の妊娠，違法行為を告げられた場合はやはり支援保護してくれる家族に連絡せざるをえないだろう．自院では，初診時のパンフレットに心身の危険がある場合には守秘義務の範囲でない旨を記載し，事前に了解を求めている．心身の危険を認める場合は，守秘義務，個人情報保護法の範囲を超えた緊急避難として認められている（刑法37条）[11]．

9 診察を支える下部構造－電子カルテか紙カルテか，診療報酬請求は電子送信か否か

　利便性では電子カルテが勝り，操作性では紙カルテが勝るというのが現状であろう．大都市圏ではスペースが限られ，開業後一定以上期間が経過すると紙カルテの不自由さが目立つようになるが，電子カルテは，医療クラークが配置できない場合にはどうしても医師が対面する診療時間が減ってしまうという欠点がある．現時点での精神科における普及率は十数パーセントといわれている[12]．いずれを選択するかはそれぞれの診療姿勢によるだろう．

　診療報酬請求においては電子化が推奨され，手書き診療報酬は2011年（平成23年）以降は特定の診療所に限定されている．

10 おわりに

　内的構造はとりもなおさずクリニックのポリシーの体現である．ポリシーが生き生きと受診者に伝わるように，内的構造を決める際に一貫したい．また，そこで働くスタッフにも，なぜこのような構造になっているかを言語化して伝えていくことが大切である．スタッフは，最も日常的に患者に接する媒体であり，患者の苦情の窓口（医者に言えないこともスタッフには言える）である．彼らがポリシーを共有し，協働することが重要となる．

文献

1) 医療法．昭和二十三年七月三十日法律第二百五号．1948．
2) 健康保険法．大正十一年四月二十二日法律第七十号．1922．
3) 生活保護法．昭和二十五年五月四日法律第百四十四号．1950．
4) 障害者の日常生活及び社会生活を総合的に支援するための法律．平成十七年十一月七日法律第百二十三号．2005（改正2014）．
5) 医師法．昭和二十三年七月三十日法律第二百一号．1948．
6) 保険医療機関及び保険医療養担当規則．昭和三十二年四月三十日厚生省令第十五号．1957．

7）西松能子．都市型クリニックと心理職への期待．野村俊明,下山晴彦（編）．精神医療の最前線と心理職への期待．誠信書房；2011．pp166-193．
8）National Institute for Health and Care Excellence（NICE）. Guidelines for mental diseases. 2014.
http://www.nice.org.uk/guidance/published?type=guidelines
9）諸富祥彦．カール・ロジャーズ入門．コスモスライブラリー；1997．
10）独立行政法人医薬品医療機器総合機構．医薬品副作用被害救済制度の概要について．2015．
http://www.pmda.go.jp/relief-services/adr-sufferers/0001.html
11）刑法．明治四十年四月二十四日法律第四十五号．1907．
12）厚生労働省．「標準的電子カルテ推進委員会」最終報告．2007．
http://www.mhlw.go.jp/shingi/2005/05/dl/s0517-4b.pdf

III クリニック診療の内的構造

2 開業精神療法の実践
──「お金」をめぐる治療構造と対象関係の相互的影響

豊原利樹
セラピイ青山クリニック

1 はじめに

　開業精神療法とは「自宅やオフィスで実践される，患者との契約に基づいた自費による精神療法のこと」である[1,2]．筆者は，この開業の形態で精神分析的精神療法を20年来実践してきた経験から，その意義について述べようと思う．

　フロイトが自宅で開業して以来，多くの精神分析家や精神分析的精神療法を行う精神療法家が自分たちの臨床をこの形態で実践してきている[1,2]．そこで筆者は，症例を提示し，この形態を大きく特徴づける自費診療が担った役割を中心に対象関係および治療構造の相互的影響について具体的に検討し，この小論の目的を果たしたい．

2 症例

● アセスメントの概要

　男子大学生Aは，母親に愛情を，大酒家の継父（患者が幼少時に急逝した実父の弟）にだらしなさを，感じていた．また2歳違いの兄からは，小学生の頃より虐待を受けてきた．高校を中退し17歳から8年にわたって家を出てアルバイトをしながら定時制高校を卒業した．その後，3か月間ヨーロッパのB国に行き感激し生きていて良かったと感じた．そして兄が家を出た後に家に戻って大学受験の勉強を始めたが，激し

豊原利樹（とよはら・としき） 　略歴

1981年東京慈恵会医科大学医学部卒．森田療法および精神分析的精神療法の訓練を受けそれぞれの臨床および研究に携わる．1994年町田市民病院神経科担当医長，慈恵医大講師．1995年より開業精神療法に従事する．2000年南青山心理相談室室長．2008年にセラピイ青山クリニックを開設し現在に至る．精神科専門医，医学博士，臨床心理士．

共著書として，『森田療法と精神分析的精神療法』（誠信書房，2007），翻訳書として，『性，死，超自我―精神分析における経験』（ロナルド・ブリトン著，誠信書房，2012）がある．

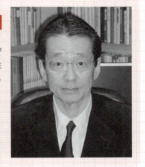

い拍動性の頭痛に苦しむようになった．大学入学後もこの頭痛にさいなまれ続け，さらにはうつ状態を発症し，希死念慮も抱くようになり治療を求めてきた．

Aは，「大学をやめてどこかに行きたい」と訴えたが，治療者は，Aが自分の感情を無視することで頭痛が生じている可能性を示唆すると，Aは，そのことに興味を示したので，治療者は，曜日，時刻，面接室などを固定した週1回50分の対面で行う自費による精神分析的精神療法を提案し，Aは，これを受け入れた．Aは，自由連想的に思いついたことを語り，治療者は，その話を傾聴し必要に応じて解釈や明確化などの介入を行っていった．なおAは薬物療法を併用していない．

● 治療経過の概要

Aは，パチンコですって初回セッションから治療費を滞納したので，治療者は，パチンコをして不安から逃げている可能性を示唆すると，Aは，「人を傷つけ，嫌われる不安」を自覚した．するとその後Aは，「そこに居るのがどこかのおばさんでも同じ．ここは詐欺で訴えられるのでは」，「先生は本当に医者か．僕を何者かにしてほしい」などと繰り返し訴えたので，治療者は，治療に対する抵抗を取り上げ「Aさん自身になってください」と伝えていった．その後Aは，B国の田舎町を歩いて行くと小中学校の頃の，野球をして遊んだ学校とその仲間たちにたどりつく夢を報告し「あの時代からやり直さなければいけない」と述べるようになった．しかしその後のセッションで「先生は不安にさせる」，「怒りが強い．自分も兄のように家を壊してしまうかもしれない」と訴え「今日で最後」と治療をやめようとしたので，治療者は，関係が深まると「傷つける不安」が強まり「舞台を変えようとする」と伝えると，Aは，「ヤブ医者」と訴えた．

しばらくしてAは，就職を目指すようになったが，「もう一度B国に行って自転車で帰ってくる」とも言い出したので，治療者は，「ここの治療が小さなものに見えるのでは」と伝えると，Aは，就職に不安を感じていたことに気づいた．あるときAは，治療者が睡魔に襲われた瞬間をとらえて「お金を払いたくない，耳を傾けて」と訴え，突然「母は人の身になって考えることのできない人」と訴えたので，治療者は，耳を傾けてくれない治療者に母親を見ていることを解釈した．するとその後のセッションでAは，「17歳のときに父のことを嫌がったら母に"お父さんは働いてくれているんだから"と言われたので家を出た」と述べたので，治療者は，激しい嫉妬の感情を取り上げ，Aは，それを認めた．

Aは，この頃より継父を「大きく」感じはじめ，「他の女性をものにできず母親と結婚したと思っていた」継父が実は自分たちのことを思って母親と結婚してくれたと感じるようになった．そして頭痛やうつなどの症状も消え，就職も内定し，4か月半後の治療終結を自ら取り上げ治療者と相談のうえで決め，凄むアルバイトの同僚に「怒りが込み上げ無視し」相手から歩み寄られた体験を「ヘラヘラすることなく相手に接し自分も変わったと思う」と語った．

しかしその後Aは，規則を守らずに粗大ゴミを捨てた母親を蹴飛ばして継父に諭

されたり，仕事がパートになるかもしれなくなり「パチンコで2万円使ってしまった．何も変わっていない」と訴えたので，治療者は，「ここにも"何も変わっていない"と不満を感じているのでは」と解釈すると，Aは，「やっぱり変われない」と自ら終結時期を1か月早めた．その次のセッションでAは，「母は僕から目をそらしていた」と訴えたので，治療者は，Aが母親を蹴飛ばしたことに違和感を感じていたので治療者に対する不満を解釈すると，Aは，終結時期を「先生に決められた」と訴えた．そこで治療者は，そのように感じたのであれば終結時期を自分自身で自由に決めるように伝えると，Aは次のセッションで終結時期を1か月遅らせて元に戻した．その後，Aは最終セッションで，「世の中の人たちに対するうらやましさは消えました」と述べ約2年間の治療を終えた．

3 考察

● この治療における対象関係の展開

まず患者は「人を傷つけ，嫌われる不安」を自覚したが，これは，その後治療者に対する転移を通じて明らかになった母親に対する陰性の感情に起源があり，それまでは母親を離れて他の対象に向けられていたものである．そのため患者は，この抑うつ的不安や迫害的不安を防衛するために，日常生活からアルバイト，外国旅行，パチンコなどに心的退避[3]をしようとした．しかし治療を通じて，この無意識的な陰性の感情を意識化し体験できたときに患者は，抑うつ的不安や迫害的不安が軽減し，日常生活が送れるようになり，継父には陽性の感情を体験できるようになった．すなわち患者はまず，「母に"お父さんは働いてくれているんだから"と言われて家を出た」と言うように母親に対する陰性の感情から心的退避をするために家を出てアルバイトを転々とすることになったが，それは抑うつ的不安や迫害的不安からの心的退避であったと考えられ，さらには外国旅行，パチンコなどにも心的退避をしたのである．しかし患者は，このような方法では，感情の統合を深めることはできず，身体症状やうつ状態が発症し，途方にくれることになった．このため患者は，治療を求め，治療を通じて治療者に対する母親転移から母親に対する陰性の感情に気づき，このことによってさらには継父，職場の同僚などとのあいだでも感情の統合を深めやすくなっていったものと考えられる．

以上のように患者は，他の対象に向けられていた母親に対する自分の陰性の感情を意識化して体験し，このことによって継父や日常生活の対象に投影していた陰性の感情を軽減した．患者が患者自身になるためには，このように患者がアンビバレンスを体験し感情の統合を深めることが必要である．しかし，母親に陽性の感情と同時に陰性の感情を体験し続けることは患者に抑うつ的不安や迫害的不安を引き起こすので，患者は母親を悪い対象にして治療者を良い対象にしてしまう状況が生じ，治療者も患者の治療者に対する陰性の感情に目を向けにくくなっていた．実際，治療者は，患者

が母親に暴力をふるったときに，当初は患者に共感して母親の問題としてとらえようとしていた．治療者は，この暴力に違和感を感じていたが，見て見ぬふりをして患者にとって良い対象になろうとしていたのである．しかし患者は，母親に対してそうであったようにこのような良い対象に対して陰性の感情を抱いている可能性があり，そうであるならばそれらの陰性の感情を意識化することが必要である．なぜならば，これらの陰性の感情は，患者が母親に暴力をふるったようにその良い対象を離れて母親に投影されている可能性があるからである．そして，治療者は患者が終結時期という重要な治療構造を変更しようとしたときに治療者に対する患者の陰性の感情をぎりぎりのところで対処しえた．このことは，患者が母親に暴力をふるったことに対する違和感を治療者がこころのなかで育むことができたことによると考えられる．

● 治療構造と対象関係の相互的影響—主として「お金」をめぐって

まず治療の構造[4]について述べる．この治療における構造の概略は，患者と治療者が決まった曜日の決まった時刻に50分のあいだ同じ面接室において一対一で対面し，患者が思いついたことを話し治療者はそれらを傾聴し必要に応じて介入を行い，50分が経過したら面接を終え，患者は治療者に料金を支払い治療者は患者に領収証を渡し，患者は退室する，というものであった．しかしこれらの構造は常に守られるとは限らず，そうであるからこそ治療者が患者を理解できることも少なくない．

この治療で患者は，初回セッションからパチンコですって治療費を滞納し，最初から構造の変更が余儀なくされた．このように患者によって構造の変更がなされる場合，そこには重要な意味が隠されている場合が多い．この治療でも，治療費の滞納から患者が「人を傷つけ，嫌われる不安」を抱いていたことが明らかになった．ここではパチンコですって治療費が払えないというように「お金」が重要な役割を担っているが，これは健康保険による治療では表面化しにくいであろう．そして「人を傷つけ，嫌われる不安」を自覚することによって患者は，その不安を抱きながらも「どこかのおばさんでも同じ．ここは詐欺で訴えられるのではないか」などと治療者に対する不満を訴え，さらには「僕を何者かにしてほしい」と望んだ．そこで治療者はこの治療抵抗を明確化し「自分自身になる」という治療の原点を示唆し，患者はそれを受け入れた．その後もこのようなやりとりは繰り返されたが，徐々に治療は深まり，患者は「金を払いたくない，耳を傾けて」と治療者に自分に目を向けない母親を見ることで「人の身になって考えることのできない」母親を意識化し，治療者はその母親転移や激しい嫉妬を解釈し，治療はさらに深まっていった．そしてここでも「お金」が大きな役割を担っている．

これらのことで見事な対照をなしているのが，不安から心的退避をするためにパチンコに「お金」を浪費してしまうことと，「自分自身になる」，すなわち自分自身のこころを探求するために「お金」を利用することである．そしてこの「お金」をめぐる問題は治療の最終局面でも生じた．ここでも患者はパチンコですって治療期間を1か月短縮しようとしたのであるが，治療者はこのことを就職予定先に軽んじられたため

であると同時に治療者に対する不満によるものでもあると感じそれを解釈すると，患者は母親から目をそらされたように治療者に終結時期を決められたという不満を訴えたのである．そこで，治療者が患者に終結時期を自由に決めるように伝えることによって，患者の治療者への母親転移は解かれた．これによって患者は，「世の中の人たちに対するうらやましさは消えました」と述べたように，世の中の感じ方も変わったと思われる．

「お金」をめぐる多彩な事柄

　開業精神療法において検討すべき「お金」をめぐる事柄は多彩である．

　精神分析的精神療法では1セッションにつき50分を要するが，開業精神療法においてはその対価としての治療費を自費で患者に請求する．それは誰にとってもたやすく支払える額ではない．患者の経済的状況に余裕がない場合には治療費が患者の相当な負担となる．そして，開業精神療法では，患者がたとえ意識的には料金について納得しているようであっても無意識的にはそうでない場合があり，そのことは患者によってセッション内外で行動化されることがある．それは，これだけの治療費を支払っているのに病状の好転がみられないという不満を患者が無意識的に抱いている場合に生じる．たとえば，上述の症例で患者が母親に暴力をふるったようにセッション外で行動化が生じていたり，あるいはセッション内で患者が話しているまったく別の内容に治療者がいらいらさせられたり，患者の話が抽象的になって睡魔に襲われたり，するような場合である．同様のことは，治療費が患者本人ではなく家族から支払われている場合にも認められる．家族が望んで患者に治療を受けさせているにせよ，患者自身の希望で家族に治療を受けさせてもらっているにせよ，治療費は患者に影響を与え，患者はそれをセッション内外で行動化する．このような場合には，治療者が逆転移からその行動化に気づき，それを生じさせている不安や内容を解釈し，患者が意識化できるようにしていくことが重要である．そして，そのことを患者が意識化したときに治療者がまずなすべきことは，そのことについて患者とよく話し合い，そこから患者が治療者に対する転移を理解し治療を深めていけるようにすることである．

　以上のことは料金の設定および変更にも密接に関係している．上述したように，1セッションにつき50分の時間を要する精神分析的精神療法を自費で行う場合には誰にとってもたやすく支払える料金とはならないから，たとえ患者の経済的状況によって料金に幅を設けたとしてもそこには限界がある．というのも，治療者は自分の経済的状況も考慮する必要があるからである．もちろん，治療者は，患者に請求している料金が自分が行っている治療の対価として妥当であるかどうかを十分に自らに問わなければならない．しかし，これらのことを十分に検討し患者とも相談したうえで料金を設定しても，その料金は患者にとってたやすく支払えるものとはならないことを，治療者は常に自覚している必要がある．そして治療者は，患者がこの問題を何らかの形で行動化したときには，それに逆転移から気づき，患者が意識化できるように解釈していく必要があることは上述した通りである．ところで，料金を変更することは治

療構造[4]を変えることになるからかなりの注意深さが求められる．ここでは，患者に経済的余裕があることを治療者がわかっていて料金を上げる必要性を感じている場合，そして治療者が治療の進展が不十分と感じられそのことが料金と関係があるとみなせる場合について述べる．その料金との関係とは，治療抵抗が強く，患者が無意識的にこれくらいの料金ならかまわないとあきらめて治療が漫然と続き，患者も治療者も治療を深められないでいるような場合である．このような患者に対して治療費を上げることは，治療を深めるために有効な手段となることがある．

　精神分析的精神療法にとってセッションの頻度はとても重要な治療要素である．多くの場合にセッションは週1回であるが，その頻度を増やすことは患者と治療者の対象関係をわかりやすくするので治療に有効な場合が多い．ところで，料金は，週2回にすれば2倍となり，週3回であれば3倍になる．このようにセッションの頻度を増やすことは，治療構造[4]を変えることになるから注意深く検討する必要はあるが，患者に時間的かつ経済的な余裕がある場合には，治療上とても有効である．このことを「お金」の面から検討すると，当然のことながら患者の経済的な負担が増え，患者と治療者の対象関係がさらにわかりやすくなり，転移と逆転移を通じて治療は深まりやすくなる．逆に患者が毎週から隔週にセッションを減らすことを求めてくる場合もある．このようなことは患者の治療抵抗から生じてくることが多く，これを安易に受け入れると患者と治療者の対象関係がわかりにくくなるので，治療は深まらず漫然とした経過に陥りやすい．

　患者がセッションをキャンセルするにはいろいろな理由がある．病気や冠婚葬祭などの場合にはキャンセル料は請求しないが，仕事の都合という場合にはそのキャンセルの申し出がセッション間近になされるならば，そのセッションの時間を治療者は他のことに利用することができないので，セッション1回分の料金をキャンセル料として患者に請求する．これは，治療者にとって当然の権利と思われるが，同時に患者にセッションの重要性を示す意義もある．また，キャンセルを治療抵抗によるものとみなすことができる場合にもキャンセル料を請求する．そして，その治療抵抗の背後には，治療が料金にみあっていないのでキャンセルを繰り返してセッションの回数を減らしたいという無意識的な不満が存在する可能性がある．治療者は，このような行動化に逆転移から気づいたら，その行動化を生じさせている不安や内容を患者に解釈し患者が意識化できるようにする．そして，その意識化の過程で，患者の転移を明らかにすることでさらに深い治療抵抗を理解することができるようになる．

　患者は料金を支払えなくなることもある．それは何らかの理由で患者の収入が減少してしまうような場合である．患者のセッションが週に2回や3回行われている場合にはその回数を減らすことで対処することができるが，このような場合も治療抵抗について常に検討する必要がある．それでは週1回でも支払うことが難しくなった場合にはどうしたらよいであろうか．その原因が治療抵抗ではないことが確認でき，患者に十分な治療意欲があると判断できるような場合には，料金支払いを猶予して毎週セッションを続けていくことも一つの方法である．この方法は治療初期からとることは

できないので，初診以後のアセスメントの段階で十分に検討して近い将来に治療に割ける収入が著しく減少してしまう可能性があるような場合には，その問題を解決した後に治療を開始する必要がある．アセスメントの段階で将来的にも十分な収入が見込めていたのにもかかわらず予期せぬ事態となって料金が支払えなくなり，かなりの期間治療を行ってきていてかなりの程度に治療が進展してきている場合には，料金の支払いを猶予することがある．そして，治療がさらに進展して再度収入が十分に得られるようになり支払いが可能となったときに，それまで猶予された料金は支払われることになる．このようにすることによって治療に対する患者の動機が高まり，治療が進展しやすくなることもある．

　セッション終了時刻の遅延も料金と深く結びついている．これも患者が治療から料金にみあって十分なものを受け取っていないと無意識的に感じている場合に生じることがある．また治療者が料金の対価として十分なものを与えていないと無意識的に感じている場合にも生じる．そして，この2つの要素が重なると，終了時刻の遅延は患者と治療者によって相乗的にその程度が高まることになる．治療者は，患者とのあいだに生じているこれらの無意識的なメカニズムに逆転移から気づき解釈していく必要がある．また，セッション開始時刻の遅延も生じることがある．このように患者の来院が遅れてしまう例にはいくつかの場合がある．治療意欲は十分に認められるが仕事上明らかにやむをえないとみなせる場合には，治療者は可能な範囲でセッション終了時刻を遅延させてある程度の時間をとることもある．しかし，これも治療構造[4]を変えることになるから慎重を要する．仕事が理由であっても患者の問題から生じている場合，すなわち多くのことを抱え過ぎてしまっていて治療もその一つになっているような場合には，セッション開始時刻の遅延の解決が治療の一部分となってくる．また，セッション開始時刻の遅延が治療抵抗から生じている場合にも，セッション開始時刻の遅延の解決が治療の一部分となってくる．これらは相対的に「お金」と深く関連している．セッション開始時刻が遅延すれば治療時間は減少し，セッション終了時刻が遅延すれば治療時間は増加することになるからである．

　これまで述べてきたことは筆者の経験に基づいている．そして，その趣旨は，開業精神療法では「お金」と時間の関係を患者と治療者の対象関係の理解に役立て，それをさらに深い理解に結びつけていく，ということである．

第三のポジションから理解することと開業精神療法

　第三のポジション（third position）とは，イギリスで長年にわたって精神分析を開業精神療法で実践してきているR. Brittonが提唱した概念であり，自己が対象との間主観的な関係にありながらもその対象関係について検討することができるポジション（立場や位置）のことである[5,6]．この概念の本質は，自己が羨望や嫉妬を抱きながらも自らの原初的対象の，第三の対象との関係を非参加者として目撃することができるようになるときにはじめて，自らも原初的対象との関係を第三の対象に目撃されることを想像できるようになるということから説明される．このようなことが実現でき

るようになってはじめて自己は，第三のポジションから自らと原初的対象の対象関係を理解することが可能となる[5,6]．

　この第三のポジションから患者と治療者の対象関係を理解することは，特に自費で行う開業精神療法においてはことのほか重要である．それは容易なことではないが，上述してきたように，逆転移からどのような転移が生じているかを理解しそれを解釈し治療を展開させることができなければ，自費診療であるがために治療者に対する患者の無意識的な不満は高じ，患者はまったく異なった理由を述べて治療を離れようとする可能性が高まる．

4 おわりに

　治療において対象関係と治療構造は治療における車の両輪のような役割を果たす．対象関係が治療構造に影響を与え逆もまた然りである．この小論ではこの両輪が治療を展開させる仕組みを開業精神療法の実践において主として自費診療に焦点を当てて検討した．

　筆者は，開業精神療法では一般の医療機関にある受付をおいていない．患者には最初から最後まで治療者自身が対応している．そして治療の料金については，治療者が患者と直接に取り決めたりやり取りすることで治療上の意味をとらえて患者についての理解を深めることができると筆者は考えている．今回はこの点について症例を提示して具体的に論じた．

　次に，患者の経済的状況，治療費の出所，料金の設定や変更，セッションの頻度，キャンセル料，料金支払いの猶予，セッション開始時刻やセッション終了時刻の遅延，治療者の経済的状況など，自費診療で検討すべき「お金」をめぐる事柄はとても多彩であることを論じた．

　最後に，Britton のいう第三のポジションから患者と治療者の対象関係を理解することが，開業精神療法においていかに重要かについて論じた．

文献

1) 鈴木　龍．開業精神療法．加藤　敏，神庭重信，中谷陽二ほか（編）．現代精神医学事典．弘文堂；2011．
2) 開業精神療法研究会 Web site．http://www.psycho-therapy.org/
3) Steiner J. Psychic Retreats : Pathological Organaizations in Psychotic, Neurotic and Borderline Patients. The New Library of Psychoanalysis 19. Routledge；1993／衣笠隆幸（監訳）．こころの退避—精神病・神経症・境界例患者の病理的組織化．岩崎学術出版社；1997．
4) 小此木啓吾．精神療法の基礎概念と方法．三浦岱栄（監），小此木啓吾（編）．精神療法の理論と実際．医学書院；1964．
5) Britton R. Belief and Imagination : Exploration in Psychoanalysis. Routledge；1998／松木邦裕（監訳），古賀靖彦（訳）．信念と想像—精神分析のこころの探求．金剛出版；2002．
6) Britton R. Sex, Death, and the Superego : Experience in Psychoanalysis. Karnac；2003／豊原利樹（訳）．性，死，超自我—精神分析における経験．誠信書房；2012．

コラム
COLUMN

紙カルテについて

高橋象二郎
北野メンタルクリニック

1. 私のクリニックのカルテ仕様

　カルテは患者のものであるか否か．その話はさておき，自分のカルテを見たいと言う患者は実際には少ない．とはいっても，「おもてなしの工夫」の一つとして「いつでもカルテお見せします」という「心構え」が医師には大切であろう．見せるなら「治療のためになるカルテ作り」をしたい．というわけで，以下に当院のカルテ仕様を，大きさや外見から始めて，綴じていく順番に沿って述べてみたい．

A4 サイズ：クリニックの環境を考えれば，なるべく小さい B5 サイズなどに収めたいところであるが，当院では A4 サイズで統一している．生活保護や介護保険の意見書，自立支援の診断書など，ほとんどの公的文書は，A5 サイズの等倍であるから，それらを綴じた紙カルテも A4 が利用しやすい（年金診断書は B4 であるため，綴じるのにも見るのにもたいそう不便である）．患者がカルテを見たいと言い出したときも，B5 よりも A4 のほうが見やすくて喜ばれるであろうし，このぐらい大きいと患者は診察中にのぞきこめば読むこともできよう．

カルテホルダー：紙カルテは，30 穴のプラスチックホルダーに綴じていくとよい．カラフルにして，番号や年別に色分けするのもまたよい．しばらく来院していない患者のカルテは，ホルダーから外して，本体の紙カルテだけを少し大きめのクリアファイルに入れて番号順に保存すれば，さほど場所も取らず，取り出しも便利である．

カルテ表紙：保険者番号などの記載欄を多く設けておくとよい．転職し保険証が頻繁にかわる人が昨今多いため，すぐに記載欄がいっぱいになることもある．薬物などの禁忌事項について赤字で大きく記入できる欄を表紙に設けるのもよい．

高橋象二郎（たかはし・しょうじろう） 　　　　　略歴

1959 年東京都生まれ．1986 年徳島大学医学部医学科卒．東京大学医学部付属病院精神神経科医員，東京都立中部総合精神保健センター，東京都立松沢病院医員，東京都立多摩総合精神保健福祉センターリハビリテーション部医療科医長，東京都立中部総合精神保健福祉センター地域保健部生活訓練課長を経て，2003 年北野メンタルクリニック開設，現在に至る．
共著書として，『臨床精神医学講座 S3 精神障害の予防』（中山書店，2000），『精神障害リハビリテーション』（医学書院，2000）がある．

カルテ裏表紙：病名と日付を書く欄はもちろんだが，労務不能期間や意見の記載欄を設けておく必要がある．

初診時のアンケート用紙：妊娠やアレルギーの有無といった重要事項の確認のためにも，初診時の的確な質問紙によるアンケートは簡易で確実であろう．誰の相談で，誰と来院したか，また体重や身長などの情報も治療を進める過程で意外に大切である．どんな広告媒体で，あるいは誰の紹介や口コミで来院したのかということも興味がある．最近はｉタウンページに代表されるネット利用による来院が多い．個人情報保護の観点からも，家族からの連絡があった場合にどうしてほしいかを確認する質問もあるとよい．受診したことを家族は知っているか，家族からの病状問い合わせに答えてもいいか，クリニックから連絡する場合にクリニック名を出してもいいか，などについて聞いておくと後々便利である．これらの情報をアンケートの形で初診時に聞いておき，カルテの表紙の次に挟み込んでおくと，いつでもすぐに要点を確認でき，現在の治療に反映することができる．紙カルテだからこそできる早業である．

紹介状やお薬手帳の内容

家族歴，生活歴，学歴，職歴，性格，飲酒歴，喫煙歴，精神科受診歴

既往歴，アレルギー，身体的異常有無のチェック欄：リストカットしている部位の記載などに小さな人体図があると便利である．

現病歴

治療方針，処方内容，初診のサマリー

告知した病名とその際の患者の反応：「私の病名って何ですか」，「前の病院では診断名は特に聞いていません」という患者はすこぶる多い．

薬物療法の開始に際しての通知：薬疹や熱発時の対処法，飲酒や自動車運転や妊娠に関する注意点など，最初に患者に伝えるべきことをまとめてチェックできるようにしておくと，伝え忘れがなくなる．

備考：紙カルテの場合は，再診以降のために，以下のようなスタンプを備えておくと便利である．日付，再診，通院在宅精神療法とその時間，診断書交付，傷病手当金意見書交付，精神科薬長期投与による副作用検査，診療情報提供書などである．

2．カルテの開示

　当院では，患者本人の希望である場合，原則としてカルテを開示している．弁護士などの代理人が，患者の同意書を携えて開示の依頼をしてきた場合も，本人が開示内容を認識していることを確認したうえで同様の対応をしている．

　患者には当院所定の個人情報開示請求書に記載していただき，当院からは個人情報開示請求結果報告書とカルテのコピーを患者に渡している．書式については，各医療機関でひな形があるので，それを参考に作成するとよい．カルテコピー代は実費1枚10円を請求している．

　カルテに記載された内容によっては，本人または第三者の生命，身体，財産その他の

権利利益を害するおそれがある場合や，医療機関の業務の適正な実施に著しい支障を及ぼすおそれがある場合などは，開示を拒みうるとされている．比較的よく遭遇するのは，患者の容態を患者に内緒で家族が相談に来院し，その相談内容を患者本人が知った場合に，患者と家族との人間関係が悪化することが予想される場合，また，職場や人物の固有名詞（勤務先の会社名や，人の名前）などがカルテに記載されている場合である．いずれの場合も，カルテをいったんコピーし，該当箇所を黒マジックで塗りつぶしたうえで，再度コピーしたものを患者にお渡しすると同時に，その開示できない理由を文書で通知することになる．

　他院からいただいた紹介状などは，他院の同意を取ってから開示するようにしている．医療機関によっては，送った紹介状の開示を拒否するところもあり，慎重な対応が求められる．

　生命保険会社や労働基準局などから開示請求されることもあるが，この場合も，患者本人の同意書を待って応じればよい．できる限り本人の同席のうえで，開示内容を確認しながら進めていくことが誤解を少なくする．まれに警察から開示要求されることもあるが，警職法33条の照会状への返書をもってだいたいはおさまる．

3. カルテの保存

　カルテは，クリニックの中で，施錠可能なカルテ庫に保管すべきである．まれに，デイケアなどの開放的な環境のなかで保管されたカルテを見ることもあるが，自分のカルテはいつでも見られても他人のカルテは見られないという環境が望ましい．

　紙カルテはかさばるため，保存期間5年も過ぎれば廃棄したくなるほどのボリュームになり，狭いクリニックを圧迫し始める．しかし，最終受診後，何年も過ぎてから，年金申請のための診断書を依頼されることもまれな話ではなく，やはり，カルテは患者のもの，医者の命であるという考えに立って，自分の命が尽きるまでは何年経ようが保存するぐらいの気概はあってもいいと考えている．

参考文献

- 日本医師会．診療に関する個人情報の取扱い指針，第一版．2006．

コラム / COLUMN

電子カルテの功罪と上手な利用法

山田和夫[*1,2], 山田和惠[*1]
*1 横浜尾上町クリニック　*2 東洋英和女学院大学

1. はじめに

　私が電子カルテを使用するようになったのは1990年代である．勤務していた大学病院やがんセンターが電子カルテ化，IT化を始めたからである．そのメリットは大きかった（表1）．紙カルテが消えて，カルテの保管スペースがいらなくなった．机の上に置かれていた多くの予約患者のカルテが消えて机がスッキリとした．カルテ庫，カルテ棚からカルテを運ぶ事務方，看護師業務がなくなった．他科のカルテや検査データも瞬時に見られるので，MRIや脳波，血液データ等も瞬時に参照できた．他科での投薬内容も知ることができた．一度薬剤名をインプットすると，データとして蓄積され，次回からは同じ処方が自動的に現れ，ダウンロードすれば自動的に処方箋となった．手書き処方箋を書いていたときとは労力が雲泥の差として減った．決まり用語はいくらでも作成し蓄積できるので，その組み合わせで精神療法のための記載は瞬時にすむようになった．その分，患者さんと向き合える時間が長くなった．パソコンを連結すれば，医療ク

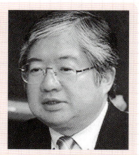

山田和夫（やまだ・かずお）　略歴

1952年東京都生まれ．1974年東京大学医学部保健学科中退，1981年横浜市立大学医学部卒．1992年横浜市立大学医学部附属浦舟病院神経科講師，2000年同大学附属市民総合医療センター精神医療センター部長（助教授），2002年東洋英和女学院大学人間科学部教授，2003年和楽会横浜クリニック院長，2013年より横浜尾上町クリニック院長．
主な著書に，『よくわかる社会不安障害』（主婦の友社，2012），『「うつ」のすべてがわかる本』（土屋書店，2013），『うつ病リワークハンドブック』（共著．MDO，2013），『うつにならない・負けない生き方』（サンマーク出版，2014），『やさしくわかる社会不安障害』（共著．ナツメ社，2014）がある．

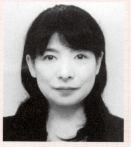

山田和惠（やまだ・かずえ）　略歴

1958年東京都生まれ．日本女子大学・大学院で発達心理学・臨床心理学を学び，横浜市立大学医学部研究生として精神医学を学ぶ．横浜市立大附属病院小児神経科，関東学院大学カウンセリングセンター，横浜市児童相談所などで児童思春期青年期の心理臨床および心理判定を経験．横浜市教育総合相談センター，横浜市福祉保健センター学校カウンセラー，東京都・神奈川県スクールカウンセラー等を経て，2013年5月より横浜尾上町クリニックに勤務．
専門は発達臨床心理学・家族精神病理学・時代精神病理学．臨床心理士．
主な著書に，『今，おかあさんが危ない！－「よい子」「よいママ」の落とし穴』（大和書房，1993），『臨床精神医学講座第4巻 不安障害』（共著．中山書店，1998），『やさしくわかる社会不安障害』（共著．ナツメ社，2014）がある．

表1 電子カルテのメリット
① カルテの保管庫・棚などが不要になった
② カルテを診察室まで運ぶ業務がいらなくなった
③ 院内で行われた検査，他科のカルテがその場で見られるようになった
④ 来院者が来院順にパソコン上に掲示され，待ち時間のコントロールができるようになった
⑤ 受診予約がインターネット上でできるようになった
⑥ 受付との情報交換がパソコン上でできるようになった
⑦ 2回目からの処方箋は短時間で印刷できるようになった
⑧ カルテを速記的に医療クラークに書いてもらえるようになった
⑨ 医療事務が簡便化された
⑩ レセプトチェックが自動化され支払基金からの返戻が減った
⑪ カルテ開示の際のカルテコピーが簡便になった
⑫ さまざまなデータ集積が瞬時にでき，学会発表，論文化がしやすくなった

表2 電子カルテのデメリット
① 停電した際データが消失する場合がある
② パソコンが故障した際，診療ができない状況になる
③ 定型文が汎用されると，精神病理学的な症候記述，考察が低下する
④ パソコンに向き合いやすくなり，患者との向き合いが減少する
⑤ バックアップとメンテナンスが必要になる
⑥ 個人情報が流出する危険がある
⑦ 業者の違う電子カルテへの患者情報の移行ができない

ラークに患者との対話を速記してもらったり，指示で検査や処方内容を記載してもらうことも可能で，そうすると医師自身はカルテ記載をしなくてもすむようになった．同じ処方を希望する患者にはあっという間に処方箋を渡せるようになった．その早業は患者さんにもおおいに喜ばれた．定期的な患者さんはほとんど待つことなく簡単な問診で処方箋を受け取れるようになった．医療事務もおおいに簡便化された．レセプト記入，チェック，印刷が自動化され，診療報酬の請求ミスがおおいに減少し，支払基金よりの返戻が大きく減った．データは簡単に図表化でき，学会発表，論文作成がたいへん楽になった．カルテの開示請求がある際は，必要な部分のカルテの日程を入力するのみで自動的にダウンロードできるようになった．手でコピーしていたときと比較して，労力がおおいに軽減された．紙カルテでは通院年数が増えていくとカルテは膨大となり，すり切れて薄汚れていったが，電子カルテでは無限に蓄積していくことができる．パワーポイントの進展で，電子カルテ搭載のパソコンで即時にパワーポイント化され，以前のスライドを作成していたときとは時間的にもコスト的にもたいへん楽になった．

　デメリットも多少あった（表2）．停電の際，記載していた文章が消えてしまい最初からやり直さなければならないことがあった．パソコンが作動しなくなって処方箋が出せなくなり，患者さんを長時間待たせなければならないことがあった．決まり文句のカルテになりがちで，患者さんの病状の豊かな表現が若干薄らいだ．それは精神病理学的考察の低下にもつながる．便利さの功罪の「罪」の部分でもある．診療が，とかくパソコン入力が中心となり，精神医療で重要な患者さん全体の観察が疎かになりやすい．その結果，患者さんからは，先生はパソコンばかり見ていて，こちらの顔を見てくれない，

表3	診療録電子化のレベル
レベル1：部門内において電子化された患者情報を扱う	
レベル2：部門間にまたがる電子化された患者情報を扱う	
レベル3：一医療機関内のほとんどの患者情報を扱う	
レベル4：複数の医療機関をまたがる患者情報を扱う	
レベル5：医療情報のみならず保健福祉情報も扱う	

（田中　博．新版　電子カルテとIT医療．2013．p23[1] より）

向き合ってくれていないと言われたりする．データを見て人を診ないといった診療に陥りやすい．日々の記録はバックアップする必要があり，長期的なメンテナンスも必要になってくる．パソコンはインターネットにもつながっているので，インターネットを通してハッキングされると，個人情報が流出する危険性が秘められている．セキュリティの確保が必要になってくる．

2. 電子カルテ導入の歴史と経緯

電子カルテとは「診療録の情報を電子化して記録したもの」と定義されている．

アメリカでは院内で利用する電子カルテをEMR（electronic medical record），多施設間で相互運用可能な健康記録をEHR（electronic health record）と呼称している．

カルテ（正式には診療録）は医師法第24条で規定された医師の診療記録である．記載事項は医師法施行規則第23条に明記されていて，① 診療を受けたものの住所，氏名，性別および年齢，② 病名および主要症状，③ 治療方法（処方および処置），④ 診療の年月日，である．そして診療録は5年の保存義務が存在する文書（紙媒体）と規定されている．

日本保健福祉情報システム工業会（JAHIS）では診療録電子化のレベルを5段階に分類している（表3）[1]．レベル3がEMRであり，レベル5がEHRである．現在の日本の電子カルテは，レベル2からレベル3で，一部地域で先行的にレベル4が実施されている．欧米ではむしろレベル5の国民の生涯健康疾病記録EHRの国家的実現に向けての取り組みが顕著である．

厚生労働省は，医療のIT化時代を迎え，医師法の規制緩和に取り組み，1999年4月に「診療録等の電子媒体による保存について」という通達をし，「保存義務のある情報」について3原則を提示した．その3原則とは，① 真正性の確保，② 見読性の確保，③ 保存性の確保，である．さらにこの原則に加え，運用管理規定を定め，患者のプライバシー保護に十分留意する義務が加わっている．厚労省は診療録の電子化だけでなく，2001年12月には「保健医療分野の情報化に向けてのグランドデザイン」を提示し，2006年までに全国の診療所の6割以上に電子カルテを導入する計画を発表した（表4）[1]．

3. 上手な利用法 [2-4]

電子カルテの多くは，基本的に内科，小児科用にできている．精神科に特化した電子カルテに設計し直してもらうことが重要である．自由にプログラミングしてくれるので，自身が最も使い勝手が良いように設計してもらう．電子カルテ内のすべての機能をレク

表 4　電子カルテ導入計画（厚生労働省）

1970 年代から	医事会計などの部門別システム
1980 年代から	オーダエントリシステム開発普及
1990 年代	単体試行システムの電子カルテ開発
1994 年	医療情報学会「電子カルテ研究会」発足
1995 年	厚生省委託事業「電子カルテ開発診療モデル」報告
1995 年から	電子カルテ型病院情報システムの開発（亀田，金沢医大，津山中央）
1999 年	厚生省健康政策局長通達 「保健医療分野の情報化に向けてのグランドデザインの策定」を発表
2000 年	日本医師会「診療情報の提供に関する指針」
2001 年	厚生労働省「保健医療分野の情報化に向けてのグランドデザインの策定」発表 経済産業省「医療情報機関などネットワーク化推進事業」施行
2002～2003 年	厚生労働省「電子カルテ導入施設整備事業」による電子カルテ導入助成金
2003 年	e-Japan Ⅱで医療のIT化を先導7分野の1つに
2004 年	e-Japan 重点計画 2004 で電子カルテの普及促進
2005 年	IT 戦略本部「政策パッケージ 2005」で医療IT化課題と診療報酬インセンティブ
2006 年	IT 戦略本部　新改革戦略において医療IT化を最優先，レセプトの5年以内オンライン化，健診情報の生涯活用，電子カルテの普及，グランドデザインの策定など，さらに6月重点計画でも医療IT化政策，6月医療IT推進協議会発足

（田中　博．新版 電子カルテとIT医療．2013．p25[1]）より）

チャーしてもらい，それを自在に使いこなせるように指導を受ける．また自身でも使いやすいようにできる範囲で改良していく．医療クラークをおき，速記的にカルテを構成してもらう．医療クラーク，医療事務者，看護師，精神保健福祉士，臨床心理士などすべてのスタッフに，精神医療の流れと，電子カルテの構造を理解，共有してもらう．各所のパソコンを連動し電子カルテを通してすみやかに情報伝達ができるようにする．患者がクリニックに入ってから出て行くまで，電子カルテを通してすみやかに，流れるように連携し，患者が自分のことをスタッフみながよく知っているという空気を醸し出し，安心感を醸成し，守られているという空気を感じて，楽になったという気持ちをもって帰ってもらえるようにする．将来的には地区の医師会と連携して，EHR ができるようにしていきたい．

文献

1) 田中　博．新版 電子カルテとIT医療．エム・イー振興協会；2013．
2) 黒田秀也．町医者が町医者のために書いた電子カルテのかしこい選び方・使い方．MC メディカ出版；2014．
3) 内藤孝司．ぼくが一番電子カルテをうまく使えるんだ—開業医のための導入ノウハウ．中外医学社；2013．
4) 津村　宏，中村雅彦（編）．医療事務職のための電子カルテ入門．ぱーそん書房；2014．

コラム
COLUMN

待ち時間に関する工夫

古沢信之
こころのクリニック山形

1. はじめに

「待ち時間に関する工夫」の執筆依頼を受けた時に，書店でたまたま『クリニック経営簡単実践アイデア集』[1] という本を見つけた．また，月刊保団連1月号[2]（「待合室であいましょう」の特集）が届いた．参考となることが多く，引用させていただいた．

2. 望ましい待合室

明るさ，清潔，静かさは，待合室が本来的に備えるべき条件である．また，他の人と適当な距離がとれ，適当なプライバシーが保てること，BGMがさりげなく流れ，美しい花が置かれたり，絵が飾られたり，最新の雑誌や新聞を置く，これらの工夫は患者さんに気持ちよく過ごしてもらうための定番であろう．

3. 待ち時間対策

これは患者さんにとってもクリニックの運営にとっても最も重要な問題である．患者さんの多いクリニックでは，"待ち時間を短く感じていただく"ための工夫が必要である．患者さんが，腕を組んだり，しきりと脚を組みなおしたり，時計の時間を気にするようになったりを始めたときは，「待ちくたびれた…」というボディランゲージを発している．そこで「お待たせしてすみません．今日は少し混雑していますので，あと，〇人くらいお待ちください」とか「新聞か雑誌，お取りしましょうか」と優しく声がけすれば，待ち時間の苦痛が和らぐと思う．

古沢信之（ふるさわ・のぶゆき） 略歴

1953年山形県生まれ．
1978年東北大学医学部卒，同大学長町分院心療内科で研修後，清水病院（福島市），二本松会山形病院（現 山形さくら町病院），若宮病院（山形市）等の精神科病院勤務を経て，1996年あかねヶ丘こころのクリニックを開設．2001年精神科デイケアを併設し，こころのクリニック山形を移転開設．2003年複合介護施設，あかねヶ丘ケアセンターを開設．2013年精神科デイケアを重度認知症患者デイケアに変更．

共著書として，『精神科デイケアQ&A』（中央法規，2005），『抗不安薬活用マニュアル』（先端医学社，2006）がある．

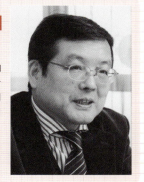

- **予約制**

　予約制にして待ち時間を短くしたり，待っている時間を少しでも快適に有意義に過ごしてもらう工夫をすることで，待つことの負担感を減らすこともできる．予約制とすることで，長期休診の前後等が特にだが，患者さんが同じ時間帯に集中することが少なくなり，駐車場確保にも余裕ができるメリットもある．

　ところで，兵庫県明石市の一城小児科の辻院長は，ウェブ予約システムを導入している．患者さんは，予約サイトで名前や診察券番号などを入力し，予約が完了すると受付番号が交付される．その後，専用サイトにアクセスすれば，現在の待ち人数と診察までの大まかな時間を確認でき，順番が近くなったら診療所に行けばいいというわけだ．時間での予約と違い，診療が長引くなどで時間がずれても外部から確認できるので，「予約した時間に来たけれど，結局，長い時間待たされた」ということがないと好評で，ほとんどの患者さんがウェブ予約を利用しているという．また，筆者と同じ山形県南陽市の赤湯駅前クリニックの竹田聡院長も，同様のシステムで待ち時間の確認をウェブ上でできるようにしているが好評らしい．

　精神科では，知人や同じ職場の人と顔を合わせたくないという人も少なくなく，予約制にすれば鉢合わせを少なくすることもしやすいと思う．

- **図書の工夫**

　待ち時間を短く感じていただくためには，待合室の図書の工夫も必要であろう．男性向け，女性向けの週刊誌，月刊誌を1～2種類，男女共通のテーマとして，「旅」，「食」，「健康」，「趣味」に関するもの，新聞は一般紙とスポーツ紙くらい，子どもさん向けに，絵本や漫画もあったほうがよいであろう．

4．当院の概要

　当院は，精神科単独としては山形県で最初のクリニックであり，1996年5月に開設した．手狭になったために，5年後に現在地に移転し，当初は精神科デイケアを併設，2013年5月に重度認知症患者デイケアに変更した．予約診療になじまない入院を要するような救急のケースもまれにはあるが，クリニックの対象患者さんはある程度待つことができる患者さんであり，初診も再診も当初より完全予約制で行ってきた．もちろん，予約なしで来院した場合も，運よく空いていればすぐ診療となるし，ひどく混んでいたりすれば，お断りすることもある．

5．アンケート結果と考察

　このたび，予約の有無にかかわらず待ち時間が長いとの苦情が寄せられることもあり，患者さんにアンケートを実施した．待ち時間や受付の対応，待合室の居心地，備品等について，2015年1月16日から200人を目途に1月31日まで実施した．アンケートの結果は図1の通りである．

　なお，当院の待合室は64.39 m^2の面積であり，平面図は図2の通りである．

Ⅲ. クリニック診療の内的構造

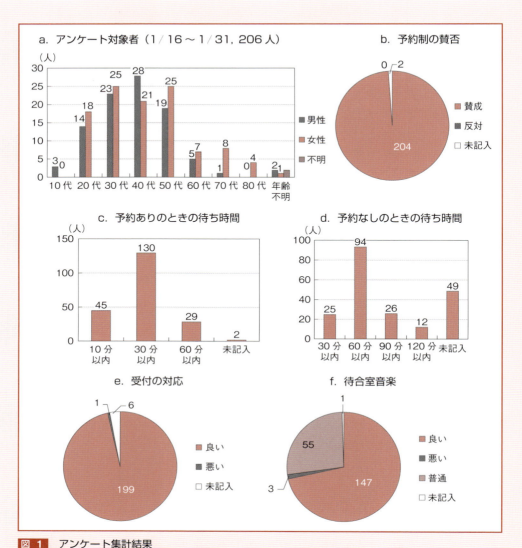

図1 アンケート集計結果
当クリニックの患者を対象に2015年1月16日から31日までアンケートを実施した結果.

　結果から，当院は20代から50代まで比較的若い患者さんが多いことがわかる（**図1a**）．予約制の是非に関しては，何と未記入の2人を除き全員が賛成で，私自身の予想以上に大好評であった（**図1b**）．待ち時間に関しては，予約ありの場合は30分以内を希望する方が8割弱であり，予約なしの場合は60分以内が半数以上で最も多かった（**図1c, d**）．おおむね2週間以上前の予約，数日前，1〜2日前，当日，予約なしの順に待ち時間を長く設定しており，2週間以上前の場合は30分以内，数日前は60分，当日は90分，予約なしは120分以内を目標にしてきたが，アンケート後は，予約なしや直前予約の人も30分短縮を目標にしている．なかには予約なしでも15分以内を希望する人もいたり，予約ありでも60分以上の待ち時間でもOKという人もいて，個人差

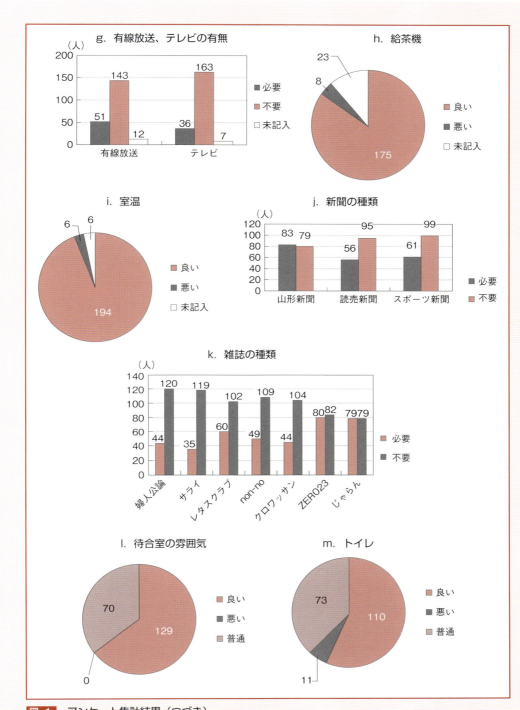

図1 アンケート集計結果（つづき）

が大きかった．控えめで自己主張しない人と身勝手な面があり予約制の趣旨を理解していない人が見受けられた．予約患者さんが多かったり，入院の手配をしたりして，予約

Ⅲ．クリニック診療の内的構造

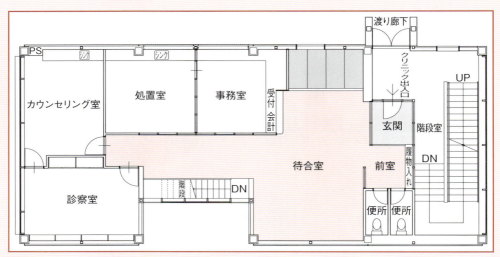

図 2　こころのクリニック山形

していても30～60分くらいの待ち時間になることもまれにある．「自分は12時に予約したのだから前の人を飛び越して診療しろ」とすごまれたことがあった．こういう場合，毅然とした対応もときに必要となる．この後，見えやすい所に「診察時間への協力とお願い」の掲示をし，再診の方に，10分前後の診察時間の目途をお願いした．初診の方は30分以上時間を要することが多いので，なるべく12～13時の時間帯に予約をお願いしている．逆に，この時間帯は直近まで再診の予約を少なめにしている．また，スタッフには，待合室での患者さんの様子を観察してもらい，こまめに，どうして待ち時間が長くなっているのかや，あとどのくらいの待ち時間になるかの声かけをしてもらっている．

また，届出が必要ではあるが特定療養費の予約料（当院では500円）を支払えば，直近の予約でも待ち時間を短縮する制度も導入している．診療終了後にできるだけ次回の予約をお勧めしている．

次に受付の対応であるが，これも待ち時間が長いのを苦痛に感じるかだけでなく，クリニックの集客にも大きく影響すると考えている．アンケート結果をみると，なんと1人を除き「良い」の評価である（図1e）．ちなみに「悪い」との意見は，スタッフが次々に替わるという理由であった．現在の若いスタッフ2人体制になり約1年半であるが，以前のスタッフの1人が，接遇面で問題があった．繰り返し指導したがあまり改善がみられなかった．事務能力だけでなく接遇能力の高い人を採用することが大切である．現在の2人は，アンケート結果にもあるように，事務能力も接遇能力も高く本当に助かっている．

また，待ち時間をできるだけ快適に過ごしてもらうために，新聞，雑誌，音楽等で工夫をしている（図1f～m）．当院はテレビを置いていないが，希望する人は2割弱であった（図1g）．東北の地，山形では半年以上は暖房が必要だが，4畳弱の畳コーナーを

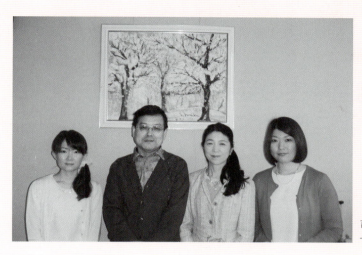

吉田脩二先生の絵の前にて
―筆者と当クリニックスタッフ

作り，コタツに入り横になったりもできるようにしている．給茶機の設置も好評である（図1h）．コーヒー，紅茶，煎茶が選択できる．夏はコールド，冬はホットで楽しめる．絵画は季節に合わせ入れ替えをしている．桜や紅葉の時期には，関西のこころのクリニックで以前診療し，現在は作家，画家として活躍されている吉田脩二先生の絵を飾っている．

6. おわりに

　このたびのアンケート結果を参考にし，いくつかの改善策を実施していて，患者さんにも好評である．偶然ではあるが，この期間に，14年近く一度も故障することがなかったマッサージ機が壊れた．新しい物に交換したマッサージ機も好評である．当院のアンケートでは，雑誌や新聞等を必要とする人としない人に分かれ，本離れが進んでいる印象を受けた．新聞は，全国紙よりも地方紙が好まれる結果だった．TVの設置は，必ずしも必要はないようだ．

　アンケートでの，男性向けや趣味の雑誌が少ないとの声を受けて，週刊誌と月刊誌を2冊待合室に置くことにした．また，精神科，心理面の本の希望もあったので，院長お勧めの本のコーナーも新たに作ることにした．私どもの工夫が，皆様にいくらかでも参考になれば幸いである．

　執筆にあたり，編集主幹の原田誠一先生ならびに吉田脩二先生に貴重なアドバイスをいただいた．この場を借りて深謝する次第である．

文献

1) 鈴木竹仁. クリニック経営簡単実践アイデア集―院長先生のための173の知恵袋. プリメド社；2012.
2) 特集 待合室であいましょう. 月刊保団連 2015；No.1117.

> コラム
> COLUMN

児童，特に発達障害の受診が多いクリニックの場合──多大な診療ニーズが存在する現状と対応の工夫

服部陵子
はっとり心療クリニック

1. はじめに

　本項は当初，「予約希望者が多すぎるクリニック」のテーマで書くことを求められたが，"当地や当院事情に関連して受診希望が多い"という実態に合わせて，テーマを上記のように変更させてもらった．たしかに受診希望者のかなりの割合を受け入れできない状況にあり，悩みと限界を抱えている．その現状について考えてみることにした．

2. 当地・当院の特徴

　当院は熊本市のほぼ中心地，県庁近くで，市電の停留所にも近く交通至便の場所にある．ビルのエレベーターを降りると目の前に受付けがあり，文字通り敷居がない．開業した当初，便利さに驚き，感慨を覚えた．開業前に勤務した郡部の精神科病院では，門に入り桜並木を抜けて，玄関，廊下，さらに階段を昇り，ようやく児童室だった．そのような不便を押して子ども連れで来院された家族の苦労を思い，同時に，病院に隔離されていたのは医療者自身であったことにも気づかされた．

　当院の開業時（1996年），本県では熊本市を中心に13か所の精神科クリニックがあったが，現在は計24か所である（熊本県は人口179万人，熊本市は74万人）．そのなかで児童思春期を担当する精神科クリニックは現在5か所で，いずれも成人を同時に担当している．ほかに国公立機関や単科精神科病院で児童思春期外来をもつところは現在6か所となった．当院は，常勤医2人（院長と副院長有薗祐子医師）と非常勤医

服部陵子（はっとり・りょうこ） **略歴**

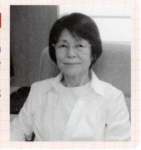

1968年熊本大学医学部卒．京都大学附属病院研修．熊本大学体質医学研究所気質学教室（精神病理学）所属．1979年医療法人芳和会菊陽病院勤務．1996年はっとり心療クリニック開設．常勤医2人と非常勤医1人態勢で児童青年期を優先した診療を行う．
著書に，『家族が作る自閉症サポートブック─わが子の個性を学校や保育園に伝えるために』（服部陵子，宮崎清美編著．明石書店，2008），『Q&A家族のための自閉症ガイドブック─専門医による診断・特性理解・支援の相談室』（明石書店，2011）がある．

1人（週半日），非常勤心理職2人，看護師1人で，時間的余裕をもつために1診態勢の小さなクリニックであるが，児童思春期の担当機関としては最も古く，児童思春期の割合が高い点に特徴がある．

3. 児童精神科医として

当院の受診希望者数が比較的多い理由は，児童精神科機関が少ないほかに，医師の経歴も関連があるだろう．筆者は大学卒業し研修を終えた当初から，児童精神科を目指した（1969年）．児童精神科の道を開いてもらったのは卒後研修を受けた京都大学精神科児童室におられた高木隆郎先生である（現在，高木神経科医院理事長）．熊本大学に戻り児童精神科臨床の場がまったくないなかでも，児童精神科の意義に何も疑問をもたなかった．鹿子木敏範教授の精神病理学の教室に入り，自閉症の子どもの療育と，大学付属病院発達小児科外来での児童精神科外来を開始した．それらは県児童相談所嘱託や熊本県自閉症親の会・親子学級，療育キャンプ，関連領域の人たちとの研究会へとつながった（研究会仲間とはMichael Rutterらの自閉症スタディ・グループの本を翻訳刊行し，欧米の研究を学んだ[1]）．

週末の診療外の活動は20年以上にわたり，自身の家庭生活がその分おろそかになったが，当時のボランティア仲間は教師や行政職，施設スタッフとなって現在まで交流が続き，何かと支えられた．また，文字通り膝を交えた親子とのつきあいから，多様な家族の構造を知り，子どもと親子に向き合う姿勢を学んだ．

11年後に法人の単科精神科菊陽病院に移り，管理職の理解と協力のもとで児童外来と療育室を開設した．外来数は増えつづけ，チーム医療の楽しさと，手間と時間をかけて子どもの成長に寄り添う療育の大切さを体験したが，スタッフの人件費は賄えず児童室は毎年赤字で，病棟収入でカバーされる状況が続いた．採算を度外視した理解と支えに深く感謝しつつも限界を感じ，最後はよりシンプルに，静かで丁寧な診療をしたいと願ってクリニックを開業した（1996年）．50代に入っての遅い開業だった．

開業後はそれまでの多くを引き継ぐ形となり，ゆっくりと丁寧な診療という当初の希望はなかなかかなわなかった．長年続けてきた予約診療にもはや縛られたくなかったが（長年の疲弊もあっただろう），子ども連れの家族を待たせないためにほどなく予約制に移行した．近隣機関から紹介される成人神経症やうつ病圏の人も多く，精神病理学教室の経験が役立った．不慣れな運営業務にとまどいながらも，自分のペースで診療に専念できる充実感があり，時間枠いっぱいの診療を今日まで続けている．2008年，児童精神科標榜が可能となり，診療科は精神科・児童精神科となった．

4. 患者数の動態と新患の受け入れ制限

開院当初から10年間は年間300人前後（平均330人）の新患があり，10年間で患者総数は3,000人を超えた．診療は児童の割合が多いことも関係して時間的余裕がなくなり，新患の制限枠を設けることになった．

2009年にWeb予約制を導入し，新患の受け入れをシステムのなかで設定した結果，受け入れ可能な新患数は年間100人前後（平均95人）となった．現在は，月初めに2か月後の予約を電話で受け付け，予約枠が塞がった時点で受付けを終了する．予約の制限によって医師は時間に追われることが減ってありがたいが，受診希望者にとっては予約が取りにくく，「なかなか予約が取れない」という不満も多くなった．一方，2005年の発達障害支援法および2007年の特別支援教育制度の施行に影響されて，発達障害疑いで受診を希望する人たちは年々増加し，新患のなかの発達障害の割合が増えた．不登校やそれに伴う急性の不調の人たちでは2か月先の予約を取ってもらうわけにいかず，できるだけ他の機関を紹介し，または，やむなく時間外で診療する例外も生じた．

　当院の新患受け入れ数が少ないのは，初診の構造にも関係がある．発達障害疑いの児童では詳細な問診票や他機関情報を参照しながら1時間余りをかけて診察し（観察・評価を含む），その後のカルテ記載，家族への説明，返書，保育園や学校等への依頼文書作成などで計2時間半を要し，それによって当日の診療数は制限される．2回目も1時間の家族指導の時間を確保する．このような初診方法は，発達障害の児童が，初期の評価や方向づけが不十分なために学校その他で不適応を起こし，後年の二次障害に発展しやすいことを考慮すれば基本的に望ましいが，新患の受け入れ数が減少し，受診できない人たちの失望や不満を生じる．新患の受け入れを増やせば再診者もそれだけ増えて，診療上のある程度の余裕が失われる．急な不調で電話があった時，名前を聞けば顔がおよそわかるような場であるために，受け入れ制限は今のところやむをえないと考えている．

5．受診希望者の受け入れができないことで何が起こるか？

　当月の予約（2か月後の初診予約）が終わり予約電話が留守電になった後，代表電話へ，または直接窓口に来院して不満や怒りが受付スタッフに向けられる．「いったいどんなシステムなのか？どうして予約が取れないのか？」等々．担当スタッフの心労が避けられないが，事情を説明し，他の機関を紹介して詫びを言う作業を繰り返さざるをえない．

　県内の他の機関でも児童や発達障害の診療は同じような事情にあり，行政への不満も多く，県では大学病院精神神経科に発達障害医療センターを開設して県内の整備を進めることになった（2014年）．行政の目がようやく児童精神科医療（ただし，現在のところ発達障害診療に重点がある）に向くようになったことを歓迎したい．

6．発達障害を精神科クリニックでみる意義と診療の工夫

　発達障害の人たちは，成長の各ステージにおいて精神科診療を要する人たちである．自閉症スペクトラムの幼少期は，呼びかけに反応せず，愛着行動が遅れ，親を困惑させ，自信を失わせ，ときには子どもを可愛く思えないという深刻な悩みを招きかねない．年齢とともに周りの他児との発達差が目立つようになり，特性による行動（かんしゃく，

こだわり，多動など）が顕在化する．いったいどう接したらよいのかという現実的な悩み，今後への不安，周囲への説明や保育園との連携をめぐって生じる葛藤などが山積する．その後も，学齢期の不適応（行事に伴う情緒不安定や不登校など），思春期以降の自己像および他者との関係性をめぐる内的葛藤，成人期には就業や家庭・施設生活の不適応による感情不安定や行動異常，幻覚妄想などの精神病状態の対処が必要となる．高機能の人たちの告知の重要性，不調時の精神科入院治療依頼，親の疲弊や困窮に際しての保健師訪問その他の関連機関との連携など，ケースワーク的な業務も欠かせない．

　当院では初診・再診とも，家族の悩みを傾聴しながら，同時に，評価と合わせて子どもに診療の時間を落ち着いて過ごしてもらう目的で，診察場面に物理的構造化や視覚的支援の工夫を取り入れている[2]．母子で並んで座るデスク上にワーク（課題）教材を提示し，認知特性や交流の様子を評価する．このような場面は家族にもわかりやすく，接し方が難しく，おもちゃで遊ばないと悩む家族に実際に学んでもらう場でもある．これらの方法は TEACCH（Treatment and Education of Autistic and related Communication handicapped CHildren）プログラム研究会や，イギリス自閉症協会（NAS）診断・評価センターおよびアメリカノースカロライナ州 TEACCH センターの短期研修で学び，また，行動の理解や治療の組み立ては山上敏子先生にたくさんの教えを受けた．

　新たに発達障害を診断された家族を対象に年数回の家族勉強会を行い，発達障害の基本的知識と支援法を学ぶ場としている．また，診療のなかで伝えきれない部分を補うために，家族向けの自閉症サポートブックおよびガイドブックを出版した[3,4]．これらのなかに，他の家族の参考や励みになるように家族の実践例を多数紹介した．

　当院では神経症圏やうつ病などの成人例も担当するが，それは医師のメンタルヘルス上も，また，精神医療全般の力量を高めるうえでも望ましい．神経症やうつ病が治りにくい人たちのなかに，発達障害の背景があることに気づいたり，発達障害の子どもをもつ家族のなかに，同じ障害や特性をもつ同胞や親があり，家族ぐるみの診療を要するような例も増えるばかりである．家族（養育者）が発達障害をもち，家事や育児遂行の困難さから自覚不十分のまま養育不全が起こる例では，関連機関との連携や役割分担が不可欠となる．発達障害は積年にわたって精神科診療を要する分野であり，その重要性は一段と増していると感じている．

7. 収支面の問題と今後の課題

　児童思春期の診療は保護者や関係者の同行も多く時間がかかる一方，再診で 30 分の療育相談を行っても保険診療上は家族通院精神療法とせいぜい発達検査・心理検査料だけである．地方では私費制の導入も困難である．児童の診療は保険診療上少しは加算されるようになったが，不採算性は変わらず，特に初診者がある日と，30 分の相談枠が多い日は必要経費を賄えない．このような児童思春期・発達障害診療の運営状況は，児童青年期に携わる医師が増えるうえで大きな障壁となるだろう．もちろん医療状況をみ

ればこの問題の改善は期待できない．

　そうしたなかで，初診者については他の機関の受診歴があればその情報を共有し，初診にかかる時間を減らして初診枠を増やす方法も考えられる．また，再診の相談枠がなかなか取れないという家族の不満を減らすために，2015年度は相談枠30分を20分に短縮して枠を増やすことになった（処方を主とする場合は10分枠）．時間短縮のデメリットはいろいろ予想され，何よりも時間があるからこそ家族の話を聴くことができるのであるが，全体のニーズに対処するためにはやむをえないだろう．これからも受け入れの限界を抱えつつ，幼少期から成人期まで家族・本人に寄り添える診療の場でありたいと考えている．

文献

1) Rutter M (ed). Infantile Autism : Concepts, Characteristics and Treatment. Churchill Livingstone；1971／鹿子木敏範（監訳）. 服部陵子ほか（訳）. 小児自閉症―概念・特徴・治療. 文光堂；1978.
2) 佐々木正美（監），小林信篤（編著）. TEACCHプログラムによる日本の自閉症療育. 学習研究社；2008.
3) 服部陵子, 宮崎清美（編著）. 家族が作る自閉症サポートブック―わが子の個性を学校や保育園に伝えるために. 明石書店；2008.
4) 服部陵子. Q＆A家族のための自閉症ガイドブック―専門医による診断・特性理解・支援の相談室. 明石書店；2011.

IV

クリニックでの急患への対応

IV クリニックでの急患への対応

1 急患への対応，救急医療との連携

白潟光男
こおりやまほっとクリニック

1 クリニックで対応することが多い急患

　開業当初から，当クリニックではあまり急を要する患者さんを診ることはないのではと勝手に考えていたところがあった．というのも当院はJR郡山駅に比較的近いため，徒歩圏内に精神科を標榜している総合病院がいくつかあるので，入院を要するような急患はそちらを受診するものと思っていたからである．これは開業前にいくつかの総合病院精神科に勤務していたためか，「急患＝入院を要する」という図式が頭の中にできあがっていたことが原因かもしれない．それがクリニックを始めてみると，こちらの想いとは異なったことが起きるのが精神科医療の現場なのかと思うほど，当初の考えは否定され，これまでにさまざまな急患に出会ってきた．その傾向を整理してみると，① 本人だけではなく家族も入院を拒否してあえてクリニックを受診するケース，② 高齢者で急激な精神症状が発現したケース，③ 思春期の行動上の問題を主体としたケース，④ 時間外のケースの4つに分けられるように思う．ある意味これは当クリニックだけの特徴なのかもしれないが，それぞれについて今感じていることを含めて説明していくことにする．

● 本人だけではなく家族も入院を拒否してあえてクリニックを受診するケース

　4つのなかで最も多いのがこのケースで，これまでに精神科の受診歴はなく，何らかの生活上のストレスにより出現した精神症状が良くならず，市販薬や家族が飲んでいる薬を多めに飲んだり，軽度の自傷行為に及んだところを発見され，家族に付き添われて受診するといったパターンである．薬を飲んでいたとしても致死量ほどの大量

白潟光男（しらがた・みつお） 略歴

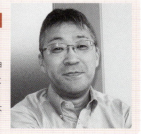

1965年札幌市生まれ．
1994年福島県立医科大学医学部卒，福島県立医科大学附属病院神経精神科，竹田綜合病院精神科，福島県立会津総合病院精神科，寿泉堂松南病院精神科等を経て，2006年こおりやまほっとクリニックを開設し，院長兼医療法人稔聖会理事長．
共著として『夢をかなえる精神科リハビリテーション―当事者が教えてくれる「確かなこと」』（日本評論社，2010）がある．

服薬ではなく，自傷行為があったとしてもためらい傷であることが多いので，入院を勧めても本人が同意することはほとんどない．家族にも「たとえ精神病的な印象がなく反応性と考えても，しばらくは目を離せないので家族の負担が大きくなる」ことを理由に入院治療の相談をしてみても，最初からあえてクリニックの受診を選択している家族が入院を受け入れることはやはりまれである．

　このようなケースに共通しているのは，本人あるいは家族の社会的地位が治療選択に大きく関与しているということである．本人あるいは家族が社会的に多くの人とつながりをもっている立場にある場合，先々のことを考えると精神科の入院が何らかの不利益になるといった意識をもっているのであろう．そのため回復がみられるまで家庭で本人といっしょにすごすことや頻回の外来受診といった負担について家族がいやがることが少ないというのが特徴である．実際，薬物調整をするのに週に数回の受診をきちんと行い，ストレスとなっている生活環境の調整を同時に進めることができると，あまり時間はかからずに回復していく．開業して8年が過ぎたが，このようなケースで関連病院に入院をお願いすることは年間1人程度で推移している．開業当初は想定していたことではなかったが，こういうケースにおいてはクリニックでの急性期治療が大きな意味をもつように感じはじめている．

　病院勤務時代の癖なのか，どうしても安全性の確保を理由に入院を勧めてしまうときがあるようにも感じる．しかし，精神症状の回復までの期間とその後の生活していく期間を比較した場合，圧倒的にその後の期間のほうが長いわけである．そう考えると危険性の回避も大切なことではあるが，回復後の生活を妨げるような不安要素をできるだけつくらないようにすることも大事な方向性ではないだろうか．今でもこのようなケースにおいて入院治療ではなく外来治療を選択するときに，医師として不安になることがあるのだが，回復後の本人や家族の生活が良い方向に進むためにはどういう選択がいちばんよいのかを真剣に考えるように心がけている．自分の中にそういう変化をもたらしてくれたケースでもある．

● 高齢者で急激な精神症状が発現したケース

　筆者は日本老年精神医学会の認定専門医資格を有するため，高齢者の精神症状についての問い合わせはとても多い．患者さんの家族からは「病院では高齢者の受診は予約制が多く，急な精神症状の発現についてすぐに対応してくれるところが少ない」という言葉が聞かれる．また他のクリニックでは専門医がいないという理由で診療をしていないというところも少なくないということだった．

　当クリニックも基本的には高齢者の診察は待ち時間をなくすために予約制としているが，電話での問い合わせのときに急な精神症状の発現という話がある場合はできるだけすぐに診察できるように調整している．というのも，家族だけではなくかかりつけ医なども高齢者の精神症状というと認知症によるものと決め込み，すぐに対応をする必要がないと考える傾向があり，これがたいへん危険であると経験的に考えているからである．急な精神症状の発現には硬膜下血腫などの脳器質性疾患が進行していた

り，消化管出血がじわじわ進んでいるなどの身体疾患があったり，いろいろな病院にかかっていて重複した薬の服用による意識障害であったりと，緊急の対応が求められる原因が潜んでいることが否定できないからである．当クリニックでもこのようなケースはまれではなく，急患の大きな比率を占めている．慢性硬膜下血腫に気づかず来院したケースで緊急手術になったこともあるし，引きこもってしまって動かなくなったと家族が心配して受診したケースは大腿頸部骨折が見つかり，痛みによる無動だったことがわかったこともあった．ここ数年は特に薬の副作用によるケースが増えていることが気がかりである．最近でも，高次脳機能障害の患者さんの反応が悪くなったので脳機能の低下が進んだのではないかと相談を受けたが，数日前から発熱があり，内科より片手ではすまない数の抗菌薬や解熱鎮痛薬等を出されていたことが原因だったこともあった．このようなケースを見逃さないようにすることも，急患を予約だけではなく臨機応変に診ることのできるクリニックに求められているように感じている．

● 思春期の行動上の問題を主体としたケース

　思春期の行動上の問題というと20年くらい前は食行動が多かったように思う．それが子どもたちのあいだで「リスカ（リストカットのこと）」という言葉が定着していることからもわかるように，自傷行為が確実に増えている．そのなかには周囲に同じような自傷行為をしている人を知っていて，流行ごとのように行動に移している人さえいる．自傷行為も手首に限らず肘や大腿など，着衣によって隠れてしまうところを傷つけることも少なくない．クリニックを受診するケースは，縫合などを必要とする深い傷ではないが，周囲に気づかれないまま長年続けているため，傷の範囲が広くなっていることが多い．それだけこの年代の闇が深いものになっていることが気がかりである．このようなケースが年々増えているということに社会の歪みを感じ，根本的に何らかの策を講じなければいけないのではと思いながらも何もできない自分が歯がゆいのだが…．

　このようなケースも家族の話では，病院やクリニックでは診察を渋られたり，すぐには対応してもらえないことが多いということだった．当クリニックは思春期の専門外来を打ち出しているわけではないが，薬物療法だけではなく心理・社会的療法を行っているからか，受診を希望してくるケースが多い．また，関連病院や行政からの紹介も目立っている．

　思春期のケースは，どのような状況であれ時間をかけることが大前提となるため，保険診療上は1年間の年齢加算や30分以上の精神療法の加算はあるものの，経営的にはあまり喜ばしいことではないのだろう．そういう現場との乖離が診察を渋る原因になっているのであれば，根本的に見直さなければならない点であろう．また精神的な不安定さから頻回の受診など粘り強く対応することが求められるので，巻き込まれや医療者の疲弊も問題になる．このことも医療者側を渋らせる理由なのかもしれない．

　当クリニックではデイケアを活用して居場所を確保したり，集団のなかで成長を促すことも行っている．こういう治療の選択肢をもっているからまだ対応できているの

かもしれない．しかしすべてのケースに対応が可能なわけでもなく，急患のなかでも最も難しいのがこの思春期かもしれない．この先の大きな課題である．

時間外のケース

　当クリニックでは週3回，19時まで受け付けが可能な夜間診療を行っている．もともと夜間診療を取り入れたのは日中に仕事をしている人の診療時間を確保することが目的であった．それがこの時間まで診療をしている精神科・心療内科がまだ多くはないので，急患がこの時間に訪れることが増えている．病院も再来患者さんであれば時間外でも当直医が対応することはあるが，緊急入院を必要とするレベルの新患でなければ，なかなか17時以降に診療してはくれない．全国的にはACT（Assertive Community Treatment；包括的地域生活支援）のように24時間対応というところも増えてはきているが，福島県ではまだ広がっていないのが現状である．今後，夜間帯の対応をどうするのか，クリニックでも考えていかなければならない課題であろう．

　以上，独自の視点ではあるが4つの急患のタイプについて説明してきた．これまでの経験やスタッフの力を結集してここまではやってきたが，この状況がいつまで続くのかといつも考えている．病院とクリニックの関係，地域の救急体制づくりなど，精神科医療の現場には個人レベルでは解決できない課題が山積していて，この点を変えていかなければ個人の頑張りでカバーできる状況が長く続くことはないように思う．当クリニックが掲げている目標はリカバリーではあるが，リカバリーが進むためには制度の問題は避けては通れない壁だと考えている．そのことにも目を向けなければいけないと思っている．

2　クリニックの急性期医療

　当クリニックは筆者がそれまで勤務していた病院とは縁遠い地区に開業したため，それ以前に病院で担当していた患者さんがクリニックに転院してくることはほとんどなかった．経営的には最初は苦しかったが，開業を機に薬物療法に偏重することなく，患者さんの望む医療が選択できることを目標とするという方向性を，医療者だけではなく患者さんとも意思統一することができたのは良い点だと思っている．病院に勤務しているときから薬物の減量や心理・社会的治療に取り組んではいたが，やはり組織としての方向性というものには太刀打ちできないこともあり，理想と現実のギャップに悩むことが多かった．

　開業してからは，すべての人が初診からのかかわりになるため，急性期医療が主体になった．クリニックの場合，急性期といっても急患レベルの人から病ということではなく自分の悩みに向き合うすべを知りたい人まで，さまざまな人が受診してくる．ややともすれば病院では病気を診るということに偏ってしまい，薬物が主体の治療を半ば強引に推し進めていたようにも思う．しかしクリニックでは病気の線引きがかな

り難しく，悩みに対しての対処のみを求められることもしばしばである．そうなると薬物療法は選択肢の一つにはなりえても，それだけでどうにかなるものではない．薬物療法以外にも心理・社会的療法が使えなければならないし，何より治療枠を提示して選択してもらうことが必要になる．そのためには認知療法，認知行動療法，リハビリテーション，SST（social skills training），心理教育など，クリニックでも選択できる治療法を身につけることがあたりまえのように求められた．新人の頃よりも今のほうがより学びの機会を多く求めて学会等に参加しているのもそういった理由からである．

このような学びを通して考えるようになったことなのだが，「急性期医療に大切なことは」と問われれば，「慢性化させないこと」と答えるようになった．つまり急性期のうちに具体的な終結目標を本人とのあいだで確認することで，その目標に向かって今何をすべきなのかをリ・フレーミング（再構築）することが重要であると考えている．精神科医療であっても治療が終結することは不思議ではないということ，特にデイケアについては「卒業できないデイケアからの脱却」が大きなテーマになっていることを，当クリニックから発信し続けていきたい．なぜなら，それがリカバリーの一歩であると考えているからである．

このようにクリニックだからこそ病院とは違った視点で治療を行えるという利点がある一方で，やはり病状が悪化して入院治療を考えなければならないケースが出てくるのも，急性期医療の避けて通れない点であろう．

当院は無床のクリニックであるため，入院が必要となる患者さんについては病院を紹介しなければならない．現在，3か所の病院と病診連携の形をとっているが，入院希望で連携病院に紹介するケースは年間でも数人で，開業当時から数は変わっていない．ただ最近は本人の病状をきちんと把握してもらうために，セカンドオピニオン的に関連病院の受診を勧めるときがある．本人や家族が入院を希望して来院していても，診察したうえで入院が必要と判断できないときに，一人医師体制のクリニックでは他の医師の意見を聞くことができないので，本人や家族が納得いくように別の医師の意見を聞いてもらうように努めている．

クリニックでは入院治療が簡単にはできないという現実を良いことと考えて，入院しなくてもすむような治療を心がける原動力にしている．前述したように，症状の回復後の生活のほうが圧倒的に長いのだから，その時だけの治療ではなく，先を見すえた対処こそが急性期医療の鍵になると考えている．

3 地域の救急医療体制との連携

福島県の精神科救急医療体制は，県内を3地区に分割して，それぞれの地区で病院の輪番体制を構築している．クリニックはそのなかに含まれていないので，医師によっては病院の輪番の日に当直に出向いている人もいる．輪番制の対象となる患者さんは，保健所通報による措置鑑定後の人が多い．しかし，この措置鑑定を行う精神保健

指定医は当番ではなく，その時々で保健所の職員が可能な医師を探しているのが現状である．当クリニックは一人医師体制なので，診療時間内に動くことは難しい．しかも当クリニックを管轄している保健所の担当範囲が広く，ときには車で30分くらいの警察署まで行かなければならないこともある．そのため，筆者はクリニックでの診療が終わった後の夜間帯の鑑定に出向くことにしている．このようなケースが，鑑定後，入院が必要となれば輪番の病院に入院することになるので，クリニックの精神保健指定医が鑑定に出向くことは重要と考えているが，その体制づくりを進めることが今後の課題であろう．

さらに鑑定を行っていると，多くのケースが処遇は難しいものの措置不要となっていて，医療機関を転々としたあげく，鑑定も何度か行っている人だということに気づく．もちろん転々としている医療機関のなかにクリニックも含まれていて，こういうケースを地域でどうやって支えていくのか，ACTなどを含めた抜本的な対策が必要となっているように感じている．

4 最後に

クリニックでの急患への対応は，まだまだいろいろな課題を含んでいると思われる．奇しくも精神保健指定医の不正申請が明るみに出たが，行政側がもう少し現場レベルの声に耳を傾けてもらえれば改善すべき制度はまだあるように思う．その実現が，急患への対応をより良いものにしていくことを期待したい．

V

クリニックと地域医療

V クリニックと地域医療

1 往診と訪問

和迩秀浩
わに診療所

1 はじめに

　「病識がないから受診しない」ということへの疑問から始めた往診は私の「精神医療」を少し変えた．

　私の学生時代には「癌の告知は死の宣告」になるといわれ，「認知症は加齢に伴う人格の荒廃」といわれていた．現在は癌に対して，疼痛の緩和やターミナルケアが確立され，残された時間を「どう有意義に生きるか」が問われるようになり，痛みと恐怖のなかで死ぬということが変わってきた．認知症の徘徊についても「回り廊下」を造れば徘徊しても大丈夫という意見もあったが，実際は歩き続ける苦痛が伴うばかりである．徘徊は前頭葉の「地図」がなくなることをいう．廊下の15mおきにスタッフがいれば，会話はすれ違ってもそこで認知症の人は立ち止まるという事実は，私たち自身が「地図」になることの大切さがわかると思う．

　病を他者のなかの現象や対象としてとらえるのではなく他者との関係性のなかでとらえれば，「病を理解」することから「病を生きることへの理解」へと変わっていくように思う．

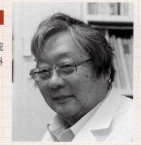

和迩秀浩（わに・ひでひろ） 略歴

1944年滋賀県生まれ．1969年京都大学医学部卒．京都大学医学部精神科神経科，高梁病院（現・こころの医療たいようの丘ホスピタル）などを経て，1974年わに診療所を倉敷市に開業．外来と往診による地域精神医療を実践している．
主な受賞歴
2005年　　岡山県井笠保健所感謝状表彰
2007年　　倉敷市保健福祉功労賞受賞
2008年　　日本病院・地域精神医学会浜田賞受賞
2011年　　岡山県精神保健事業功労者県知事賞受賞

2 往診から見えてくること

● 関係性としての治療―「私を処方する」

　往診をする人は何らかの事情で通院できない人である．医師が会うのも初めてだが，患者も医師に会うのが初めてである．通院してくる人はそれなりに何かの事情（不眠・食欲低下・気分の変調などの主訴）をもって来院する．往診をする人も何らかの事情はあるが，表現できなかったり，医療で解決しないと思っていたりする．だから，往診する人の事情を医師はあらかじめ考えてかかわらないといけないし，かかわるその瞬間に医師はどのような態度でどのような言葉使いで接するかが問われる．日常の診察室での診療でも，医師は患者の言葉や態度や話し方を観察しているが，患者も医師の態度や言葉を観察している．医師が観察しているつもりでも医師が観察されていることは多くの医師は感じている．往診ではそのことが逆転すると考えたほうがよい．往診先では患者はほとんど話さないから，医師がどのような態度でどのように聞き，何を語り，薬をどのように勧めるかなどが大切になる．それを私は「私を処方する」という表現をしている．

● 病識について

　表現のしようがない状態，表現する言葉が見つからない，医療で解決できるものではない，表現すればおかしいと思われる，表現すれば殺される，世界中に自分のことが知れわたっている，自分が動けば自分が死ぬ，家族にたいへんなことが起きる，世界が変わってしまう…．そういったなかで表現できない，またはしない患者にとって，病識を獲得することは早期の告知となる．早すぎる「病識」は危険であるように思う．「病になったことはつらいが人生不幸ではない」ということを私たちが示すことがまずは大切である．

3 家族の相談

　家族相談という形での来院には，まず家族の労をねぎらうことがいちばんである．専門家は日々鈍感になっているが，家族は初めての出来事であり，私たちは初めてのこととして会わないといけない．その新鮮な気持ちが家族の気持ちに伝わる．一人笑い，独り言を言うようになったと家族が訴えても，それが幻聴や妄想だとわかったつもりになってはいけない．まずは，家族の不安や困惑に焦点を当てることである．そして，家族が一人で困惑してきたことに対して，これからは私（スタッフ）も力になる用意があることを告げ，できるだけオープンに話してほしいことを伝える．家族の不安を真摯に受け止め，「お母さんもあの先生なら頼ってもよいと思う」と家族に思ってもらえるようにできるかが大切である．そのうえで，「先生が家に行ってもよいと言ってくれた．会ってくれないか」と本人に伝えてもらう．これで来院してくれる

人も多くいる．来院がやはり難しければ家族に伝えてもらい，本人の強い拒否がなければ往診の運びとなる．ここで大切なことは，家族の相談の時点で「頼ってもよいかもしれない先生」に私がなれるかである．

私が開業した40年前は，国保連合会から，「精神科にしては往診が多い」とか，「16 km を超えているので往診料は本人負担」と通達された．また，最初の往診患家宅から次の患家宅で往診料が違うため，どの患家から往診するかと悩んだ．精神科訪問看護料や在宅精神療法も所定点数になかったので益少なく労多い医業だった．

往診するとき，本人が生まれ育ったか最近住み始めたかは別にして，家の近くで立ち止まり，川・山・田んぼ（畑）・道・家・人・木・花・動物・石がどう風景をつくっているかを見ることは医師の緊張をとることになるし，知る人はこれが，中井久夫氏の風景構成法と気がつかれる方も多いと思う．私も好んでこのことをイメージする．本人の生活，歴史が何か少し見えてくる．

4 往診と訪問について

往診といっても実際は「往診」と「在宅患者訪問診療料」に健康保険上は分けられている．また，往診と他職種の訪問（精神科訪問看護）と他施設の訪問看護や介護保険でのヘルパーの訪問などをどのように組み合わせるかも検討する必要がある．

どのように支援するかは支援を要する人の年齢，性別，単身や同居等によって，それぞれ創意工夫が必要である．医師がまず往診するときもあれば，スタッフがまず訪問するときもある．地域での支援システムは，患者の生きてきた生活，歴史に合わせて組み立てる必要がある．A さんと B さんと C さんでは支援する側のかかわりが違う．以下，医師の往診と訪問（医師以外の職種）について述べる．

往診と訪問の組み合わせ

◆往診と訪問：事例 A さん

16歳の定時制高校2年生の女性．A さんの父親は長年筑豊の炭鉱で働きつめてきた．炭鉱が閉山になって，倉敷の水島コンビナートに就労．間もなく腰痛が悪化し，工場勤めをやめる．A さん13歳の時だった．母は思ったことをぽんぽんと言う人だった．

ある5月，父母が保健所に「2か月前から急に無口になった．食事も一日一食で無言でずっと寝ている」と相談．その後，保健所の保健師がかかわり始め，そして往診依頼が当院にあった．

保健師と当院の女性の精神保健福祉士（PSW）とが保健所で打ち合わせをしてAさん宅に向かう．A さんは6畳もない自室で横になっている．A さんの自室には入口から1人が座れるかどうかの具合．保健師が紹介してくれる．当院の PSW が何とか A さんの自室に向かって声をかけるも返事なし．その日から，保健師と当院のPSW が1日おきに訪問を開始した．私は週1回の往診を開始し，血圧測定しながら「今

は，ゆっくりして元気になるのを待つこと」と話し，抗精神病薬を投与した．食事はAさんの枕元に置かれた．1日茶碗軽く1杯，水分も枕元，トイレは誰も見ていない時に1日に2，3回行っているようだった．週2回の保健師，週3回のPSW訪問が続いた．Aさんの好きと思えるラジカセを持って行ったり，好きなクッキーを枕元に置いたりしてくれた．

相変わらず無言だが訪問開始して3か月経った頃から，少し表情が出てきた．食事の量も増え薬も1日1回は服用するようになった．同じ頃に，担任の先生に決して登校を迫らないことを伝えたうえで訪問をお願いした．訪問開始して4か月目のある日，診察が終わった20時頃，訪問していたPSWが診察室に入って来た．かなり時間をおいて，「先生，Aさんがしゃべったのですよ」と涙で言葉にならない震える声で切り出した．「Aさんが『こんにちは』と言ったのですよ」と．私も声にならない．

当院のPSWと保健所の保健師の訪問という形でAさんに気持ちを伝えるという「私の処方」の結果である．その後のAさんの回復は順調であった．夜間高校に復学し，アルバイトも始めた．3年後には通院するようになる．父親が倒れ長期入院となり，妹は就職のために家を出るタイミングでAさんも家を出て働くようになった．

Aさんに一度だけ無言で寝込んでいた時のことを聞いたことがある．Aさんは「うーん，どう表現したらよいかわからないが，何か操られている感じでしゃべったらいけないようなものがあった」と．往診した時のことを聞くのは基本的に禁忌と考えている．その時のことを思い出すのは，恐怖感を想起させ非治療的である．古傷に塩を塗るようなものと考えている．

◆医師だけの往診：事例Bさん

40年間，市の月1回の「こころの健康相談」を担当している．ある日，母親が相談に来所．「長男が大学卒業後仕事に就いたが1年後に職場で倒れて，上司が病院に連れて行ってくれたがパニック障害と言われた．クスリも少し服用したが副作用が強いとやめた．それから5年間閉じこもっている．病院に行こうと言っても『行かん！』と言って困っています」と涙する．さっそく私の常套語で「『お母さんは困っていると言うけど本人のほうがもっと困っていますよ』と叱られた．お前に黙って行ったのは悪かったがきっとあの先生なら力になってくれるから会ってくれないか」と帰ってから本人に話すよう母親に伝えた．10日後に母親から電話があって本人が会うと言っているとのことだった．往診して30分ほど待っていると，2階から意を決したようにBさんが下りてくる．元営業職をしていたのか，「よろしくお願いします」と丁寧にあいさつをしてきた．パニック障害と診断を受けても受診していないこと，5年間の閉じこもりに何か理解しにくい点を感じながら，話を進める．

「毎月ノルマがあり，直接の会社訪問は極度の緊張感があって，動悸・呼吸困難・意識が遠のく感じになった．上司が連れて行ってくれた病院の薬を服用したら，吐き気がして10日でやめたら頭痛と体のツッパリ感が出て怖くなって通院もやめた」と．選択的セロトニン再取り込み阻害薬（SSRI）の副作用，退薬現象であることを説明して，Bさんの苦痛に共感しながら漢方薬を処方する．コンビニに振り込みの支払い

V．クリニックと地域医療

くらいしか店に入れず，車が好きというため「トンネルや高速道路は？」と尋ねると「それは大丈夫」という．パニック障害に疑問をもって接して，半年過ぎた頃に初めて「店に入ると他の客やレジの人が変な目つきで見る．怖い目，狂った目をしている．近所の人も悪口を言って通りすぎる．先生もそのことを知って来ていたのでしょう！」と気色ばんで私に詰め寄る．私は「B君がそう思っていたとはまったく気がついていなかった．そのため，外出できずにいたのだね」と恐怖感に共感する．私に向けられた幻聴や妄想ははっきりと否定することが必要である．診断の問題は医師が一人でゆっくり聞くことが大切である．以降，Bさんは非定型抗精神病薬を内服するようになり，徐々に外出できるようになっている．

◆往診とPSW同伴訪問：事例Cさん

地域包括支援センターから連絡が入る．「今年56歳になる女性宅に近医の内科医師からの依頼で訪問しているが，外出ができないし家事もできない．でもいちばん気になるのは自発語がないこと．一度往診してほしい」と．夫に来院してもらい話を聞いたところ，「若い頃からギター，スキー，ボートなど趣味が多い．妻はよく働き，2人の息子を社会人にして良妻賢母だった．長年の疲れだろう．更年期というでしょうが！」と一人で話す．

女性で自発語がないことから，当院の女性のPSWと同伴での訪問を決める．訪問に向かう車の中で，座る位置や夫と私が話しながらPSWがCさんに言葉を促すといったシミュレーションをする．自宅に入ると夫は雄弁でCさんは言葉を話す余地がない感じだった．部屋には電気ギターが掛けてあり，焼酎瓶とウィスキーの瓶が転がっている．電気ギターが目に入った私が「今も弾けるのですか」と夫に聞くとうなずき，「妻と東京では歌声喫茶によく行った．カチューシャなどロシア民謡などを歌っていたな」とCさんに話しかける．Cさんは少し笑う．PSWが「ほかに何を歌ったんですか？」と声をかける．Cさんは黙っている．私が1曲とリクエストすると「禁じられた遊び」を見事に弾いてくれる．Cさん照れ笑い．やがて2人のなれそめの話になる．九州から出て食堂で働いていたCさんは，関東の鉄工場で働いていた夫と知り合い，転勤で岡山に来た．その話を夫がしたところでPSWが「ご主人からプロポーズしたのでしょう」と茶化すとCさん少し笑う．

座る位置はいつも同じで私が夫と対面，Cさんの横にPSWが座る．夏でも少し厚めのカーディガンを着ている．「暑いのでは？」と聞くと，夫は「これが本人のお気に入り」とCさんの好みを知る．Cさんが九州出身という話になった時，Cさんの顔が曇ったのをPSWは見逃さなかった．編み物や家事すべてにおいて得意だったことから，過去の話は避け，料理の話にしようとその後車の中で打ち合わせる．ある時，部屋が狭いため，いつも正座でいた私が立つ時に足がしびれてふらつくのを見て，Cさん少し笑う．これはシミュレーション外だったが，Cさんの気持ちを和らげたようだ．4か月後には夫が「こいつが久しぶりに卵焼きを作ってくれた」とうれしそうに話す．最初のころの独語は減っていた．少量の非定型抗精神病薬と降圧薬を投与．家庭の中の何気ないものにその家族の歴史が埋もれていて，そのことから家族の絆が見

えてきたりする．緘黙の人には，医師と家族が話をして，それを聞くようにするのも一つの私の処方である．本人にとって害のない話であれば答えるより聞くほうが楽なときも多い．私たちはあまりにも聞きすぎていて，語りが少なすぎるように思う．

◆往診と訪問（症状の安定化）：事例Dさん

　73歳のDさん．大学卒業後県外に就職．2年目に幻覚妄想状態が出現して県外の病院受診後に退職，その後帰省し当院を受診して35年になる．症状の変動はあるも，10年前に母親の入院時には毎日病院に通った．1年後母が他界してからは一人暮らしとなる．3年前のしばらく受診がなかったある日，兄嫁からどうも様子がおかしいと相談があった．看護師と往診．「自分は盗聴器で体の治療をしてもらっている」とDさん．Dさんの長年の悩みだった便秘，弱視，めまい感を伴う知覚変容発作，入れ歯が合わないことなど，「全部を盗聴器の治療で治してもらっている．だから診療所の薬も必要がないから飲まん」と話す．週1回の往診と看護師の週3回の訪問が始まる．看護師の強い説得で何とか服用する．Dさんの長年のあたりまえの悩みを受け止めきれてこなかったこと，年齢も違わないDさんの一人暮らしの不安やさみしさに私が思いを馳せきれなかったことを自省し，看護師には「幻聴に負けない気持ちのこもった声で話すこと」，「私たちが妄想に負けない動きをすること」を確認し「私たちを処方」する．

　以降2年間往診と訪問の組み立てを続ける．Dさんの下肢筋力の低下は進む．通所リハビリテーションの勧めも「そんな所，行かなくても盗聴器で治してもらう」の一点張り．食事は宅配にしていて，看護師は聞くことと洗濯，掃除を手伝うが，十分に話を聞く時間が取れないこともあり，ヘルパーを勧めた．Dさんは，看護師がしていた家事援助と変わらないサービスということでヘルパーを受け入れる．Dさんが「天皇陛下から特別なお金をもらっている」ということにケアマネージャーは，「天皇陛下の特別な配慮で無料の食事と入浴ができます」という言葉を返した．それからDさんは，私たちが2年間もかけても実現しなかった通所リハビリテーションに通所するようになった．妄想に基づいた通所リハビリテーションの勧めは思いもつかなかった．

　Dさんの盗聴器の話は変わらないが，毎日の生活に満足な様子である．病状の安定のための往診と訪問は，一人暮らしの孤独感に共感し，症状もDさんに必要なものとしてかかわりながら，幻聴や妄想に負けない気持ちや語り続けることの大切さ，それをもって訪問し続けることで「盗聴器による治療」と「私たちの現実の治療」が実を結んだと思う．

◆往診と訪問（生活支援）：事例Eさん

　68歳の女性Eさん．もう33年のかかわりである．ある町の保健師から「夜中に大きい声で独語，興奮して近所の人にくってかかる」，「夫が県外の出張で留守がちで，小学生の子どもがいるので心配」と往診の依頼があった．保健師と当院のPSWと私で訪問．何回か説得してデポ剤の注射をするも，トイレに隠れる．Eさんの興奮はおさまらず入院を決める．説得には2時間をかけることも珍しくない．当院ではやむを

えない強制的入院のときは入院先の病院まで付き添って引き継ぐことを大切にしている．患者にとって初めての入院は入院拒否より入院不安が強い．だからいっしょに病院に行く意味があると思っている．

　退院後は往診時のデポ剤の注射とPSWの訪問．子どもの進学や生活費のことでは障害年金の申請をする等の相談にのる．Eさんは当時3歳の息子をすぐ近くの深い池で溺れて亡くしたことがあり，子育てには過剰なほどだったという．だから家族を守らないといけない気持ちが空回りしたようだ．PSWに生活相談ができるようになってからは，薬も内服にするようになる．Eさんはお腹から「食べるな，クスリ飲むな」といった幻聴があり，幻聴が大きくなると不安定になり，そのつど薬の調整やデポ剤の注射を私が往診してする．お腹から聞こえるという幻聴は3歳の子どもを近くの池で亡くしたことへの痛みかもしれない，と思いながら．

　2人の子どもも社会人になり，夫も定年で家に帰り，2人でテレビの時代劇を見ながら穏やかな日を送っている．最近すっかり背中が曲がり，膝の痛みがつらいようだ．子どもが家に寄ることがないと少し寂しそうに笑う．

◆往診と訪問看護センターの訪問（他施設との連携）：事例Fさん

　63歳女性のFさん．ひきこもりの息子と生活保護を受給して生活している．10代から県外に出て住み込みで働いてきた．住み込み先でいろいろな習い事をしてきて，家事は得意なようだ．結婚間もなく発病し5年後に離婚．その後1回の入院後，福祉の勧めで当院に通院しているが，「金を盗ってやる」，「ガスで殺す」といった幻聴や妄想が続く．「先生はそんな声は無視しろと言うが，先生は主人の声を知らない．だからそんなこと言えるが，私には主人の声とはっきりわかるから怖い」と．ガスの臭いがすると消防署に電話したり，玄関のカギの合鍵を作られ通帳を盗られたと警察に通報したりする行動がおさまらない．当院だけでは対応できずに，訪問看護センターに訪問依頼をする．訪問看護センターはFさんのニーズに応じて，定期的に緊急的に訪問してくれる．当院では留守電で24時間の対応をしているが，訪問看護センターもタイムリーに訪問を依頼できる．Fさんもいつでも連絡がつくところができただけでも症状は安定に向かいつつある．

　他の施設（訪問看護センターやヘルパーステーション等）との連携は1つの施設では自己完結できない，病者へのサービスの提供となるだけでなく，当院に言えないことや相談しにくいことも言え，当院への不満も言えることになる．アドボカシー的なことが必要なときはあえて，他施設との連携をもつことが「私の処方」になる．Fさんは薬の飲み忘れについて，薬が多いことを訪問看護センターに話したことから，薬の種類を減らすことで服薬が可能になったりもした．

◆通院中の訪問：事例Gさん

　Gさんは今年58歳になる．何回かの入院後に当院に通院するようになり，もう30年になる．当初は作業所に通所し，エネルギーもあった．7年前に父親が他界，その頃から母親も認知症となる．母親の認知症の進行は思ったより早く，物盗られ妄想のため3か月の入院となる．アパート経営をしていたがGさん一人では困難で，弟夫

婦が近くに帰ってきてくれた．弟夫婦は日曜日には食事をいっしょにするなど協力してくれていたが，Gさんにとっては今までの家の存在感がなくなったせいか段々と不調になってしまった．次第に通帳や物を盗られるといった妄想，幻聴に振り回される日々が続く．往診し注射するが再燃を繰り返す．2か月通院中断後，弟嫁より電話があり，Gさんが話もできず，夜も寝ずに母親の弁当を食べてしまったりして困る，と．当院でいちばんかかわりがあった看護師が訪問する．通院へとつなげようとするが服が着られない．靴下の色から妄想が次々広がり，火事，消防車とつながるため赤い靴下が履けない．看護師は時間をかけ，一つひとつ声をかけて診療所へ連れてくる．デイケアの食事を摂るように促し，デポ剤の注射と服薬をさせて，夕食を食べた後に家に送り服薬をさせる．翌日も迎えに行き，デイケアをデイホスピタルとして利用．3日後，Gさんは会話もまとまりスムーズになる．注射や薬より，看護師への信頼がGさんの回復をもたらしたと思える．

当院では，デイケアをデイホスピタル的に利用している．そういったバックグラウンドを利用し，そして看護師の丁寧なかかわりがあったからこそ妄想のなかでも安心感がもてるようになったのだと思う．日頃のかかわりがいかに大切かと思う．

5 考察

「病」の理解から「病を生きること」の理解を往診，訪問を通して考えた．

往診から始め通院できるようになり，かなりの回復と安定した後に男性は，「眠れている？」という当時の私の問いかけに「眠れたり，眠れなかったりするし，昼も眠れていたし，どう答えてよいかわからなかったし，何より周りからの表現できない圧迫感で声が出なかった」と話す．ある女性は「先生が来たとき，絨毯が血の海に見え，壁には怖い人の顔がいっぱいあった．自分が動けば血の海に呑み込まれるし，先生をじっと見ていたら大丈夫に思えた．じっと見ている目が先生にはきつい目に見えたのかも知れない」と話す．

「病を生きること」の理解とは，その人の歴史や生活をみること抜きにはできないこと，「生活支援」の「生活」には「社会的規範や社会的価値」を伴い，そこからみえることが多いが，「病者の属性」，「好みなどのその人らしさ」を大切にすることが必要であり，「暮らしを支える」という視点が不可欠であることを述べた．暮らしの文化（食事，服装，髪型，部屋の片づけ方，本や新聞・雑誌，古い物等）はその人らしさがあり，その人を癒やす．文化と違う文明はときに患者の文化を否定し，回復への侵襲性になるように思う．

チームワークや連携も違いを共有することが大切である．看護師，保健師，精神保健福祉士，作業療法士，臨床心理士，医療事務等との支援システムを「私たちの処方」として考えたい．システムは生きたものであり決して固定したものではない．

偏見や格差社会や原発や基地などで切り裂かれてきた地域を，再び，関係を切り結べる地域へとするためにも「生きたシステム」として「往診・訪問」を「自己完結」

でなく「病者に開かれた」ものにしていきたい．

◆むすびに変えて

「あなたの荷物（病）を私にも背負わせてください」そして「どうか私に匙を投げないで下さい」．

参考文献

- 和迩秀浩．精神医療を歩く―私の往診記．日本評論社；2012．
- 和迩秀浩．往診と地域精神医療．原田誠一（編）．外来精神科診療シリーズ メンタルクリニックが切拓く新しい臨床―外来精神科診療の多様な実践．中山書店；2015．pp42-49．
- 和迩秀浩．私の精神療法―何を語れるか．臨床精神医学 2010；39（12）：1551-1555．
- 和迩秀浩．往診・リハビリテーション・福祉制度の活用法　往診を通して考える．こころの科学 2014；178：52-57．

V クリニックと地域医療

2 Assertive Community Treatment (ACT)

藤田大輔
大和診療所

1 はじめに

　わが国の精神保健福祉医療も，さまざまな形態ではあるが病院から地域へと進んできてはいる．精神科病院の地域での取り組み，そして地域，とりわけ生活の場での取り組み等，運営主体，意識，具体的支援内容など，良くも悪くもさまざまな形態が存在する．筆者は，精神科病院での，急性期病棟における治療，また慢性期病棟における治療・療養の経験の後，精神保健福祉センターでの行政機関として精神保健福祉医療施策へのかかわり，および県の事業として生活の場で重度精神障害者に向けての支援を提供する Assertive Community Treatment（ACT）を実践してきた．同センター退職後は，在宅療養支援診療所を立ち上げ理念を共有する訪問看護ステーションとチームを構成し，民間医療機関での ACT（ACT-Zero 岡山）を実践している．本項では，ACT の紹介とともに，精神科病院に勤務していた筆者が，生活の場でかかわるようになった経緯を振り返り，その時々の貴重な実践経験から得られたキーワードを抽出してみた．

2 ACT とは

　ACT とは，1960 年代後半アメリカのウィスコンシン州マディソン市メンドータ州立病院研究病棟の閉鎖と同時に，再教育を受けた病棟スタッフが地域において重度精神障害者への地域支援を実施することにより始まった．このシステムの特徴としては，多職種スタッフによるチームアプローチ，スタッフ 1 人が受け持つケース数が 10 人を超えない，生活の場で直接サービスを提供する，1 日 24 時間・週 7 日体制，ケースマネジメントの手法を活用する等があげられる．

3 ACT-Zero 岡山

　筆者は前職である岡山県精神保健福祉センターを退職し，2009 年（平成 21 年）4 月 1 日より岡山市内において往診・訪問中心の在宅療養支援診療所を開設した．また，それと同時に ACT という理念を共有した訪問看護ステーションと ACT-Zero 岡山

表 1 ACT-Zero 岡山スタッフ構成（人）

大和診療所		訪問看護ステーション宙（そら）	
作業療法士	1	保健師	1
精神保健福祉士	4	看護師	3
臨床心理士	1	作業療法士	2
事務	1		
精神科医	1		

（以下 ACT-Z）事業体を形成した．これら2機関は別組織ではあるが，ACT 事業に関しては緊密な連携をとれる体制を組んでいる．ACT-Z スタッフ構成については表1に示す．また，概略について以下に記す．

● 理念

- 病気からの回復だけでなく，利用者や家族が自分らしい人生を生きられるようリカバリー（回復）を支援する．
- 地域の中で，利用者や家族のニーズを大切にケアマネジメントを実践する．
- 地域や医療から孤立している重度の精神障害者が，人や医療と緩やかに出会えるよう新しい視点・発想・かかわりで ACT を実践する．

● エントリー基準

1. ACT 対象者として，以下の3つの条件をすべて満たす．
    ① 重症の精神障害がある．
    - 主診断が統合失調症圏の障害，双極性（感情）障害，心因反応，重症うつ病などの精神疾患（知的障害，発達障害，薬物依存，パーソナリティ障害が主診断の場合は除く）
    - 介入時の機能の全体的評定尺度（GAF）が50以下
    ② 地域定着に支障となる問題（行動）がある．
    - ひきこもり状態，暴力行為，自殺・自傷行為，近隣への迷惑行為，ホームレス，触法行為，水中毒，拒薬，行方不明・徘徊，金銭管理，住居，栄養などの問題のいずれかに該当
    ③ 精神科医療の利用の問題がある．
    - 1年以上の長期入院，頻回な入退院（年に2回以上），受診が不安定（医療中断中，医療中断が想定される，精神科救急の頻回利用），未受診・未治療，家族のみが受診
2. 居住地がオフィスから車で片道30分圏内である．
3. 年齢は18歳以上65歳未満である．

※ただし，上記の3条件をすべて満たさないケースでも，地域の事情（行政機関からの依頼，他機関の支援の限界，サービスの選択肢がない等）によって ACT の支援を行うことが適当と判断される場合は，ACT ケースとしてエントリーすることができる．

支援内容

自宅等から自ら外に出ることが困難な重度精神障害者に対し，適切な医療評価のもと以下のような支援を提供している．イメージしやすいよう，具体的支援内容を記す．

- 部屋の片づけ
- 料理
- いっしょに外食
- 海へ釣りに行く
- 野菜を植える
- 家探し
- 子どもの世話
- ホッとできる場所へドライブ
- ジムでダイエット
- 無言の利用者とババ抜き
- そばに寄り添いいっしょに過ごす
- ホームレスの炊き出しボランティア
- 家族との橋渡し
- 他科受診援助
- 仕事探し
- ホステル見学
- 注射，点滴
- 散歩

ACT が提供する「生活の場での精神科医療」

精神科病棟，外来等を経験してきた筆者が，ACT の実践を通して感じることは，ACT が提供する医療は，明らかに内容，提供されるタイミング，意識など，従来の病棟・外来の場面での医療とは異なるものだということである．それについて，「生活の場での精神科医療」と定義した（図 1）．

外来診察の場面をイメージした状況を，① 従来の精神科医療とする．ここでは，通常診察は 1 回/2 ～ 4 週間であるため，本人（患者）の再発・再燃の前駆症状（精神症状出現前）にタイムリーに介入できる可能性は低く，また仮に前駆症状時に外来診察できたとしても，外来の場面でもあるため，薬物調整以外に具体的介入（環境調整等）が困難であることもしばしばである．次に筆者が臨床を実践している状況を，

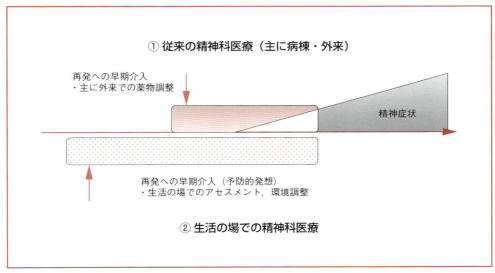

図 1　生活の場での精神科医療

②生活の場での精神科医療とする．その実践では，医者以外のメディカル・スタッフも含め日々訪問しているため，再発・再燃のかなり前の段階で気づくか，本人または家族からの情報として知りうる．その段階での介入は，生活の場でもあり，薬物調整等が必要となる前でもあるため，本人のニーズを尊重した緩やかな介入（環境調整，リハビリテーション）が可能となる．ここで，その介入は生活支援を中心とした一見福祉的介入（レクリエーションなど）とも理解されるが，ACT においては対象者が重度精神障害者の危機的状況に対しては，明らかに適切な医療評価が生活の場においても必要となり，その医療評価のもとで，本人のニーズに沿った緩やかなかかわりを医療的意識の強いリハビリテーションとして提供しているのである．日々訪問しているため，危機的状況での早期介入が可能となり，介入時期も早期であるため本人のニーズに沿った内容，たとえば「海を見に行く，散歩に行く，いっしょに調理し食べる…」等の緩やかなかかわりで，さらなる症状化へのステップアップを回避できるのである．同じ「海を見に行く，散歩に行く，いっしょに調理し食べる…」であっても，対象者が重度でないならば，福祉的なレクリエーションとなるが，ACT の対象者のように重度であるならば，レクリエーションではなく精神科医療としてのリハビリテーションとなるのである．このような発想が，生活の場の精神科医療（リハビリテーション）であり，通常の外来，病棟における精神科医療（従来の精神科医療）と異なるものと思われる．

4 ACT 実践から精神科医療を振り返る

　ACT を伝えるときに，教科書的には必要な要素を列挙することにより可能となるが，本質の部分で伝わった感覚がもてないのも事実である．筆者のなかで，経験をもとに考えを巡らせ，現在のところ行き着いた表現が，「皆さんが，かかわっている方を前にして，さまざまなアイデアが浮かぶことを，組織・職種などの壁（枠）を排除し，自由な発想のもと実践できる取り組みが ACT です」ということであろうか．

　日常の臨床活動のなかでは，病棟，外来，地域…さまざまな活動のなかで疑問に感じ，また動きづらさやしんどさを感じることがあると思われる．それらの答えにならないまでもキーワードが，ACT の実践のなかに潜んでいるように思われる．もちろん，そのキーワードはその意識をもっていないと容易に見逃してしまうのだろうが….

　さて，ここからは諸先輩精神科医と比べるとまだまだ未熟な筆者の約 20 年間の精神科医としての経験を振り返る．そして，当初もっていた精神科医療に対する疑問点と ACT の結びつき，その後，約 10 年間の ACT 実践経験から，改めて現在の精神科医療の場で見失われてきている大切なキーワードについて述べる．

　精神科医として数年経過した頃，筆者の「精神科医療に対する疑問」は，精神科病院に入院してこられた患者さんを，主に精神科医，看護師などの医療従事者は，数か月後の退院時には「入院治療（薬物療法）で良くなった」と認識していたように思われることである．しかし，秘かに「本人が，本当の意味で安心できる場，人がいる環

表2 岡山県精神保健福祉センターACT-おかやまにおける危機介入調査

	入院回避	入院判断	計（%）
診療報酬請求可能	34	11	45（67）
診療報酬請求不可能	19	3	22（33）
計（%）	53（79）	14（21）	67（100）

境を最大限調整するならば，薬物を使用するのと同じ期間で同程度の改善もあるのではないか？」と疑問をもつようになっていった．精神科病院という，多くは本人が希望しない環境に強制的な状況で入院になること自体が，本来必要なストレスの軽減および安心した環境からはほど遠い状況ではなかろうか？　つまり，一般的に精神科病院での入院治療は，そのような治療とまったく相反するストレスを付加したマイナスの状況のなかでスタートするのである．その状況を初めて体験する者にとっては，大きな不安であり，緊張し，興奮する…これらも精神症状ととらえ向精神薬投与の一つの指標とされている印象を受けた．本来ならば，処方，処置の前に本人の不安等に寄り添い，病院という特殊な環境でどこまで可能かはわからないが，本人の安心する環境調整にまず時間，意識，労力を費やす必要があるように思われた．約50人の病棟，その他の入院患者への対応，外来診療等で個別に対して上述したオーダーメイドの対応が困難であったのも事実ではある．しかし，そのような疑問をもっていたところに，欧米でのACTの存在を知り，本人の安心できる環境（在宅）で，ニーズを尊重し，個別に向けてのオーダーメイドの支援を提供できるところに魅力を感じ，まさにその疑問がACTへの関心に結びついていったのである．

　次に公的機関である岡山県精神保健福祉センターでのACT実践（ACTおかやま）より，利用者を対象とした，地域における危機介入に関する調査を実施した結果を表2に示す．この調査では，まず地域生活における危機を日常生活上の危機と，精神症状等医療上の危機とし，訪問によるアセスメントにおいて週3日以上訪問した状況を危機と定義した．その定義に基づき全利用者の訪問記録を調査し，上記危機の定義に合致しない状況は除外した．また，上記危機時のGAFの平均値は40であり，機能面でも重度な状況であったと判断されるため，週3日以上の訪問が必要な状況を危機状況と定義したことも妥当であったと思われる．2007年（平成19年）4月から12月までの8か月間における，「ACTおかやま」利用者30人ののべ危機件数は67件であった．特筆すべきは，67件のうち53件（79%）において入院回避できており，地域における多職種チームのアウトリーチによる利用者へのニーズに沿った支援（ACTによる危機介入）は，地域生活維持・継続には効果的であった．これがセンターでのACT実践より明らかとなったキーワードであった．

　上述した岡山県精神保健福祉センターでの危機介入調査の結果を受けて，厚生労働省より「平成21年度障害者保健福祉推進事業（障害者自立支援調査研究プロジェクト）」における「多職種による重度精神障害者への治療介入と生活支援に関する調査研究」を受託し，ACT京都（以下ACT-K），ACT-Z利用者に対し実施した．この

調査・研究ではACT-K, ACT-Zチームにおいて，支援を提供している対象者のなかでACT介入時に未治療・治療中断であった者35人を選出し，同意のとれた26人に対し基本情報および経済状況，日常生活能力，社会的孤立度（ひきこもりの有無），介入前1年間の未治療期間，簡易精神症状評価尺度（BPRS）の変化，機能の全体的評定尺度（GAF），介入後未投薬期間，提供した支援内容等の調査を倫理的配慮のもと実施した．結果は，各評価において改善を認めたのはいうまでもないが，特筆すべき点は未治療・治療中断者への医療機関の介入であるにもかかわらず，介入後数か月にわたり未投薬での支援が提供されていたことである．その結果で非常に興味深かったのは，BPRSにて，敵意，緊張，非協調性，不安の項目で有意に改善を認めていることである．これらの解釈であるが，まずこれらの症状は未投薬であっても，ニーズを尊重し，生活の場での精神科医療を意識してかかわることにより軽快するのである．また，介入当初のかかわることへの障壁になる要素も，実はこれらの4項目が大きく影響していることが多いと思われる．さらに解釈を深めるならば，介入当初，または病棟に入院当初，外来初診の場面では，これら4項目は精神症状としてではなく，かなりの割合で了解可能な気持ちの揺れとしてあるのではなかろうか？それを医療従事者は精神症状として評価し，その評価に基づいて向精神薬を投与している状況もあるように思われる．支援のなかから未投薬も含め医療の割合を減らそうとすればするほど，症状なのか了解可能な反応なのかの評価は，今まで以上に厳しく行わなければならなくなったのは事実である．

　生活の場での本人のニーズに沿った実践であるからこそ，一見治療導入（投薬など）およびその判断の時期が遅いように思われることがしばしばあるが，実はその時期こそ本人の可能性を信じ，また，可能性が広がる時期であるように思われる．可能性を信じるためには，本人の歴史を知らないとできない．その歴史を語ってもらうには，生活の場に出向き共に時間を過ごすことが必要不可欠なのである．ここで未投薬というキーワードから出てくる大切な要素は，「もし薬物がなかったとしたら？」ということである．これは，病棟，外来の場など，現在の精神科医療のさまざまな現場において，イメージしてみると，そこには，①できなくなることと，②しないといけなくなる（できるようになる）ことが浮かび上がってくる．①できなくなることは，薬物治療（注射も含め）であり，②しないといけなくなる（できるようになる）ことは，本人に寄り添い，共に時間を過ごすことである．これらは，精神科医療において薬物療法がここまで中心となる以前は，自然に行われていたことではなかろうか？

　筆者は，極端に未投薬を推奨しているわけではないが，明らかに未投薬での利用者のニーズを尊重した，生活の場でのかかわりにおいては，未投薬の状況でもかかわらざるをえない現実が存在するのである．そして，投薬の可否，地域生活継続困難（入院）と判断する時期等は，タイムリーに，また必要であれば毎日でも訪問可能な状況であれば，引き延ばすことが可能となる．この状況を筆者は「瀬戸際」と呼んでいる．この「瀬戸際」は，利用者にとっても，支援者にとっても苦しい状況でもあろう．しかし，この状況において利用者の予想しえなかった可能性が広がり，また支援者との

関係性においても可能性が広がる貴重なタイミングになることがしばしば経験されるのも事実である．

　若かりし筆者の精神科医療への疑問に端を発し，その解明に向けて実践するうえでACTにたどり着くことは，必然であったものと思われる．ACTの実践から筆者が得たいくつかのキーワードを紹介させていただいた．しかし，それらキーワードは特別な意識が必要なものではなく，あたりまえなことが多いのも興味深い．これらのキーワードを改めて日々の臨床の場面で活用するには，根本的な意識，体制を見直す必要があるのではなかろうか？

クリニックと地域との交流

松﨑博光
ストレスクリニック

1. 町の精神科医はどうみられているのか

「あまりお近づきになりたくない業種ですな」あるパーティーで旧知の病院長から紹介され，名刺交換の後，開口一番こう言われた．小医がストレスクリニックを開業した直後だから，約二十数年前．相手は上場企業のオーナー社長．

最近は，心の時代とやらでだいぶ認知度が上がったが，当時は医者，患者ともにあらまほしからざる存在．総合病院でのリエゾン活動を通して，医者としてそれなりの自負もあったのだが，世間に一人立ちすると，敬して遠ざけたい存在なのだと知る．

しかし，後日談．その会社，不況期にはリストラ，工場閉鎖，配転などで参る社員続出，好況期には残業，過重労働で疲弊して患者となって来る者多し．結局，今では当院の大口顧客先．

会社そのものを双極Ⅱ型と診断して治療すべきなのかもしれないが，病識がないから要請もない．つける薬なし．

要するに，困ったときの神頼み，用がなければお払い箱．

でいいじゃないか，そんなもんだという医者もいると思うが，長くやっていると，現象面から組織体の構造，特に病理性が透けて見えるようになる．

この透視術を磨くためにも，地域との交流は目立たず抑制的に，しかし確実に戦略性をもって行わねばならない．

2. クリニック開業という地域デビュー

開業すると言ったら，先生もこれでやっと社会復帰ですねと言われた．病院は世間か

松﨑博光（まつざき・ひろみつ） 略歴

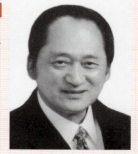

1950年福島県いわき市生まれ．1973年東京大学工学部計数工学科卒，1979年東京医科歯科大学医学部卒．1981年よりいわき市立総合磐城共立病院心療内科，1993年よりストレスクリニック院長．
専門は外来精神医学，心身医学，精神分析学．

著書に『自律神経失調症』（新星出版，1991），『マジメすぎて，苦しい人たち』（WAVE出版，2005）などがある．

ら隔離され保護された空間. 医者はそのヒエラルキーの上の方にいる. 日々の診療では個々の医療行為に責任があっても, 経営や管理は院長や管理者が担う. 世間とつながる窓は狭く, 荒波に揉まれることなく, 栄華の巷を低くみておればよかった.

病院は地域内にありながら, 地域や患者を対象化, 外部化している. 特に, ハードサイエンスとしての医学は, 自己の視座構造を絶対化し, 対象の客体化, 共有化を当然の如く考えている. 自己が周囲の環境に及ぼす影響についての自覚がなく, 逆に, 外部からの干渉を排除する. ニュートン力学的世界観だ.

ところが, 地域で開業した医者にとって, 対象は外部の存在ではなく, 相互に影響しあう関係内存在なのだ. 世間は自他関係の絶対性を認めない量子力学的関係性の場である.

そこで必要なのはソフトサイエンス.

これに気づくことが, クリニック開業という地域デビューの本質であると思う.

3. 郷に入りては郷に従え

精神科診療においては, 言語, 特に言葉が命である. 発話された言葉の理解, 意味の共有, 抑圧された言葉にならない言葉への想像的洞察, 身振り素振り, 表情という身体言語の解読.

小医はたまたま故あって大学を出てすぐに出身地に戻った. 土地の言葉はネイティブ並みに聴き話せる. ネイティブだから. しかし, 書物は標準語であり, 外来語だ. つい書かれた言葉で物を考え, 思考を組み立ててしまう. 患者の生活感を受け止め, 生活のしづらさに共感するには, 言葉と言葉のあいだにある宿命的乖離の橋渡しが必要になる.

言葉は使われることで機能する. やはり, 書を捨てて町へ出ないといかん.

パートタイムや, 落下傘で異郷の地に開業することもあるだろう. 患者の生活の場である土地の風や水という風土, 独特のにおいに感受性をもっていたい. 地域には地域の歴史と物語があり, 顕在化以前の病理性が通奏していることがあるのだから.

いつまでも出羽の守はいただけないが, 逆に地域にどっぷり漬かって過剰に同一化してしまうのもよくない. あくまでも精神科医は時代の異邦人であるべきだと思うし, その孤独に耐えなければならない. 郷に従っていながら従っていない二重性を生きなければいけない. 絶対矛盾的自己同一 (西田).

4. 地域医療チームの一員としての役割と二面性

医師過剰地域での開業ならいざ知らず, 精神科医の少ない所で開業すると, すぐに地域医療チームの一員としての活動が期待される. 医師会を通じた学校保健, 産業医活動, 保健所, 介護認定, 認知症診断など増加する一方である. 従来の, 精神疾患を診る特殊な医者からかなりポピュラーな存在になってきた.

ここで問題が生じる. チームで患者を診る, 関係者が複数で対応するということは, 個人情報の開示と共有ひいては漏洩が発生する可能性があるということだ. メンバーは

守秘義務が求められる専門職の人たちだけではない．患者を物的対象（数値，画像，診断名）として何の疑問も感じない身体科の先生には問題とされない点だ．

　親しみやすい，相談しやすいということは臨床医の資質として大切なことだ．しかし，反面，患者個人の個別の問題，特にプライバシーにかかわることについては，医者-患者の信頼関係を考えると慎重であるべきだ．一昔前の精神科医の一見取っ付きにくさ，寡黙さは，秘密をもった（逆に握られた）患者にとっては信頼の証だったろう．逆に，医者のほうからすると，意図せざる患者情報の暴露に対する防衛でもあったように思う．

　この点に関しては，軽い対応の医者が増えてきたようにも思える．人間を物的対象ととらえる風潮のせいか，あるいは患者のほうも，人格構造がゆるくなって，自己が洩れてしまうことに抵抗を感じなくなったせいか．

　しかし，これは医者や患者の資質の変化とばかりは言えない．

　医療福祉制度の充実は，金を出すからには口も出す，というわけで，受益の公平を盾に医者がもっている患者情報の開示を要求する．患者さんのためなのですと言われると弱い．

　良くも悪くも恥や外聞は古風になり，花より団子というわけだ．

　さらに，人間を部分の和とみなしてしまうと，個人の部分的情報を漏らしても，全体をばらしたわけではないという言い訳がたつし，痛みも軽い．葛藤がないとは思われたくないが．

　精神科医が地域にでると，このインテリジェンスという意味で常に世間の評価の目にさらされていることを心しておかねばならない．

5．地域，地縁的団体とのかかわり

　開業すると地域の町内会，区内会，商店会などの地縁的に結成された団体から入会の勧誘がある．会費だけ払ってあまりかかわらないという方も多かろう．しかし，新年会，総会などに出て行くと，地域性や地域の抱える問題がみえてくる．内部の人間関係，血縁，利害関係，権力闘争，商売の盛衰などなど．世相診断になる．何しろ，患者が生まれ，育ち，愛し愛され，働き，死んでいく生活の現場である．フィールドワークは欠かせない．

　生身を衆人の目にさらすと，いらぬ疑惑を払拭できる．講話依頼などもある．もちろん，患者紹介も増える．当然のことながら，秘密の保持と巻き込まれには注意を要す．信念対立に加担すると疲れる．価値中立的に．

　一つの商店会を結成し副会長までやりながら挫折した小医の経験からいうと，地方の商店会は衰退しつつあり，会費の大半が街路燈事業の電気代に消えていった．加盟して会費だけでも払ってやって下さい．

　地域の祭礼行事，企画行事，大会出場協賛のための寄付依頼などには顔の見える相手ならできるだけ応じるようにしている．地域の恒常性を維持することは抱える環境をサポートすることだから．

それに，つきあいが悪いと仮に不祥事などあったときにバッシングされる．保険料，悪くいえば，みかじめ料．

6. マスメディアを通した交流

開業すると広告を出すことになる．定型的一方向的宣伝広告のコスパ（コストパフォーマンス）は高くない．それで，メディア広告にはコラム執筆などの自己主張の場を与えてくれるよう条件をつける．適度の自己開示により初診の患者に安心感を与えることができる．反応が円環的になる．ただし，顔の見えない交流は誤解を招くことが多いので注意が必要．

7. 異業種交流

経営が安定しはじめると，地元の他業種の集まり，中小企業経営者の会とか，銀行の取引先の集まりとかに誘われることがでてくる．開業医も経営者の端くれだが，経営をまともに考えることは少ない．相手はこちらを競合社と考えてないので，気安くいろいろ教えてくれる．勉強させていただくという柔軟な心をもちたい．同業者の集まりよりずっと精神衛生によろしい．

8. 町医者とは町を診る医者である

町で開業する医者を多少の侮蔑を含めて町医者といった．そのうち，在宅医療，アウトリーチが喧伝されると待ち医者ではいかんとなった．町は種々の複合的な交流のるつぼであって，矛盾葛藤的結節点として人は患者となる．交流は人に優位する．

高名な，大学精神科名誉教授で，退官後市中のクリニックで診療するようになった先生の言葉．「初めて精神科の患者を診る医者になったような気がします」．

コラム COLUMN

外国人のニーズへの対応

山本和儀
山本クリニック，EAP産業ストレス研究所

1. はじめに

　長らく勤めた大学を退職し，2004年11月にクリニックを開業した．年齢は51歳になっていた．大学での教育や研究の面で社会精神医学・地域精神医療を専門としていたため，その分枝ともいえる産業精神医学を主軸に据え，多文化間精神医学と性同一性障害（gender identity disorder：GID）の診療を加えて3本柱とし，これまで10年あまりクリニックを運営してきた．

　主軸の産業精神医学は週1日の休診日を設け，産業医として官公庁や民間の会社に出向くほか，沖縄産業保健総合支援センターの産業保健相談員，教育委員会健康管理審査会委員，地方労災医員の仕事を継続している．また，EAP産業ストレス研究所を併設して職場のストレスチェックや職場環境改善運動に取り組んできており，2015年12月から従業員数50人以上の事業場においてストレスチェック制度が義務化されるため，新たな展開が期待される．またGIDの診療は順調に患者数が増え，2014年末には437人に達した．学校や教育委員会主催の講演会に招かれるなど，地域の関心は大きく広がっている．

　ところで，本項のテーマである，外国人のニーズへの対応について，当院ではそれなりの準備をしてきたつもりであったが，外国人向けの診療体制が地域医療において大きな役割を担っているとはいえない．地域における定住外国人の状況と，当院における多文化間精神医学的関与を必要とした患者統計の現状分析を紹介した後，経営・おもてなしの工夫について述べたい．

山本和儀（やまもと・かずよし） 略歴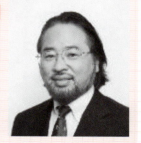

1953年鹿児島県与論島生まれ．
1981年熊本大学医学部卒．熊本大学医学部附属病院精神神経科，国立療養所菊池病院，沖縄県立宮古病院，琉球大学医学部精神神経科講師，メルボルン大学留学を経て，2004年山本クリニック開設．EAP産業ストレス研究所併設．

共著書として，『多文化間精神医学の潮流―文化錯綜の現代，そのメンタルヘルスを考える』（診療新社，1998），『産業精神保健マニュアル』（中山書店，2007）がある．

2. 地域における外国人の状況

　沖縄県は第二次世界大戦後，1972年の本土復帰までアメリカの施政権下におかれ，いわゆる「アメリカ世」を経験した．また，今なお日本にある米軍基地の73.8％が沖縄県に集中し，アメリカ軍人25,843人および軍属・家族21,457人が居住している（沖縄県庁，2012年現在）ため，ショッピングセンターで買い物を楽しむアメリカ人家族や軍所属のYナンバーの車両に乗ったアメリカ人を街で見かけることが多い．しかし，医療機関を受診する外国人は，それほど多くはない．法務省の調べによるとわが国の在留外国人数（2014年12月現在）2,121,831人のうち，多くは東京，大阪，愛知，兵庫，千葉などの大都市や大都市周辺の都府県に居住しており，沖縄県にはわずか11,229人（全国比0.53％）が居住しているにすぎない[1]．

3. 当院における外国人などへの多文化間精神医学外来統計の現状分析

　当院は県都那覇市の北隣にある人口約11万の近郊都市にあり，市内には精神科病院1か所，メンタルクリニック2か所あるところへ，3か所目のクリニックとして開業した．その後，新たにクリニックが4か所開設されたため，現在は7か所ある．

　当院の開業以来受診した患者4,439人（2004年11月〜2015年3月）のうち，外国人や外国人の配偶者等をもち多文化間精神医学的関与を必要とした日本人患者の総数は103人（2.3％）であった．性別は男性56人，女性47人，疾患別には気分障害46人，不安障害40人，GID 8人，アルコール依存症5人，統合失調症4人であった．母国語は英語56人，英語および日本語8人，日本語25人，その他の言語14人（ポルトガル語3人，タガログ語3人，ドイツ語2人，中国語〈北京語〉1人，韓国語1人，スペイン語1人，フランス語1人，ロシア語1人，ベトナム語1人）であった．日本語の流暢さは，ネイティブ・ビジネスレベルが45人で，会話・初歩レベルが51人，まったく日本語を話さない者は2人，不明5人であった．英語の流暢さは，後方視調査のために不明の者が21人あったものの，調査できた範囲で，英語がネイティブ・ビジネスレベルが74人，初歩・会話レベルは7人であり，英語か日本語で診療可能で，通訳を介さないといけない者は1人にすぎなかった．地域には英語圏以外の外国人が8割を占めていると考えられ，今後は通訳を介した多言語による診療も必要とされている．

　受診者のうち，29人は初診のみで終了したが，平均通院回数は10回，最多53回受診している者もあった．治療の転帰を確認できた75人のうち，47人（62.7％）で改善していた[2]．

4. 当院における外国人へのおもてなしの工夫

●施設

　開設にあたって外国人の診療を想定していたので，看板や診療表示板，クリニック内部での案内表示，ホームページ，案内パンフレット，注意書きなどはほとんど日本語・

V. クリニックと地域医療

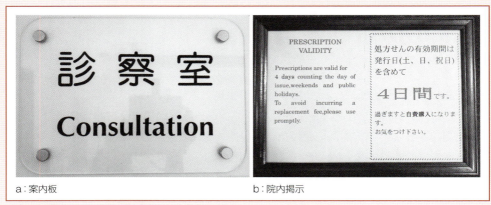

a：案内板　　　　　　　　　　　　b：院内掲示

図1　院内のバイリンガル表示

英語のバイリンガルをポリシーとした（図1）．

● スタッフ

　英語が堪能，あるいは外国での生活・留学を体験し，自分が外国人である体験をしたことのある事務職員や看護師，臨床心理士を採用して，スタッフもなるべくバイリンガルとなるように努力してきた．しかし，小さなクリニックでは多様な雑務をこなせる優秀で勤勉な人材を集めるだけでも困難であるが，さらに外国語も堪能となるとなかなか採用にこぎつけるには至らない．そういうなかで，昨年はアメリカで長らく多文化間カウンセラーとして活躍した沖縄県出身者が，当院で働きたいと申し出てくれたものの，間もなく大学院大学のスタッフに採用された．現在は非常勤で勤務しながら，当院の診療体制の強化，研究補助の任にあたってくれている．

　何らかの職種のバイリンガルスタッフが常駐する体制を組みたいものの，それをかなえることが現在はできていない．そのため，初診時には通訳を同伴してもらい，看護師や精神保健福祉士による予診の際に，通訳付きで詳細な生活歴・病歴の聴取に努めている．また，それらの同伴していただいた方々には緊急時のキーパーソンになっていただく目論見もある．

● 書類

　当院の問診票は外国人用に英語版を作成した．また心理テストも，POMS（Profile of Mood States；気分プロフィール検査），SGE（Self Grow-up Egogram；自己成長エゴグラム），LSAS（Liebowitz Social Anxiety Scale；リーボウィッツ社会不安評価尺度），ASRS（Adult attention deficit/hyperactivity disorder〈ADHD〉Self-Report Scale；成人期注意欠如・多動性障害〈ADHD〉自己記入式症状チェックリスト），AQ（Autism-Spectrum Quotient；自閉症スペクトラム指数），IES-R（Impact of Event Scale revised；改訂出来事インパクト尺度）等比較的頻用する心理テストは英語版を備えている．また待合室の読み物も，可能な限り英文の冊子や雑誌を置いている．

● 語学学習

　英語で業務をこなせないスタッフが基本であるため，最低限の応対用に英語の問答集を作成した．筆者自身は，いつ英語で話しかけられても困らないように，クリニックと自宅の往復の車中は英語学習の時間にあてている．また NGO である世界精神保健連盟（World Federation for Mental Health：WFMH）の活動を続け，機会を見つけて海外の会議に参加するほか，国内で開催される各種学会の国際大会にも参加するよう心がけている．年に 1〜2 回は留学経験のあるオーストラリアへ出向き，学会への参加，精神科医療施設の見学，在留邦人コミュニティとの接触により，多文化間精神医学的視点を維持している．

5. 外国人の診療の工夫と苦労

　外国人といっても，前記のように英語圏の出身者ばかりではない．医師-患者関係のあり方，名前の呼び方には配慮しており，初診時の診察を始めるにあたって，なるべく患者の希望する呼び方を確認し，カルテに明記しておき，その名前で呼ぶようにしている．英語圏の方はファーストネームや，略称を好む方が多いが，私自身のことは日本の医療機関における文脈で，なるべくヤマモトセンセイ，あるいはドクターと呼んでいただいている．英語での面接技術については，APA（American Psychiatric Association）発行の "The Pocket Guide to the DSM-5 Diagnostic Exam" が，具体的な質問法を載せており，役に立つ．そのなかでも患者との治療同盟構築や理解を深めるための Cultural Formulation Interview（CFI）は，特に有用である[3]．外国人患者が診察室で冗談を言って笑ったり，納得のいく診療を終えて，丁寧にお礼を述べ握手して退室していかれるのを見ると，二十数年前に初めて外国人を苦労しながら診療した頃の自分と比較して[4]，英語力と文化を理解し対処する能力（cultural competence）[5] が成長していると感じ，感慨深いものがある．しかし，現在でもかなり苦労することもある．予約なしに来院した患者が，診察を待っているあいだに幻覚妄想状態に伴う精神運動興奮から院内で喚き散らしたために，警察の出動を要請したことがあった．また，外国人患者が院内に立てこもり，ここから出て行かないと主張し，何とか受け入れ先の精神科病院を見つけたものの，今度は保護者がいないので入院は受け入れられないと病院側が主張し，急きょ所属の大学担当者が里親を呼び寄せて保護者として病院まで付き添ってもらい入院させたこともあった．

6. さいごに

　厚生労働省の発表によると 2014 年 10 月現在のわが国の外国人労働者数は 787,627 人で，前年同期比で 70,123 人（9.8％）増加し，2 年連続で過去最高を更新している[6]．統計を取り始めた 2008 年の 486,398 人から 61.9％増加しており，沖縄県では 1,439 人から 3,388 人へと 135.4％も増加し，今後もさらに増加するものと考えられる．このような社会情勢のなか，筆者の呼びかけで外国人の診療をしている数人の医師が，い

V. クリニックと地域医療

っしょに勉強する機会をもつ機運が高まり，2015年10月には市の医師会で第1回のセミナーが開催される予定である．また，医療ツーリズムを推進する沖縄県や関連団体が，外国人の救急医療に取り組む医療機関の整備や医療通訳の養成，多言語で診療可能な医療機関の情報収集と周知を始めた．

　全国には沖縄県以上に外国人の居住する都市が多数あり，英語で診療できる外国人は2割程度といわれているが，まずは地道に英語力を磨きながら，文化を理解する心と地域の隣人として暮らす外国人をもてなす心で，多くの読者に多文化外来診療に気軽に取り組んでいただきたい．

文献

1) 法務省．在留外国人統計．2014.
   http://www.e-stat.go.jp/SG1/estat/List.do?lid=000001133760
2) 山本和儀, 糸数香里. クリニックにおける多文化外来の実践と課題. 沖縄医学会雑誌 (印刷中)
3) Nussbaum AM. The Pocket Guide to the DSM-5 Diagnostic Exam. American Psychiatric Publishing ; 2013. pp209-211.
4) 山本和儀. 辺境, 土着の中の普遍を目指して. 特集 私はなぜ多文化間精神医学者になったか？ その2. こころと文化 2015 ; 14 (1) : 42-50.
5) ロバート・コーン, ロナルド・ウイントロブ (著). 渡辺暁里, 野田文隆 (訳). 精神科にかかる患者のアセスメントと治療における文化を理解し対処する能力 (cultural competence). こころと文化 2008 ; 7(2) : 114-125.
6) 厚生労働省.「外国人雇用状況」の届出状況まとめ (平成26年10月末現在).
   http://www.mhlw.go.jp/stf/houdou/0000072426.html

VI

外部組織との連携

VI 外部組織との連携

1 他の医療機関や行政などとの連携

西松能子
あいクリニック神田

1 はじめに

　診療所の運営にあたっては，外部組織との有機的な連携が不可欠である．外来患者の病状が悪化した場合の入院一つをとっても，病院との連携による以外は対応できない．患者の病状や日常生活，受診行動の向上のためにはさまざまな連携が必要である．また，診療所自体を維持するために，下部構造における連携も不可欠である．医療の中核である「治療し改善する」ために必要な連携と「医療行為を支える」連携に分けて考えていく．

2 「治療し改善へ導く」ための連携

● 医療行為としての連携（図1）

　2013年（平成25年）4月より施行された障害者総合支援法[1]により，医療と福祉は一元的に運用される方向に大きく舵が切られた．医療と並行，重複できなかった多くの福祉資源が医療側からも使用可能となり，連携の仕方も大きく変わったことに注目したい（図2）．

◆入院先病院との連携

　病状の悪化による入院は，医療においてはやむをえないことである．同時に患者は病態の水準を知ったうえで受診するわけではないので，診療所外来水準でない患者が初診することも，応召義務（医師法第19条第1項）[2]により拒否できないので，初診後まもなく入院となることもある．また入院には，診断の確定や積極的医療のために入院を要する場合もあれば，休養を目的とした入院もある．おのおのの目的に合致した病院をトリアージし，連携していく必要がある．現在，病院の多くは医療連携室を経由して入院が行われ，かつてのように医師に直接電話をして依頼することが少なくなっている．しかし，やはり問題の複雑な患者の場合は直接電話をすることによって得られる連携もあるので，精神保健福祉士（PSW）による情報提供のみというわけにはいかないだろう．

　退院時には軽快していることが期待されるが，実際には入院加療後も変化がないま

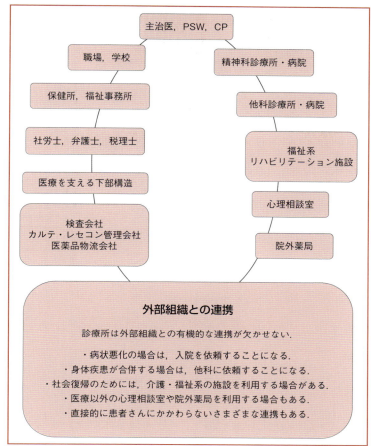

図 1 医療行為としての連携
PSW：精神保健福祉士．
CP：臨床心理士

ま，あるいは悪化して退院する場合もある．患者も失望し入院先への不満を述べる場合があるが，同調せず，入院が影響を与えた良い点に焦点を当て，支持することが望ましい．治療関係，連携両者に配慮したバランスが望まれる．

また，出産や手術など他診療科への入院の場合も精神症状について他科の医師が安心して医療行為を行えるような診療情報を提供する連携が必要である．精神症状の悪化の兆候と他科の病棟で可能な対処法について，具体的に記載することが他科の医師との連携に役立つ（図3）．

◆他院・他科との連携
他科処方の要請

地方においてはもちろんのこと，都心においてさえ他科の処方を求められることはしばしばある．もちろん風邪薬などの一般処方であれば，精神科医であろうが常識の範囲内であろう．しかし，高血圧の薬や糖尿病の薬など慢性疾患の薬が切れてしまうので，と求められた場合にどのように対応するべきであろうか．応招義務[2]があり，求められる処方はせざるをえないとする考え方もあるが，一方には専門外の治療については転医勧告義務（保険医療機関及び保険医療養担当規則）[3]に従うのが望ましい．次回診察日までの最小限の処方をし，身体科主治医と連携する．昨今の医療システム

Ⅵ. 外部組織との連携

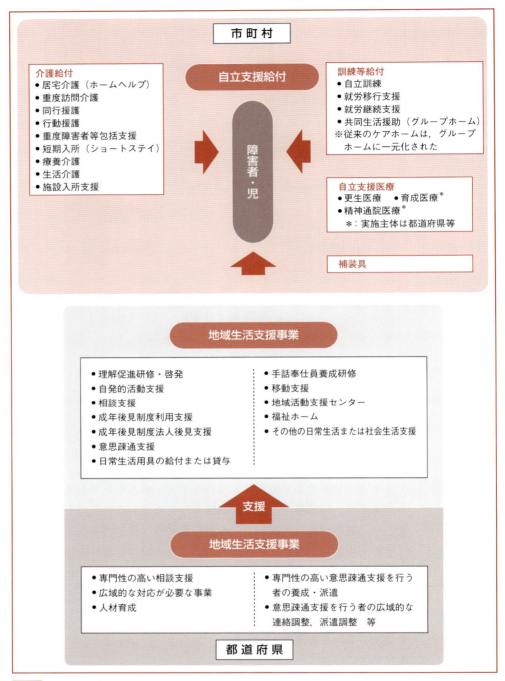

図 2 障害者総合支援法の概略図

の展開のなかでは，高次機能病院の身体科医師よりかかりつけ医として慢性疾患の継続診療を依頼される可能性もあることを念頭におき，専門医としてのみならず，かかりつけ医として妥当な行動を模索していきたい．

診療情報提供書について

診療情報提供書は，紹介先以外の他の医師が開封できない医師から医師への「私信」

診療情報提供書

紹介先医療機関名　○○病院
×○科　外来ご担当先生　御机下

平成▼年○月×日

紹介元医療機関の住所及び名称　〒101-0047　東京都千代田区内神田 3-14-8　ニシザワビル 5F

医療法人社団久響会　あいクリニック神田

電話番号 TEL　03-3253-2100　FAX　03-3253-2102

医師氏名　西松　能子　印

患者氏名	○　× 　　　　　殿	性別	男・女
生年月日	明・大・昭・平　年 月 日 （ 歳）	職業	

傷病名	＃1　気分変調症（F34.1）
目的	貴科にてご加療の由, 診療情報提供いたします.
既往歴及び家族歴	
病状経過 検査結果 治療経過	お世話になります. ○× 様は, 異動の少ない専門職職場で, 同僚からの根拠のないいじめをきっかけとして＃1発症され, 平成25年5月21日当院初診されて以来, 継続受診されています. 症状は消長を示し持続しておりますが, 改善傾向を認めております. 　↑ 現在寛解していることを伝える この度, 貴科にて白内障ご加療の由, 診療情報提供いたします. 処方は下記の通りですが, 術前, 飲水可まで服用をお勧めください. 睡眠導入剤は麻酔前投薬の効果と類似と拝察しておりますので, 前投薬のご調整をお願いいたします. お忙しい中恐縮ですがよろしくお願いいたします. 　↑ 服用法の依頼
現処方	サインバルタ（20）1C　分1　朝食後 ハルシオン（0.125）0.5 T ～ 1T, レンドルミン（0.25）0.5 T ～ 1T　分1 寝る前
備考	

図3　診療情報提供書の記載例

（保険医療機関及び保険医療養担当規則）[3] である. したがって, 診断書などと異なり, 緘なしに患者に託すことはできない.

他の地方に移動するにあたり, 紹介状を求められることはしばしばあるが, 精神科であれば, 規定の診療情報提供書以外に自立支援診断書など各種診断書コピー, 検査所見を同梱するのがよい. その折は個人情報保護法への配慮として, 患者自身に同梱

の旨を伝え，カルテに記載しておくほうがよい．

　患者が他の疾患や妊娠により他科受診する際，同様に診療情報提供書の送付を求められる場合があるが，その場合の診療情報提供書作成にあたっては，具体的に他科の医療行為に役立つ情報を他科の医師にわかりやすく伝えるのが望ましい．また，当科的な情報は詳細に伝えないほうがよい場合が多く，簡潔な当科の症状の概略と具体的な他科の病棟で可能な対策，紹介元への問い合わせ方法を記載することが望まれる（図3）．

　また，他の医師宛ての診療情報提供書を持参して受診する場合があるが，上記のように診療情報提供書は私信であるので，他の医師は原則として開封できない[3]．しかし，診療が待てない場合に緊急避難としては開封することができる[3]が，できれば，開封前に宛先医師に了解を求めるのが望ましい．また，診療後に，開封の旨紹介元，宛先医師に報告することは必須である．

◆精神科診療所，あるいは精神科病院デイケア・作業所への紹介

　患者が自院で行っていないデイケアや作業所への参加を求めた場合は，紹介先が精神科診療所・病院に併設されたデイケア・作業所には，診療情報提供書によって紹介・連携する．現在，障害者自立支援法[1]においては2か所登録が可能であるので，その点に留意して連携していきたい．

◆福祉系リハビリテーション施設との連携

　就労移行支援，福祉事業所運営の作業所など，各種リハビリテーション施設との連携においては，連携先施設から所定の様式の情報提供を求められる場合があるが，診療情報提供書の形式をとることによって，保険診療として算定することができる．連携先福祉系リハビリテーション施設からの報告は必須とはされていないが，連携を密にして患者の支援をしていきたい．

◆心理相談室との連携

診療所が運営する自費機関への紹介

　診療情報提供書に準ずる紹介状を用意し，紹介する．同時に運営する診療所に診療情報提供書を送付することによって，算定可能である．1983年（昭和58年）に東京都市部で開設されて以来，診療所付属の自費の心理療法機関が増えているが，おおむねその料金は独立心理療法機関と心理系大学付属心理療法機関の中間程度，5,000円前後である．

独立心理療法機関あるいは心理系大学付属心理療法機関への紹介

　独立心理療法機関の多くは，著名な心理療法家によって運営され，大学教授などを兼任している場合が多い．専門性も高く，特定の療法や技法を期待して紹介することになろう．一般的には高額で1回のセッションが1万円から3万円程度である．一方，心理系大学付属心理療法機関（臨床心理センター）は安価で，料金は2,000円から3,000円程度である．しかし，実際の心理療法は大学院生が担当することがほとんどである．もちろん，大学教員がスーパービジョンを行っているが，実際にはまだ若く未熟な心理カウンセラーと連携していることを念頭におきたい．

◆**社会保険労務士との連携**

　医療現場では，最近，患者が社会保険労務士（社労士）に依頼した年金診断書のひな形を持参することがある．社労士は，社会保険労務士法第2条1号業務[4]として，労働社会保険諸法令に基づく書類の作成や，給付手続を代行することができるので，患者本人の申請書の代行業務は業務内である．一方，診断書作成は医師の専任業務であるので，ひな形を作成してくる形で持参する．患者本人の利益を考えると，社労士としての専門知識を十分活用するのも知恵の一つかもしれないが，慎重な連携が望まれる．

◆**院外薬局との連携**

　最近，院外薬局では，薬剤師による服薬指導が指導料として算定されるため，副作用について安易に質問，教示したり，製造物責任を避けるための過剰な副作用を直截に記載したりする場合がある．主に自院の患者が利用する薬局とは，日頃から話し合い，主治医側の意向を伝えておきたい．自院では，患者と薬剤について話し合うために月1回「お薬勉強会」を患者対象に開き，状況の把握に努めている．

◆**職場（会社）・学校との連携**

職場（会社）との連携

　職場（会社）からの問い合わせにどう答えるかは，主治医にとって常に大きな課題である．患者にとっての利益を十分考えたうえで患者自身と相談し，対処していきたい．

① 人事，上司からの問い合わせ：何を開示するか，患者と十分話し合ったうえで，情報提供をしている．地位保全にかかわる問題なので，十分慎重にしていきたい．

② 産業医からの診療情報提供要請：休職や復職にあたり，産業医から診療情報提供要請があったり，診療情報を含む詳細な診断書の提出を依頼されることがある．患者の了解なしに安易に答えることはトラブルの元になりやすい．当院では個人情報保護法に配慮し，情報提供承諾書をもらっている．産業医宛の診療情報提供書は保険診療で算定することができる．

学校との連携

　教育現場の中心である教師との連携は，学校医として連携する場合と患者を中心として主治医として連携する場合がある．教育には矯正的側面があり，しばしば精神科医療の概念と対立する場合があるので，その点を念頭におき，十分配慮のうえ連携したい．

　学校医，スクールカウンセラーからの問い合わせや診療情報提供要請に対しても，個人情報保護法のもと，患者の了解なしに安易に答えることは避けるべきである．また，通常スクールカウンセラーは，原則，週1回6時間（10時から16時まで）の勤務であることが多く，診療時間外にコンタクトをしようとすると困難である場合もある．この場合は，常勤である養護教員と連携することができる．

◆行政との連携

保健所，福祉事務所などとの連携

保健所，福祉事務所は，依拠する法律は異なる（地域保健法[5]，社会福祉法[6]）が，ともに社会資源として大きな役割を担っている．これらの機関との連携は，診療所そのものの設立届出から患者の総合的支援に至るまで，日々の医療行為のなかで必須のものである．日常の診療業務のなかで，丁寧に連携していきたい．

警察との連携

精神科医療においては，院内で暴力をふるうなど不穏になる場合がある．かつては家事条項（家の中のことで公法不介入）[7]として警察は不介入であったが，「配偶者からの暴力の防止及び被害者の保護等に関する法律」（いわゆるDV防止法）[8]成立以来，院内の患者の暴行に対し，警察通報，警察介入可能となっているので，職員の安全を優先し，社会規範に沿った対応が望まれる．自院では，最も近い交番の携帯電話，近辺の警察署の電話番号を外来電話機に添付し，対応している．

また，患者に対する捜査関連事項照会状が送付されてくる場合がある．これに対しては個人情報より公益が優先し，答えることが公民としての義務となっている．罰則規定はないので答えないことも可能であるが，その場合は裁判所への出頭命令が下される場合がある．私自身は患者に捜査関連事項照会状に答える旨を告げ，答えている．患者に答える旨を知らせるのは捜査の秘密を漏らすことになり，捜査妨害となるので，医師によっては異論もあろう．

◆製薬会社との連携（medical representative〈MR〉との連携）

現在，大学病院をはじめとする多くの高次機能病院は，製薬会社との連携については自粛している．かつての癒着とも取られかねない事象の多くは国民から強く反発された．降圧剤薬剤開発について癒着があったという報道は記憶に新しい．これらの流れのなかで，製薬会社は新しい医師との連携の道を模索している．診療所医師にとっても医薬品情報を得る機会として利用できれば，よい関係が築ける可能性があるだろう．

3 「下部構造を支える」ための連携 （図1）

◆レセプトコンピュータ・電子カルテの管理会社との連携

設立当初にレセプトコンピュータ（レセコン）や電子カルテを導入するが，導入後も診療報酬改定や医療法改正に従い，連携を密にする必要がある．

◆医薬品・事務用品の物流会社との連携

かつてに比べ，事務用品の発注はきわめて簡便になっている．インターネット上で容易に相見積（2社以上から見積もりを得ること）を得ることが可能であり，翌日には手元に届くシステムも完成されている．医薬品に関しては，納入業者間で定期的に相見積を入れることによって数パーセントの金額差が出ることも珍しくない．

◆**検査会社との連携**

　検査の発注は，保険診療点数の見直しのたびに納入価格の見直し，相見積を取り，行っていきたい．診療所の規模が拡大し，検査の発注量が増えた場合には，相見積の問い合わせによって納入価格の単価は下がるので，ぜひ面倒がらずに問い合わせをしたい．

◆**医療廃棄物・処理業者・クリーニング業者との連携**

　医療廃棄物や処理，クリーニング業者との連携も同様に定期的な見直しをしていきたい．診療科を内科と併記している診療所では，インフルエンザなど感染症に罹患した患者の使用したシーツやタオルなどをクリーニング店が引き取らない場合もある．これは保健所の指導による場合もあるので，保健所に問い合わせをし，コントロールしていく必要がある．

◆**建物の管理運営会社との連携―自動ドア，窓の保守維持，清掃会社との連携**

　従来，医療機関は公器として永続性を望まれ，診療所は自家の建物であることを必須とされたが，現在は，一般的な賃貸契約と異なる10年契約を求められるものの，賃貸家屋での開業も認められている．自家であるか賃貸であるかにより管理運営もおのずと異なってくるが，どのような様態で運営するかは，診療所のポリシーとかかわる問題でもある．医療機関としての清潔感が維持できるように連携していきたい．

◆**セキュリティ会社との連携**

　セキュリティ会社との契約は，診療所内に個人情報を多く抱えているので，そこも含め契約の際に留意したい．

◆**駐車場の管理・運営会社との連携**

　公共運輸機関が完備している都市部では不要な診療所もあるが，地方や郊外の診療所であれば，駐車場をもつところも多いだろう．しかし，自動車運転死傷行為処罰法[9]のもと，患者の運転には十分な注意が必要であり，一定の管理が求められる．また，利用する患者のカルテには，自動車運転死傷行為処罰法に配慮した記載が求められる．

4 他の専門職との連携

◆**税理士，弁護士，行政書士，社労士など専門職との連携**

　一般的に診療所は，税理士には顧問として継続して業務を委託しているであろうが，弁護士，行政書士，社労士については，医事紛争やトラブル，各種申請書類作成，労務関係の手続きなどに際し，一時的に連携する場合が多い．たとえば，東京都では初回の弁護士相談料金は1万円と決められており，顧問料に比べると格段に安価である．また，医師会や保険医協会などに所属していれば，事案に応じて専門家を紹介してもらうことができる．

◆**ギルド組織（医師会，精神科診療所協会，学会，研究会など）に所属する**

　医師会や精神科診療所協会，専門的な学会や研究会など，専門家集団としての利益を守り，技能を高める，いわばギルド組織に所属することのメリットとデメリットを

考えてみる．メリットは専門的知識，技術について情報を得，ネットワークをつくることができる，専門的資格を獲得し利益が守られることである．デメリットとして，経費がかかり，時間が取られ，所属する組織に反する独自の医療がしにくく，制約されることになる．これらのメリットとデメリットを勘案し，そのうえで対応していきたい．

5 おわりに

　診療所の運営において多岐にわたる連携は必須である．運営を円滑にすることはとりもなおさず，医療の質の向上につながり，患者を改善に導くことになる．直接医療行為である連携のみが連携ではなく，医療を支える下部構造としての連携もまた重要である．「下部構造が上部構造を支える」ので，十分配慮していきたい．

文献

1) 障害者の日常生活及び社会生活を総合的に支援するための法律．平成十七年十一月七日法律第百二十三号．2005（改正 2014）．
2) 全国社会福祉協議会．障害福祉サービスの利用について，平成 26 年 4 月版．2014.
http://www.shakyo.or.jp/business/pdf/pamphlet_h2604.pdf
3) 保険医療機関及び保険医療養担当規則．昭和三十二年四月三十日厚生省令第十五号．1957.
4) 社会保険労務士法．昭和四十三年六月三日法律第八十九号．1968.
5) 地域保健法．昭和二十二年九月五日法律第百一号．1947.
6) 社会福祉法．昭和二十六年三月二十九日法律第四十五号．1951.
7) 家事審判法．昭和二十二年十二月六日法律第五十二号．1947.
8) 配偶者からの暴力の防止及び被害者の保護等に関する法律．平成十三年四月十三日法律第三十一号．2001.
9) 自動車の運転により人を死傷させる行為等の処罰に関する法律．平成二十五年十一月二十七日法律第八十六号．2013.

VI 外部組織との連携

2 司法精神鑑定をクリニックで

西山 詮
錦糸町クボタクリニック

1 はしがき

アメリカでは，精神鑑定だけで経営が成り立つクリニックが相当数ある．わが国では裁判所が精神鑑定に消極的であるため，鑑定専門のクリニックは当分現れないであろう．

アメリカ司法精神医学会（American Academy of Psychiatry and the Law）の会員は，1992年の約1,500人から10年のあいだに50％増加した[1]．アメリカでも司法精神科医の大部分は，臨床家が司法精神医学を少しずつ身につけてなった者である．司法精神科医は，大病院で専門家の多職種チームの一員として鑑定をするか，開業医として単独に仕事をするかのいずれかであるが，後者のほうが普通である[2]．わが国では後者の形態が発達していない．

以下には紙数の関係で，刑事責任能力の鑑定と遺言能力の民事鑑定を例にとり，単独の臨床家として，クリニックで精神鑑定をする場合の準備や手続を具体的に述べる．鑑定書作成についてはそれぞれの解説および事例の入門書を参照されたい（たとえば五十嵐[3]，赤崎[4]，西山[5,6]）．幅広い解説を要する方は『司法精神医学』叢書[7]を参照されたい．

西山 詮（にしやま・あきら） 略歴

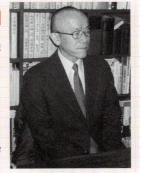

1937年福岡県生まれ．1965年関東医療少年院医務課神経科．1966年東京大学医学系大学院卒．1969年都立松澤病院．1970年都立墨東病院神経科．1985年東京大学医学部精神医学教室．1991年東京都精神医学総合研究所．1996年錦糸町クボタクリニック．
（大学院卒業と医療少年院就任との関係がオカシイのですが，当時の医局の都合でこうなったので，間違いではありません）

著書に，『精神分裂病者の責任能力─精神科医と法曹との対話』(1996)，『民事精神鑑定の実際』(1998)，『刑事精神鑑定の実際』(2004)〈以上，新興医学出版社〉，『詐病と精神鑑定』(東京大学出版会，2012) などがある．

2 刑事責任能力の鑑定

　臨床家が初めて司法精神鑑定をするときは，先輩に付いて，鑑定助手を1，2回するのがよい．この最初の見習いのときに，一件記録をすべて読み，自分自身で拘置所に通って問診もし，鑑定人（先輩）とは独立に鑑定書を作成してみることが重要である．これこそ臨床家が司法精神科医になる，最短にして最良の道である．

　単独の司法精神科医としては，さしあたり週1日を精神鑑定のために取っておく．この1日で資料文書を読み，拘置所に面接に行く．1日2時間前後の面接をするのが普通であるが，場合によっては午前2時間，午後2時間の面接をすることもあろう．民事鑑定ではあるが，Resnick[8]は1日7.5時間の面接で（他に広範な資料の収集をしているが），詐病の鑑定をしている．面接の曜日と時間は拘置所の都合も聞いて決める．面接に際しては，まず自己紹介をする．自分が検察庁または裁判所の委託または命令により，精神鑑定をするために来ていること，ここで話したことはすべて検察庁または裁判所に報告する可能性がある（守秘義務がない）ことを告げておかねばならない．面接は，事例にもよるが，3回から5，6回まででたいていは足りる．

　刑事責任能力の鑑定は，まず被疑者について行われる．いわゆる起訴前鑑定で，これは簡易鑑定と留置を伴う鑑定とに分かれる．どちらも検察庁委託の鑑定であるから当事者鑑定（Parteigutachten）である．この鑑定に宣誓はいらない．簡易鑑定は，検察庁の捜査資料を参考にし，たいていは1時間前後の診察をして鑑定書を作る．これはたいてい一定の大病院（たとえば東京都や千葉県）が検察庁にサービスしているので，部外の臨床家がかかわることは少ない．留置を伴う鑑定は診断困難例に対し，診察を綿密にし，鑑定期間も3か月前後を取るのが普通である．この鑑定は裁判員制度開始（2009年）により急速に増加し，2014年には520件に上り，開始前の2倍を超えている．検察庁の事務官からクリニックに電話がかかってきて，事件の簡単な概要が告げられ，鑑定を依頼される．面接は拘置所に通って行う．警察調書，検察調書，その他を読んで面接に行くのであるが，急ぐときは検察調書（たいていはよくまとまっている）を読んで行く．

　臨床家は簡単な身体および心理検査なら自分の診察室で実行できるが，脳波，頭部CT，頭部MRIなどの検査はできない．平生からこれら検査ができる病院や検査機関と連携しておかねばならない．心理検査もベテランのテスターを一時雇うのがよい．鑑定を引き受けたら，これら諸機関と連絡を取り，早めに検査の日程を組む．その際，被疑者を各機関まで連行するのは拘置所の職員であるから，拘置所の都合も尋ねておく．なお，被鑑定人がクリニックに来るときは手錠・腰縄であるから，これらが人目につかないよう配慮することを要する．

　複雑な事例のときは，年表を作るのがよい．資料から精選した事実と診察による専門的事実（Befundtatsachen）とを併せて犯行時の精神状態を診断し，これと犯罪行為との因果関係を検討するのである．これら起訴前鑑定の結果を見て，検察官が起訴すれば，裁判が始まり，被疑者は被告人となる．裁判では，裁判官が一方当事者（た

いていは弁護側）の申立を認めて，または職権によって，被告人の精神鑑定が実施されることがある．これが正式の鑑定（裁判所の鑑定）で，証拠価値が高い．なお，この鑑定は公判開始後に行われるが，裁判員裁判においては公判前に行うのが原則となった．

　正式の鑑定の場合も，ある日裁判所の書記官からクリニックに電話がかかってきて，事件の概要が告げられ，鑑定の要請に応じられるか否かが問われる．応じれば，宣誓書（用紙）が送られてくるから，署名押印してこれを送り返すと鑑定資料が送られてくる．資料（本人尋問調書等）が増えるが，鑑定作業自体は留置を伴う鑑定と同じであるので繰り返さない．

　事実認定と法の適用は裁判所の専権であるが，専門家（鑑定人）の事実認定（症状評価および診断）を裁判官がどのように評価して自己の事実認定を形成するかは，鑑定人も括目して見るべきである．そのようにして初めて判決理由書が興味深い読み物となる．実際，第二審で新たな鑑定人の事実認定が採用されて，第一審の事実認定（つまり裁判官の事実認定）が覆ることもある．

　さて，責任能力の鑑定をもとに，裁判所が完全責任能力または心神耗弱を認めれば被告人は有罪となり，心神喪失を認めれば無罪となる．従前は，この無罪となった者の大多数は精神保健鑑定を経て措置入院となった．刑事責任能力の鑑定とは異なるが，これに密接に関係しているので，新しい制度を紹介しておかねばならない．「精神保健及び精神障害者福祉に関する法律」（精神保健福祉法）には種々厄介な問題があったが，これを解決するために「心神喪失等の状態で重大な他害行為を行った者の医療及び観察等に関する法律」（医療観察法）が制定され，2005年から施行されている．この法律によれば，起訴前鑑定により心神喪失または心神耗弱と判断されて不起訴になった者並びに上記のように裁判で無罪となった者および心神耗弱による減軽で執行猶予となった者については，その犯罪が重大な犯罪にあたるとき，検察官が地方裁判所に審判の申立を行い，裁判官がこれらの者（対象者と呼ぶ）に鑑定入院命令を下す．対象者は鑑定入院医療機関に入院し，鑑定と治療が開始される．この鑑定は鑑定期間がおよそ1か月と見込まれている．その鑑定医は上記医療機関の臨床家から選ばれることが多いであろうが，その他の臨床家にも開かれているので，クリニックの臨床家にも声がかかることもあろう．ただし，この場合は精神保健指定医の資格がいる．要するに，医療観察法体制は，措置入院の手続を刑事法に倣って厳格にし，治療と社会復帰を積極的にするための体制を整えたというものである．医療観察法の鑑定は，医療観察法による医療の要否，入院医療の要否等を評価するものである．なお，この鑑定には口頭主義が強調されているので，鑑定書よりも鑑定医の証言（速記録）のほうが重んじられる可能性がある．臨床家が法廷に召喚される頻度も増えるであろう．

3 遺言能力の鑑定

　民事精神鑑定は，遺言能力や養子縁組能力のような身分行為に関するもの，交通事故，労働災害，医療過誤に対する損害賠償に関するもの，特殊なものでは連帯保証人になる能力など，非常に多岐にわたるが，紙幅の関係で遺言能力の鑑定のみを取り上げる．

　民事鑑定では，当事者鑑定または私的鑑定（Privatgutachten）が多い．某地方裁判所に係属する事件では，筆者は11番目の鑑定人で，全員が私的鑑定人であった．複雑かつまれな病像であったが，対立する多数の専門家の意見を，精神医学には素人である裁判官がどのようにして評価するかに興味を惹かれる．裁判所は鶏群の一鶴とみなしうる意見書の登場を待って，次々に現れる私的鑑定を許しているのであろうか．それにしても診断が困難で私的鑑定人の意見が矛盾・錯綜するときは，裁判所自身の鑑定人を要するのではなかろうか．実際，第二審の段階になると，ようやく裁判所（高等裁判所）の命令する鑑定が増えてくる．

　そういうわけで民事鑑定の多くは法律事務所から依頼がくる．これに応じると，当事者の訴訟代理人弁護士が資料を携えてクリニックにやってきて，事情を説明するであろう．遺言者が遺言をするときに精神科医を呼んで，自己の精神鑑定をさせることはまずない[9]から，正式の鑑定は遺言者死後の鑑定である．ただし，多くの遺言者は病院に入院したことがあるから，普通はその際の主治医が遺言者生前の唯一の医学的観察者である．しかし，主治医はたいていが身体科の医師であること，治療中は遺言者を鑑定人の目で見ていないこと，多くが被告側に親しい関係にあること等の理由により，彼の発言は慎重に検討されねばならない．また，生前の診察をした私的鑑定人が現れることもある．裁判所はこれら主治医や私的鑑定人の見解の正否を素人判断で決することなく，必要に応じて自らの鑑定人に批判させるべきであろう．

　臨床家が私的鑑定を引き受けたときは，訴訟代理人に対して，鑑定の結果が依頼人に必ず有利に出るとは限らない，ということをはっきりと言っておく．このことは過剰な期待を防ぐとともに，私的鑑定人の自由（客観性の基礎）を少しでも広げるために必要である．

　当事者双方の準備書面，関係者の陳述書，診療記録（医師記録，看護記録，介護記録等），提出されている他の私的鑑定書を注意深く読む．主治医の見解も申述書または証言として提出されているから，鑑定資料はすべて文書である．多くの場合に最も重要な証拠を含んでいるのは看護記録である．私的鑑定書は証拠という形をとった当事者の専門的主張であり，私的鑑定人と当事者との私法上の契約に基づくものであるから，裁判上の鑑定としての証明力をもたないといわれる[10]．けれども，優れた意見書が鑑定書を覆すことがまれながらあることを思えば，私的鑑定人はひたすら優れた意見書の作成に努力すべきである．裁判所も鑑定人の評価ではなく，鑑定意見の評価に重点をおくべきである．

　さて，瀬戸[11]は「遺言能力とは意思能力（自分の行為の結果を判断することので

きる精神的能力）のことである」といい，「民法は，遺言については，すべて意思能力＝行為能力という考えで組み立てている」と言っていた．遺言能力を低く，しかも抽象的にとらえる従来の傾向を示している．これに対して近年は，この能力の認定を厳しくかつ個別的にすべきだとする声が高い．鹿野[12]は，「現在の相続法の代表的な教科書・注釈書によれば，遺言に必要な能力は，取引行為の場合に必要とされる行為能力ではなく，身分行為における原則通り，意思能力で足りるとされている」ことを指摘しながら，遺言能力に関する近年の訴訟を詳しくみて，「他人主導型」の遺言が多いことを明示した．すなわち，周囲の者が，高齢者の精神能力の減退に乗じて自分に有利な内容の遺言を作成させるような事件が多数存在するのである．つまり，「遺言によって高齢者の財産の侵奪が行われている」のであり，そのような事態が生じた原因の一つは，遺言能力は低くても足りる，という従来の観念にあると考えている．遺言は身分行為とみなされてきたが，財産行為の側面が大きいこと，それに即応する能力が遺言者に必要であることを示した．

　大塚[13]の「他からの希望や影響がまったくない，いわば無菌状態での高齢者は，意思能力がかなり低下していても遺言能力を認めてあげたいし，逆に他からの影響がきわめて強く，動機レベルとはいえ本人意思が事実上他者の影響のもとに形成されているのではないかと思われるケースでは，他からの影響を排除しつつ自己決定する能力というのは，かなり高いレベルでの意思能力でなければならないと思われる」との指摘も興味深い．

　以上のような次第であるから，意思能力を7歳程度の子どもの知能というように，一般に低めに，また抽象的にとらえることはできない．鑑定人は，全証拠から重要な事実を収集して，診断，病状を確定（専門家の事実認定）し，他方では遺言書の内容を分析し，遺言者がその内容を弁識することができたかどうかを検討しなければならない．さらに，一部の受益者が弁護士，公証人を通じて，あるいは遺言者の拉致や囲い込みによって，不当な影響を与えていることはないか等を検討する．証拠の証明力は裁判官の自由評価に服するが，鑑定人がこれに無関心であってよいわけはない．また，事実認定と法の適用は裁判官の専権であるが，鑑定人は専門家の事実認定をしなければならない．鑑定書に信用性と説得力があれば，専門家の事実認定がやがて裁判官の事実認定となるのである．

　既述のように，遺言能力の鑑定は文書資料によって行われる．このことは歴史学的認識との類似を想起させる．実際，渓内[14]によれば，「歴史学の任務は，私たちが直接観察できない過去の出来事を，『証拠』あるいは史料と呼ぶものからの『推論』によって，調査・研究することです．（中略）それは観察できないもの，実験により再現できないものを，史料という素材をよりどころとして認識しようとする特殊な方法の科学です」というのであるから，精神鑑定の方法は歴史学の方法に共通するところが多い．「ある歴史的陳述（statement）の真偽を問題にするというのは，その陳述が証拠をよりどころとして正当化しうるか否かということである」とか，「歴史的思考の対象は，すでに生起し終えた出来事であり，すでに存在しない状態です．出来事や

状態は，もはや知覚できなくなってはじめて歴史的思考の対象になる」というのも精神鑑定（回顧的精神鑑定）に通じることである．

4 おわりに

　メンタルクリニックにおいて，個々の臨床家が実際にどのようにすれば司法精神鑑定をすることができるかを，些事にまでわたって具体的に記した．これに関連して，通常の診療がこれからの（展望的）治療のために，主として知覚に基づく現在症を重視するのに対して，回顧的司法精神鑑定は証拠をよりどころとして過去の精神状態を推論する歴史的証明の方法を取ることを述べた．

文献

1) Gold LH. Rediscovering forensic psychiatry. In：Simon RI, Gold LH（eds）. Textbook of Forensic Psychiatry. American Psychiatric Publishing；2004. pp3-36.
2) Granacher RP Jr. Starting a forensic practice. In：Simon RI, Gold LH（eds）. Textbook of Forensic Psychiatry. American Psychiatric Publishing；2004. pp55-74.
3) 五十嵐禎人．刑事精神鑑定．日本精神神経学会 教育問題委員会 司法精神医学作業部会（編）．臨床医のための司法精神医学入門．新興医学出版社；2013. pp9-37.
4) 赤崎安昭．遺言能力．日本精神神経学会 教育問題委員会 司法精神医学作業部会（編）．臨床医のための司法精神医学入門．新興医学出版社；2013. pp107-114.
5) 西山　詮．民事精神鑑定 事例．民事精神鑑定の実際．新興医学出版社；1998. pp67-360.
6) 西山　詮．鑑定例の提示と解説．刑事精神鑑定の実際．新興医学出版社；2004. pp63-451.
7) 松下正明（総編集）．司法精神医学 1～6巻．中山書店；2005～2006.
8) Resnick PJ. Malingering. In：Heilbrun K, Marczyk GR, DeMatteo D（eds）. Forensic Mental Health Assessment. Oxford University Press；2002. pp479-511.
9) Slovenko R. Testamentary capacity. In：Psychiatry and Law. Little, Brown；1973. pp556-564.
10) 木川統一郎．鑑定人の意見と裁判官の意見が相違する場合について．石川　明，三木浩一（編）．民事手続法の現代的機能．信山社；2014. pp75-119.
11) 瀬戸正二．遺言能力．判例タイムズ 1989；No688：338-339.
12) 鹿野菜穂子．高齢者の遺言能力．立命館法学 1996；249：1043-1061.
13) 大塚　明．実務から見た高齢者の遺言と「遺言能力」．久貴忠彦（編集代表）．遺言と遺留分．第1巻 遺言．日本評論社；2001. pp65-80.
14) 渓内　謙．現代史を学ぶ．岩波書店（岩波新書）；1995. p141.

Ⅵ 外部組織との連携

3 成年後見制度

芦刈伊世子
あしかりクリニック

はじめに

　2000年4月から成年後見制度が始まり，15年余が過ぎた．成年後見制度のおかげで，精神上の障害により判断能力が不十分な者が，代理人の支援で契約締結等を正しく行うことができ，誤った判断に基づいた契約締結を取り消すことができるようになった．本人の財産や環境を管理，保護することができるようになった．さらに2005年度には全国の市区町村は「成年後見活用あんしん生活創造事業」を創設し，社会貢献型後見人養成が始まった．

　厚生労働省は2025年（平成37年）を目途に高齢者の尊厳の保持と自立生活の支援の目的で地域の包括的な支援・サービス提供体制（地域包括ケアシステム）の構築を推進していくそうだ．したがって成年後見制度は，このシステムのなかで高齢者の金銭的な保護と身上監護*のためには，なくてはならない制度である．

　この項では，成年後見制度と地域というテーマについて論じるが，対象は高齢者に限定させてもらうことにした．

＊：成年後見制度で，後見人が被後見人の生活・医療・介護などに関する契約や手続きを行うこと．

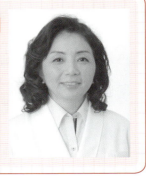

芦刈伊世子（あしかり・いよこ）　　　　　　　　　　　　　略歴

1962年兵庫県生まれ広島育ち．
1990年長崎大学医学部卒後，慶應義塾大学精神・神経科教室入室．2002年学位取得．専門は臨床薬理，老年精神科．
国立病院東京医療センター，慈雲堂病院，浴風会病院勤務．2002年よりあしかりクリニック開設．
2015年9月地域連携型認知症疾患センターに指定．
著書に『目撃！認知症の現場―専門医が診た家庭介護の実際』（一ツ橋書店，2007），共著に『医師たちが認めた「玄米」のエビデンス』（キラジェンヌ，2015）など．

2 成年後見制度における申立診断書

　後見人・保佐人・補助人が必要なのではないかと家族や地域の関係者が気づいたとき，少し判断が難しいと思われたとき，いちばん初めに相談されるのが，地域の精神科診療所ではないかと思われる．その判断があまり難しくないとき，「成年後見制度における申立診断書」は，地域医療に携わっている「かかりつけ医」が作成するようになってきた．かかりつけ医は医師会の開催する「認知症対応力向上研修」や「認知症アドバイザー医研修」を受けることで，認知症に関する診断書を書く機会が増えている．

　精神科医が診断書を書いてほしいと頼られる場合，金銭を巡る詐欺事件，金銭的虐待がすでに起きている場合がしばしばある．精神科医は精神障害者を医療保護していく観点が常にあるので，この社会的緊急性には親和性があるから躊躇せずに診断書を書くために診察をする．

3 地域包括ケアシステムのなかで

　診療所が地域医療を行うということは，大病院と比べてさまざまな人からの電話がかかると，すぐ医師につながれ，いわゆる「敷居が低い医療」を提供できるということでもある．さらに近年では「地域包括ケア」という考え方が主流になり，高齢者からはじまり，障害者，子どもまで，支援がないと独り立ちするのが難しい対象者に対して，地域総出で支えていこうということである．成年後見制度について，町内会・民生委員・地域包括支援センター職員，ケアマネジャー，市区町村の高齢福祉関連分野の職員はしっかり研修を受けている．社会福祉協議会のなかの「成年後見センター」がこの業務を担い，運営委員会を開催している．地域の介護関係者から診断書を書いてもらいたいという依頼がある場合，その対象者は「親類とは疎遠にしている独居の高齢者」であることが多い．

　地域の介護・福祉関係職員が義家族のようなかかわりを行っており，お金をおろしに銀行に行くときに，ついて行って，声掛けしながら財産管理をしていることが多い．

　この義家族が「財産管理は見守りだけではもう無理なのではないか」という判断をしたときに，地域の精神科診療所に電話がかかってくる．詐欺に遭いそうだ，誰かに財産を狙われているなどの SOS であることもある．高齢者の財産が今も狙われており，誰かに搾取されているということが日常茶飯事になってきている．高齢者はこの先お金がいるからと思って，貯金をあまり使わずに持っている人が多いことを皆知っているからだと筆者は思う．

4 成年後見制度の利用

　子どもと同居ないしは二世帯住宅に住み，年老いた親が子どもに通帳と印鑑を渡すことはよくある．その場合，子どもの兄弟が基本仲が良いか，うまく役割分担しているときには問題にならない．あえて成年後見制度を用いずに，特定の子どもが財産管理をしていることが多いが，そういった信頼関係のしっかりできている親子は，使い込みなどなければそう問題にはならない．親も多少自分のお金を子どもが使っていることがあっても，少額であれば，「仕方ない」くらいに思っていることが多いようだ．

　土地財産・株の処分，名義の書き換えが必要になるときや，同居していても，日中1人で，訪問販売で契約してしまうことが多い場合，本人の財産を守るために成年後見制度を利用するとよい．もともと家族に通帳印鑑，重要書類を管理してもらっている高齢者はわりあいスムーズに成年後見制度に持ち込まれ，兄弟も反対しない．しかしながら，同居であっても，独居であっても，「目の黒いうちは通帳印鑑など自分で管理したい」と思う高齢者の場合，さまざまな困難が生じる．

　財産管理がいつまでできるかという認識を自分自身で正確に判断することは正常老化の高齢者でも難しく，軽度認知障害や認知症，軽度の精神障害になった場合はなおさらその判断は難しくなる．

　アルツハイマー型認知症に「取りつくろい」という現象があるが，いろいろ取りつくろって「自分は何もかも，お金の管理も自立できている」という他者からみると不正確な認識で生きていることが多い．そんな状況のなかで，家族もいきなり成年後見の話にはなかなか持ち込みにくく，もし，金銭の話題を出し始めると，認知症があってもなくても高齢になると「財産を狙っている，調べようとしている」と思うことがある．そうなると，子どもたちは，親の金銭にはかかわりたくないという状況が生まれ，詐欺事件の予防ができないことがしばしばある．

● ケアマネジャーからの依頼―もう金銭管理は自立できません

事例1：80代男性，1人暮らし．
ケアマネジャーからの主訴：後見人が必要と思うが，判定をして申立診断書の作成をお願いしたい．
経過：50歳くらいまで妻・子どもと暮らし，会社で働いていたが，会社が倒産して離婚し，子どもとも連絡がなくなり身寄りもいなくなった．その後，転々と住所が変わり，X−1年10月に他区から転居して高齢ながら独居生活を送っていた．X年6月急性腎不全，うっ血性心不全，低栄養，脱水で総合病院に緊急入院した．病気は回復して自宅に退院するが，日常生活動作は低下し，要介護3と判定された．ヘルパーが毎日自宅を訪問して何とか食事と服薬はできている．物忘れは重症で，お金をあるだけ全部使ってしまい，どこにしまったかがわからなくなる．公共料金や家賃の支払いもできない．コンビニでタバコだけは買える．銀行に同伴してお金をおろして，財産管理に協力しているが，お金を出すことに本人は拒否的になっている．そこで，ケア

マネジャーは金銭管理ができなくなっていると判断し，後見人が必要と考えた．電話で当クリニックの精神保健福祉士（PSW）に相談し，X年11月ケアマネジャー同伴で診察することになった．MMSE（Mini-Mental State Examination）16点，遅延再生はまったくできず，日時見当識，計算ができない．頭部CTは軽度から中等度の萎縮が見られた．経過，画像，診察，心理テストからアルツハイマー型認知症，後見状態と判断し，申立書を作成した．区役所担当職員とケアマネジャーが家庭裁判所に，区長を申立人にして後見開始を申し立てた．家庭裁判所の判断で，鑑定に持ち込まれることなく，本人に司法書士の後見人による金銭管理，身上監護が開始された．

解説：たとえ「高齢期になっても元気」と言っていても，入院というエピソードを機に身体能力，判断能力が急速に低下し，回復が困難になることがよくある．最近は高齢期になると介護保険制度でヘルパー，ケアマネジャーが支援・介護することが基本と考えられている．事例1のように入院，退院，介護保険，後見申請という流れが介護従事者のなかではできているので，かかりつけ医か精神科診療所はタイミングよく診断書を提出することが大切である．

● 成年後見制度を利用して緊急介入する事例

事例2：90代女性，独居．区役所の担当課より「町内会の人たちに遺言状を書かされている，という疑いがあるので，緊急で成年後見制度の申立て用の診断書を書いてもらいたい」という電話が入った．

経過：X-9年に夫と死別して独居生活になり，X-5年任意後見候補のA氏が月に1回訪問していた．X-1年から本人は電話の操作ができなくなり，「A氏と電話がつながらない．A氏は自分を避けている」という不信感をもつようになった．X年の春に総合病院の受付から地域包括支援センターに「疎通がとれない」と通報されるエピソードがあった．地域センターの職員から区役所担当課に「町内会の人たちと印鑑証明を取りに来たが，大丈夫なのか？」と電話が入った．その次の日に，民生委員が本人の自宅を訪問したとき，「遺言状を書いた」と民生委員に本人が話し，民生委員から区役所担当課へ通報があった．区役所担当課は本人了解のもとショートステイに保護し，クリニックへ緊急で成年後見制度の判定のための診察をしてもらいたいと依頼があった．初診は区役所担当課，包括支援センター職員同伴で来院された．MMSEは18点，麻痺など神経症状はない．本来は頭部CTなど必ず施行するが，緊急性があったので，クリニックでは，アルツハイマー型認知症中期，後見相当という申立診断書を作成して，区役所担当者に渡した．審判が下りるまではショートステイしていたが，財産もあり，弁護士が後見人になり，在宅での生活を現在も続けている．

解説：独居で超高齢になり，周囲の人たちと孤立せずにつきあっていこうとすると，対面よく挨拶したり，会話したりするうちに，さまざまな人の思惑に巻き込まれてしまうこともある．住んでいるところから離して，その間に緊急で成年後見人を決めるという対応は確実である．

本人が「自立できない」と周囲への SOS を求めた事例

事例3：90代男性，1人暮らし．他県から引っ越してきてアパートのドアに「支援を求める」と手書きの紙を貼って助けを求め，その紙を見つけた住民は，地域包括支援センターへと連絡した．その後，近医の内科に包括支援センター職員が同行し，介護保険申請し，要介護1になった．理解力はほぼあり，記憶力が少し低下している程度なので，内科医は精神科医に鑑定をお願いしたいと判断し，包括支援センター職員が当クリニックに能力判定を相談した．初診の日にはMMSEは21点，それから1か月後は25点であった．頭部CTは軽度の萎縮や麻痺はなく，筋力の低下が年齢相応にみられる程度であった．年金額の把握も難しく，実際に買い物もしておらず，記憶は常に不正確であったので，後見と判断した．話した印象はしっかりしているので，鑑定にも持ち込まれて司法書士後見人がつくことになった．その後は後見人と相談しながら在宅生活を続け，時々短期間の入院をしながら，ケアマネジャー，ヘルパーに支援されながら地域で生活している．

解説：このように超高齢者が自分たちの町に引っ越してきて，SOSを訴えてくることは今後珍しいことではなくなる．身寄りもなく，関係も築かれていないので，早急に後見人が必要になってくる．ケアマネジャーや地域包括支援センターの観察を聴取して，早々の診断書を書くことが必要とされる．

共依存の親子を分離する

事例4：80歳女性，娘と同居．アルツハイマー型認知症．経過2から3年くらいたっている．X年－4か月ある日の夜，娘からかかりつけの病院のソーシャルワーカーに興奮した声で電話があった．「家を出ていく，もう介護しない」と言い，電話が切れた．その後，高齢者本人が1人で救急車を呼び，病院に搬送されて入院になった．入院時右目から出血があり，ケースワーカーが本人にきくと，「娘に引っ張られ，顔を手で掴まれ，その時に娘の爪が右目に入って出血した」と言っていた．次の日，区の高齢者虐待通報として届け出された．本人の精神状態や知的能力の程度から成年後見制度を利用したほうがよいと区役所の判断があり，入院中に主治医によって，成年後見用診断書「保佐相当」の診断書が提出された．その後，区役所から精神鑑定書の作成のための診察をしてもらいたいという依頼があり，X年8月8日に詳しく診察，検査を行うことになった．家庭裁判所書記官から鑑定依頼が正式にあり，鑑定書を作成した．合併症は2型糖尿病，右眼角膜上皮障害，右末梢性顔面神経麻痺，左失明状態，高血圧であった．家事は半介助であるが，薬も金銭も管理は困難．MMSEは，30点満点で換算すると，約20点レベルであった．本人の記憶はまだらで，少し話をしたくらいでは，認知症が目立たず，申し立て用の診断書の判定が保佐になるのも仕方ないと思われた．保佐という診断は本人の意思能力がかなり影響する．娘に暴力を受けているということがわかっているのにもかかわらず，そして，それがまた起きることが簡単に予想できるのに，「家に帰りたい」という帰宅要求が認められる．虐待の夫婦や

親子というのは「共依存」という関係があることが，精神科医，臨床心理士，精神保健福祉士のあいだではよく了解されている．そして，分離の必要があるという議論がなされる．実際に本事例においてもこれだけの虐待があっても本人は「家に帰りたい」という判断になってしまう．「ひどい目にあってもやっぱり彼女には私が必要，私も彼女が必要」という考え方になる「共依存」という心理的，精神的な病的状態である．こういった精神内界をもつ高齢者本人が，娘に「お金が必要だけど」と言われると，当然「それはかわいそうに，お金はあなたにあずけましょう．あげましょう」という思考になり，事例本人のために使われるべき年金が剥奪されてしまうという結果になる．本人の記憶はまだらで，判断も危ういので，この場合は後見状態として，本人の金銭や生活を守るべきと考えた．その後，親子の分離をするために，区役所は高齢者本人を施設へ入所させた．

解説：MMSEがある程度得点され，話をしても理解力が高い場合，後見か，保佐かという判断は難しい．心理的な力動も診断書を書くうえで重要な基準となるので，こういう場合，精神科医の判定が望まれる．「共依存」という関係性の病理は，親が高齢になったとき子どもとのあいだでしばしば起きてくる．働き盛りのはずの息子が母親を放っておけないと仕事を辞めて，親の介護を全面的にするという現象はしばしばある．思い通りにならないと，息子は親にどなったり，手を出したりすることがよくある．子どももわかっているが，止まらないといった強迫的な状態に陥ってしまう．息子は自分以上の介護をしてくれるデイサービスを探すが，なかなか納得いくデイサービスはなかったりする．また，「デイに行きたくない」とすがるように訴えられたりすると，「かわいそうで，外には行かせられない」といって，さらに2人だけの煮詰まった関係の介護が続いてしまう．母親の年金で子どもも生活しているので，生活を分離して成年後見人を付けると子どもは収入がなくなり，すでに中年になっているということがしばしばあるので，やがて子どもも1人暮らしの生活保護者になるということになる．

5 事例のまとめ

認知症になると多くの高齢者は家族，介護関係者，包括支援センター職員，ケアマネジャーに世話をされることになる．成年後見制度は自己決定の尊重，残存能力の活用，ノーマライゼーション等の新しい理念と従来の保護の理念（禁治産・準禁治産の制度）の調和を旨として，柔軟かつ弾力的な利用しやすい制度とされているので，世話をしている家族も地域の介護関係者も慎重に対応していかなければならない．「最高裁判所事務局家庭局 成年後見関係事件の概況 平成25年」によると，成年後見人等（成年後見人，保佐人及び補助人）と本人の関係をみると，配偶者，親，子，兄弟姉妹およびその他親族が成年後見人等に選任されたものが全体の約42.2％，親族以外の第三者が成年後見人等に選任されたものは，全体の約57.8％であった．また申立てのほとんどが後見であり，保佐，補助は少数である．

「保佐・補助」の部分で「自己決定の尊重」があるが，やはり基本的には「後見」によって，認知症の方の財産の保護・管理と身上監護をすることが多くの役割かと思われる．「後見」とはいっても，本人の考えや様子をしっかり評価して，後見人はその役割を果たさなければならない．

上記の事例は後見人となる家族がいない場合を多く記載したが，半数は家族，特に子どもが後見人・保佐人・補助人になる．その場合は預貯金の解約や不動産の売買，株や会社の契約に関することなど，銀行，郵便局，不動産会社などの手続きで家族の勝手にはできないときに後見人，保佐人・補助人が必要になる．また，お金にかかわる偏った，異常な契約をしてしまう危険を伴ったときである．

一度後見人がつくと，精神状態が回復しない限り，保佐人も必要ないという状態になることはめったにない．認知症高齢者が家族と住んでいるのに，家族が後見人にならないとき，家族と後見人とのあいだで意見の相違が出てくることはしばしばある．たとえば，家族のなかに働かない娘がいた場合，認知症になる前は高齢者本人（男性）は娘の国民年金や保険を支払っていたのに，後見人が弁護士になると，本人の通帳から本人以外へのお金を出すことはしないので，働かない娘は妻からお金をもらうことになってしまう．妻は「これでは食べていけない」と嘆かれることもある．もしも，本人が認知症でなかったら，こうしたのではないかと後見人が想像して，金銭管理をするのか，それともあくまで本人の年金収入は本人のためだけにあると考えて金銭管理するのか，家族には大きな影響が出てくる．地域の精神科医はこういったことも相談にのっていかなければならない．

6 被後見人の身分行為に関する後見人の権利

「財産の管理」と「身分行為」は異なる行為である．後見人がついても，婚姻，離婚，養子縁組といった行為は本人自身の意思が第一に尊重されるべきものであり，本人のみがこれを選択し，決定する．本人が，その行為の意味内容を理解しうる意思能力を有している場合，その身分行為は有効で，行為能力は必要なく，成年後見人の同意は不要である（民法764条，812条において民法738条を準用）．成年後見人がこれらの身分行為を代理することもできない．したがって，被後見人であっても，結婚も離婚も養子縁組もこの行為の意味内容が理解できる意思能力があれば可能ということになる．

独居で暮らすと人恋しいあまり，親切な人としゃべりたくなるのはあたりまえ．詐欺に遭っても，その人は親切にしてくれたからといって，被害の多さに比べて悲しみは少ない．悪意のある人たちに騙されて婚姻関係を締結されたり，養子縁組を結ばれたりすることもないわけではない．地域や家族は本項の成年後見だけでなく，身分行為にかかわる事件があることも想定していないといけない．

7 おわりに

　地域包括ケアという考え方で認知症高齢者を支援するとき，介護関係者が「お金の管理ができないのではないか，そして，どの程度できないのだろうか？」と疑問をもったとき，精神科診療所は，最も身近に相談ができる場所であるべきだと思う．しかしながら，精神科診療所の数には限りがある．認知症の研修を受けた「かかりつけ医」がその担い手になる事例が増えてきている．後見か，保佐かを迷うような事例はやはり精神科医に委ねられるかと考える．

　精神科診療所は今まで通り，そしてさらに地域と連携をして，認知症の方の意思能力，そして判断能力や人権，身上監護については，指導的立場となってこの未曾有の高齢化社会の課題を乗り越えていなかければならない．

参考文献

- 新井　誠，西山　詮．成年後見と意思能力―法学と医学のインターフェース．日本評論社；2002．pp181-204．

VI 外部組織との連携

4 横浜労災病院勤労者メンタルヘルスセンターの役割──勤労者医療と予防医療の実践

山本晴義
横浜労災病院勤労者メンタルヘルスセンター

1 労働者健康福祉機構と労災病院

　独立行政法人労働者健康福祉機構は，厚生労働省が所管する法人で，全国の労災病院と産業保健総合支援センターを運営している．労災病院は，勤労者医療の中核的役割を担うため，働く人々の職業生活を医療の面から支えるという理念のもと，労働政策の推進に寄与している．勤労者医療[1]とは，① 予防から治療，リハビリテーション，職場復帰に至る一貫した高度・専門的医療の提供，および，② 職場における健康確保のための活動への支援，である．

　現代はストレス社会といわれ，職場の人間関係，仕事の質や量，会社の将来性や雇用の安定性の問題が労働者の大きなストレスとなっており，労働者の約6割が，自分の仕事や職業生活に関して，不安やストレスを抱えている現状である[2]．労働者の自殺者は，自殺者全体の約3割にあたる8～9千人前後で推移し，その原因の第1位である健康問題の7～8割はうつ病などの精神疾患であるとされる[3]．また，精神障害などによる労災認定数も年々増加傾向にある[4]．メンタルヘルス不調などの労働者の休業による損失は，年間1兆円ともいわれ，メンタルヘルス問題は社会全体で取り組む重要課題となっている．こうした背景から，正規／非正規を問わず，労働者の心の

山本晴義（やまもと・はるよし） 略歴

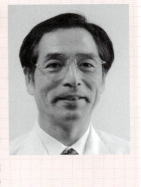

1948年東京都生まれ．1972年東北大学医学部卒業後，各地の病院勤務を経て，1991年横浜労災病院心療内科部長，2001年横浜労災病院勤労者メンタルヘルスセンターセンター長．埼玉学園大学大学院客員教授．診療に加え，年間8,000件のメール相談や，200回の講演など，メンタルヘルスの正しい理解の普及に尽力している．
著書として，『ストレス一日決算主義』（日本放送出版協会，2005），『ビジネスマンの心の病気がわかる本』（講談社，2007），『ストレス教室』（1996），『働く人のメンタルヘルス教室』（共著，2009），『メンタルサポート教室』（共著，2010），『こころとからだの健康教室』（共著，2010）〈以上，新興医学出版社〉，『初任者・職場管理者のためのメンタルヘルス対策の本』（共著．労務行政，2010），『交流分析であなたが変わる！ 心の回復 6つの習慣』（集英社，2015）など多数．『心療の達人 Dr. 山本晴義の実践！心療内科』（全2巻．ケアネット，2004），『元気な職場をつくるメンタルヘルス6』（全2巻．アスパクリエイト，2014）などのDVD，『予防のための音楽"うつ"』（デラ，2005）などのCDの監修にも携わる．

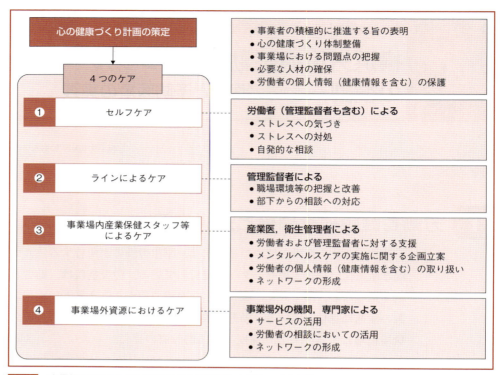

図1 事業場における「心の健康づくり計画」と「4つのケア」

健康保持は労働行政の重要課題と位置づけられ，従来の精神的不健康者の早期発見・早期治療や復職支援に加え，全労働者を対象とした予防的かつ健康支援的なストレス対策の実施が求められている．

旧労働省は2000年8月に，「事業場における労働者の心の健康づくりのための指針」[5]を出し行政指導を行ったが，現実には職場におけるメンタルヘルス問題への対応が的確にできる事業場は限られていた．そこで，厚生労働省は，2006年3月に，労働安全衛生法に基づく指針として「労働者の心の健康の保持増進のための指針（メンタルヘルス指針）」[6]を出した．この指針では，メンタルヘルスケアの推進には「4つのケア」をそれぞれの事業場のなかで一つのシステムとして機能させることを目指している．4つのケアとは，労働者自身が自らの心の健康について理解しストレス予防や軽減あるいはこれに対処する「セルフケア」，管理監督者が職場環境等の改善や労働者に対する相談対応を行う「ラインによるケア」，産業医等事業場内産業保健スタッフ等が支援する「事業場内産業保健スタッフ等によるケア」，事業場外の専門家の活用と支援である「事業場外資源によるケア」の4つのケアである（図1）．

労災病院や産業保健総合支援センターは，事業場外資源の一つとして，労働者と事業者の支援を行っている．

表 1 心療内科と勤労者メンタルヘルスセンターの比較

心療内科	メンタルヘルスセンター
・臨床医学(保険診療)	・予防医学的アプローチ
・1対1の診療が中心	・病院内外での活動(サービス)
・病院内での業務	・労働者,事業者が対象
・患者(病人)が対象	・一次予防(啓発活動,健康教育)
・診断と治療が中心	・二次予防(早期発見,早期対策)
・原因(病因)の追求	・三次予防(復職支援,再発予防)
・症状の改善が目的	・ストレスチェックによる気づき
・薬物・精神療法が中心	・ストレス対処法の指導・教育

2 横浜労災病院勤労者メンタルヘルスセンターの取り組みと実績

横浜労災病院では,メンタルヘルス不調者に対する診療部門である「心療内科」での臨床的対応に加え,予防医療実践の場として,「勤労者メンタルヘルスセンター」が1998年に設置された.勤労者メンタルヘルスセンターは,事業場外資源として,労働者および事業場のメンタルヘルス支援を行う公的EAP(Employee Assistance Programs;従業員援助制度)としての役割を担っている[7-9].臨床部門の心療内科と予防医療部門のメンタルヘルスセンターの両輪で勤労者医療を実践している(表1).なお,一次予防は啓発活動,二次予防は早期発見・早期対策,三次予防は復職支援・再発予防を指す.

勤労者メンタルヘルスセンターの活動内容は以下の通りである.

◆**勤労者こころの電話相談(無料)**[10]

2000年2月に始まった無料の電話相談は,元旦から大晦日まで年中無休で午後2時から午後8時まで,20人の産業カウンセラーが交代で対応していたが,諸般の事情により,2015年3月末で終了した.2014年度の相談件数は4,923件であった.

◆**メール相談(無料)**[11]

メール相談(mental-tel@yokohamah.rofuku.go.jp)は,筆者が全件担当し,24時間以内を目途に回答している.インターネットが発達した今日,Eメールは日常的なコミュニケーションの手段として確立しており,相談件数は年々増加し,累積で7万件を超えている.メール相談は,いつでもどこからでも送信できるという利便性があり,海外赴任者なども含め世界各国から,内容も多岐にわたっている.相談内容としては,職場の人間関係,パワーハラスメント等の業務上のもの,「眠れない」,「食欲がない」,「死にたい」といった不調を訴えるもの以外にも,「働きたいのに仕事がない」という訴えもある.基本的なスタンスとして,メール相談,電話相談は,あくまで相談であり診察ではないので,診療行為ではない旨を相談者には伝えている.2014年度の相談は8,517件であった.

◆**健康相談(カウンセリング)**

「健康相談」としているため来談に関して敷居が低く,職場の上司や家族にとっても勧めやすいのが特徴である.「心療内科や神経科を受診するほどではないが,ストレスが大きく精神的につらい」という人も利用しやすい.利用者は勤労者が2/3を占

表2 相談ツールの比較

		面談	電話	電子メール
特徴	情報量	最多	中間	最小
	相談への抵抗感	最大	中間	最小
	アクセスの容易さ	最も困難	中間	最も容易
	同期性	同期性	同期性	非同期性
	言語	話し言葉	話し言葉	書き言葉
利点および制約	空間的制約	あり	ない	ない
	時間的制約	あり	あり	ない
	費用対効果	低い	中間	高い
	セキュリティ	高い	中間	低い
	情報蓄積	低い	低い	高い
	面接者にとっての利便性	低い	中間	高い

(島 悟, 佐藤恵美. 相談活動におけるツールの比較. 第9回日本産業精神保健学会総会 一般演題B3. 東京女子医科大学. 2002)

め，企業など組織で働く人が多く，職種，役職はさまざまである．臨床心理士が担当しているので，適応状態に応じて，精神科や心療内科の医療機関を紹介している．また，産業保健スタッフの相談にも応じている．2014年度の相談件数は467件であった．相談ツールの比較を表2に示す．

◆**心身健康セミナー**

心身健康セミナーは心身医学をベースとする健康教育の場である．講師は，心療内科医，臨床心理士，産業カウンセラーが担当し，プログラム内容は随時ホームページ（http：//www.yokohamah.rofuku.go.jp/medical/mhc/home.htm）で紹介している．2014年度は53回開催し，257人が参加した．

◆**リラクゼーション機器体験**

ストレスをため込まないためには，気分転換やリラックスが大切である．過重労働からメンタル不調に陥る人は，多くの場合リラックス体験がない．リラックスとはどういう感覚なのか，リラックスした状態を体感してもらうことにより，自発的にリラクゼーションを行う習慣を身につけてもらうためのコースである．マッサージ器や体感音響装置などの各種リラクゼーション機器をそろえている．2014年度の利用者は，延べ2,865人であった．

◆**"メンタルろうさい"の普及**

労災疾病等13分野医学研究で開発した「インターネットによる勤労者のためのメンタルヘルスチェックシステム"メンタルろうさい"」の普及活動を行っている[12-14]．

"メンタルろうさい"のストレスチェックは，アメリカの国立労働安全衛生研究所（NIOSH）の職業性ストレスモデル[15]を参考に，信頼性と妥当性が確認された既存の質問票でそれぞれの変数を測定できるよう構成されており（図2），質問数192項目，回答への所要時間は約20分である．個人の回答に基づき，心の健康状態，職業ストレス要因，サポート，生活習慣，ストレス対処法，ライフイベントの6つのカテゴリーについて，コンピュータで自動生成された判定結果のグラフや図とともに，改善策

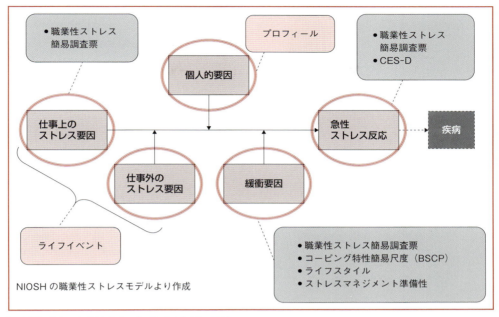

図 2 "メンタルろうさい"のテストバッテリー
CES-D：うつ病（抑うつ状態）自己評価尺度，NIOSH：アメリカ国立労働安全衛生研究所

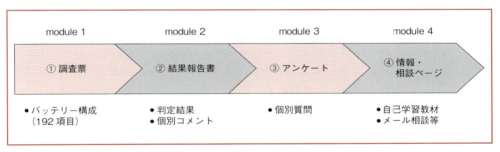

図 3 "メンタルろうさい"の4つのモジュール

や実行できそうな対処の具体例，実行することによるメリット等のアドバイスが，個別結果報告書としてフィードバックされる．個別結果報告書の閲覧後には，情報・相談のリンクページから，自己学習教材を閲覧したり，メールで個別相談できる構成となっている（図3）．2014年度の無料モニター利用者は742人であった．

◆産業医講習会

日本医師会認定産業医講習会を2か月に1回の割で，平日夜に開催し，100回を超えた．平日夜の開催ということで，開業医や勤務医の参加に便宜を図っている．嘱託産業医を対象に，メール相談事例を使って，参加型のメンタルヘルス講習会を実施している．

◆労災認定にかかわる業務

労災病院の重要な役割として，労災患者の治療とともに，労災認定にかかわる意見書の提出も重要な任務である．

Ⅵ. 外部組織との連携

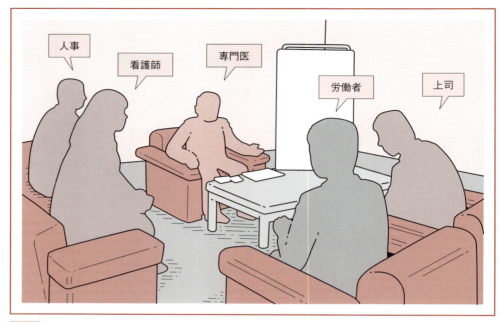

図 4　職場訪問型復職支援における「合同面談」の構成メンバー

◆職場訪問型復職支援[16)]

　心の健康問題等で休業している労働者が円滑に職場復帰し,再発を予防するために,医師や心理スタッフが職場に訪問し,治療と就労の両立支援を行っている(三次予防).職場訪問型復職支援の特徴として,「合同面談」(図 4) がある. 希望者には,個別のカウンセリングも提供している. 職場訪問型復職支援の効果として,事業所からは,① 定期的な相談機会が確保されることでメンタル不調者の状況把握が定期的に行えるようになり初期対応の充実がはかれた,② セカンドオピニオンがもらえた,③ メンタル不調者に対して事業所がとるべき行動のアドバイスがもらえた,④ 保健スタッフや人事労務担当者等の知識が向上した,⑤ 合同面談等により効率的なメンタルヘルスケアができた,などの評価を得ている.

◆講演活動

　一次予防の中心は啓発活動である.「働く人のメンタルヘルス」をテーマに,年間 200 回に及ぶ講演活動を行っている. 講演活動は,二次予防(早期発見,早期治療)として,心療内科受診,メール相談,電話相談,"メンタルろうさい"につなげる役割もある.

3　ストレスチェック制度への支援

　改正労働安全衛生法に基づくストレスチェック制度[17)]が 2015 年 12 月から施行される. その概要は,「労働者の心理的な負担の程度を把握するための,医師または保健師による検査(ストレスチェック)の実施を事業者に義務づける. 事業者は,検査

結果を通知された労働者の希望に応じて医師による面接指導を実施し，その結果，医師の意見を聴いたうえで，必要な場合には，作業の転換，労働時間の短縮その他の適切な就業上の措置を講じなければならないこととする」である．また，ストレスチェック制度は，労働者自身のストレスへの気づきとその対処の支援および職場環境の改善を通じてメンタルヘルス不調となることを未然に防止する一次予防を主たる目的としている．

本制度の施行にあたり，産業医や事業者からのメール相談が増えている．本制度が有効に活用され，労働者が生きがい，働きがいをもって就労でき，職場環境改善へのサポートをすることが，政策病院である労災病院に働く心療内科医としての務めと考えている．

文献

1) 若林之矩．これからの勤労者医療の展望．心身医療 1998；10：904-906．
2) 厚生労働省．平成24年度労働者健康状況調査．2013．
3) 警察庁．平成24年度中における自殺の概要資料．2013．
4) 厚生労働省．脳・心臓疾患と精神障害の労災補償状況．2014．
5) 労働省通達．事業場における労働者の心の健康づくり指針．2000．
6) 厚生労働省通達．労働者の心の健康の保持増進のための指針．2006．
7) 山本晴義．メンタルヘルス．勤労者医療の最前線．労働調査会；2000．pp168-183．
8) 山本晴義．公的EAPとしての労災病院勤労者メンタルヘルスセンターの役割．産業ストレス研究 2003；10：239-243．
9) 山本晴義．労災病院勤労者メンタルヘルスセンターの役割．安全と健康 2007；8：450-453．
10) 大島厚太郎，山本晴義．勤労者心の電話相談．現代のエスプリ別冊 産業カウンセリングの実践的な展開．至文堂；2002．pp114-124．
11) 山本晴義．ドクター山本のメール相談事例集．労働調査会；2011．
12) 山本晴義．インターネットを用いた勤労者のためのメンタルヘルスサポートシステム"MENTAL-ROSAI"の開発．心療内科 2009；13（1）：76-81．
13) 伊藤桜子,山本晴義,児玉健司ほか．WEB環境を利用したメンタルヘルスチェックシステム"MENTAL-ROSAI"の介入効果の検討．日職災医誌 2010；58：135-144．
14) 山本晴義，津久井 要，伊藤桜子ほか．「職場におけるメンタルヘルス不調予防に係る研究・開発，普及」研究報告書．労働者健康福祉機構；2013．
15) 原谷隆史，川上憲人．労働者のストレスの現状．産業医学ジャーナル 1999；22（4）：23-28．
16) 山本晴義．職場訪問型復職支援の実際．日職災医誌 2014；62：357-363．
17) 厚生労働省．改正労働安全衛生法に基づくストレスチェック制度について．2015．

> コラム
> COLUMN

日本精神神経科診療所協会と地区協会について

渡辺洋一郎
渡辺クリニック

1. 日本精神神経科診療所協会の歴史

　入院医療が主流であった明治，大正の時代から，精神科医が独立し診療所を開業する例はわずかにあった．昭和に入って精神科診療所の開設の動きが各地で起こり，戦後，環境の変化を原因とする精神疾患が増加したこと，1954年（昭和29年）に向精神薬のクロルプロマジンが登場したことも入院中心の医療が外来医療の可能性を高めた．昭和30年代後半には，患者の居住地域で治療を行う取り組みが紹介され，精神科診療所の数もわずかずつ増加傾向となった．また，精神科専門病院が退院患者をアフターケアする必要性から，サテライトクリニック，ナイトクリニック開設の動きもみられた．1965年（昭和40年）に通院医療費の公費負担制度ができたことをきっかけに，全国各都市で精神科診療所の開設が相次ぐようになり1970〜72年（昭和45〜47年）には全国で約700に達した．しかし，各地の精神科診療所の経営は厳しく，内科などを併設し他科の診療報酬でかろうじて精神科診療を維持しているのが実情であった．このような状況のもと，精神科診療所を開設した医師たちのあいだに共通の問題意識と共同で問題の解決に向かう気運が盛り上がり，神奈川（1965年〈昭和40年〉），大阪（1970年〈昭和45年〉），神戸（1972年〈昭和47年〉），と相次いで精神科診療所医会が誕生した．

　1974年（昭和49年）11月東京で，日本精神神経科診療所医会全国協議会準備世話人会が開催され，全国組織の正式名称が「日本精神神経科診療所医会」（以下，日精診）と決定され，同年12月結成大会（第1回総会）が東京で開催された．参加者数は61人であった．1976年（昭和51年）には，会員数は200人を超えた．診療報酬点数改

渡辺洋一郎（わたなべ・よういちろう）　略歴

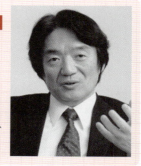

1952年愛知県生まれ．
1978年川崎医科大学卒．
1986年神戸アドベンティスト病院心療内科勤務を経て，1988年渡辺クリニック開設．
2004年4月〜2012年6月公益社団法人大阪精神科診療所協会会長．
2012年6月より公益社団法人日本精神神経科診療所協会会長．
共著書として，『医療従事者のための産業精神保健』（新興医学出版社，2011），『職場のメンタルヘルスケア―精神医学の知識＆精神医療との連携法』（南山堂，2011）などがある．

正への活動を強化するとともに，会を魅力あるものにすること，診療所精神医療の学術的な基盤をつくることを重要課題とし，さらに法人化を目指すために公益活動にも力を注ぎながら組織の拡大に努力がなされた．その結果，1995年（平成7年）3月，日精診は「日本精神神経科診療所協会」に名称を変更し，公益法人として認可された．そして，1998年（平成10年）には協会会員が1,000人を超えた．

その後，さまざまな社会的状況もあって精神科医療へのニーズが高まったこともあり，2015年（平成27年）3月現在，当協会は全国におよそ1,650人の会員を有している．そして，公益活動が認められ2012年（平成24年）4月には新制度における「公益社団法人」として認定も受けた．

2. 日精診の活動

現在，日精診では，診療所における地域精神保健医療福祉事業についてのさまざまな調査・研究，市民の精神保健と精神科医療に対する意識向上のための公開市民講座・諸刊行物の発行や相談事業，医師・メディカルスタッフの研鑽のため学術研究会・研修会の開催，地域精神保健医療福祉の進歩に寄与する調査研究に対する助成事業，災害時における精神保健医療福祉に関する支援事業，各地区における地域精神保健医療福祉活動の共催・後援・支援等，さまざまな公益事業を展開している．さらに，他の精神科医療団体，各種職能団体，行政組織等，関連機関への協力事業等を幅広く行っている．

1995年1月に起きた阪神淡路大震災，2011年（平成23年）に生じた東日本大震災においては以下の通り活動を行っている．

● 阪神淡路大震災における日精診の活動

1995年1月に起きた阪神淡路大震災においては，多くの会員が被災し，診療所の被災は全壊11か所，半壊7か所であった．そのなかで被害の少なかった兵庫県精神神経科診療所協会の会員が直ちに震災対策活動を開始した．まず大阪の会員から手持ちの薬剤が届けられ，続いて日精診事務局の呼びかけに応じて，全国から薬剤が届けられた．その後は休診中だった神戸市中央区の診療所に対策本部を開設し，2月20日から救援体制を敷き，医師，看護師，精神保健福祉士（PSW），臨床心理士（CP）ら延べ106人（医師51人）が本部での診療，カウンセリングにあたった．また，避難所や仮設住宅への往診訪問，各診療所の情報提供や支援活動のニュースの発行などの活動を精力的に展開した．阪神淡路大震災での経験が，その16年後に起きた東日本大震災での救援活動に生かされた．

● 東日本大震災における日精診の活動

2011年3月11日に発生した東日本大震災を受け，日精診では直ちに対策を開始した．3月13日（日）には東京に三役が集まり，会長を本部長とする地震支援対策本部を立ち上げ当面の方針を決定，日精診としての活動方針を決定すべく3月17日（木）〜18日（金）には日精診三理事を先遣隊として仙台市に派遣した．その報告をもとに日精診として，① 被災地診療所協会の活動支援のための義援金の募集，② 東北地方当

協会所属診療所の情報確認，③ 被災地の「心のケア」への協力などを決定した．そして，仙台市精神保健福祉総合センターが組織するこころのケアチームへ精神科医・メディカルスタッフ派遣など日精診としての体制をつくり活動を開始した．そして，日精診会員に，支援活動に参加する精神科医とメディカルスタッフを呼びかけ，震災対策事務局で日程調整し，以後途切れないように人員を確保して支援活動を続けた．

現在においても支援を続けており，2011年10月に石巻市に震災被災者の精神面をサポートする活動拠点「からころステーション」が開所されたが，この運営を日精診の会員が中心となって設立した一般社団法人「震災こころのケア・ネットワークみやぎ」に委託している．日精診としてこの活動を支援すべく，精神科医，あるいはメディカルスタッフの派遣を行い，ほぼ毎日，全国どこかの診療所から精神科医が支援に訪れている．

3. 日精診の組織

全国6ブロックから選出された理事で構成する理事会のもとに，以下のように各種委員会およびプロジェクトチーム（PT）が設置されている．① 地域福祉・デイケア委員会，② 認知症等高齢化対策委員会，③ 児童青少年問題関連委員会，④ 産業メンタルヘルス関連委員会，⑤ 女性の精神科医療を考える委員会，⑥ 医療制度対策委員会，⑦ 医療観察法等検討委員会，⑧ 医療経済委員会，⑨ 会誌編集委員会，⑩ 情報システム委員会，⑪ 精神科診療所から見た精神医療を考えるPT，⑫ 自殺対策PT，⑬ 会員サポートシステムPT，である．

● **地区協会**

現在，全国ほとんどの都道府県に地区協会が設立されている．毎年，地区会長との協議会を開催し，さらに，地区協会長間のメーリングリストを利用して緊密な情報交換をはかっている．また，日精診の理事会では，各ブロック担当の理事が毎回ブロック内の地区協会からの意見や情報を吸い上げて報告することになっている．

4. 日精診加入のメリット

何といっても大きなことは，同じような仕事をし，同じような悩みをもつ仲間とのネットワークができることである．患者さんの転勤・転居に伴う紹介が容易になるといった現実的な側面も大きいが，同じ立場の精神科医同士が，情報交換，意見交換ができる場があるというのは非常に大きな精神的支えになる．さらに，国や厚労省の施策などに対して意見がある場合には，日精診の委員会，理事会など組織を通して会員個々の意見を吸い上げ，反映させていくことも可能になる．

精神科診療所においては，医師以外の多職種の従事者の充実が欠かせないが，日精診の各委員会が主催する講演会，研修会への参加，チーム医療地域リハビリ研修会という診療所従事者が中心になって開催する研修会に参加することで，従事者も研鑽と交流の場がもてる．

会員向けに診療報酬や医療制度など精神科診療所をとりまく環境変化に即応すべく，

FAXニュースや機関誌の発行，会員・各委員会メーリングリスト等を通して情報発信も行っている．さらに，会員のサポートを検討し，必要な支援を実行するために会員支援プロジェクトチームを作成し，現在，以下のように内容を検討している．① 保険医療情報の提供，② 保険審査で減点が多い医療機関への指導，③ 診療所の 6 か月指導などへのアドバイス，④ 急な疾病時の代診紹介システム，⑤ 患者クレームへの説明・解決策の作成，⑥ HP等の充実による会員診療所の差別化，⑦ 会員支援のための緊急電話サービスの開始，⑧ 弁護士，税理士，社会福祉士などの紹介，⑨ 地域の保健所や生活保護事務所への嘱託斡旋，⑩ 地域の特別養護老人ホームや有料老人ホームへの嘱託斡旋，⑪ 精神科看護ができる訪問看護ステーションの紹介，などである．

これらはまだ実施されているものではないが，会員支援プロジェクトチームを通して，今後も会員に対する目に見えるサービスを拡大していく所存である．

5. 日精診への入会について

日精診への入会に関する情報を以下に示す．

◆入会資格

精神科の臨床経験 5 年以上で，精神科を主たる届出科目とする診療所の管理医師，またはそれに準ずる医師．
① 正会員は 1 診療所に 1 人
② 賛助会員A：正会員の精神科診療所に勤務する精神科医
③ 賛助会員B：正会員および賛助会員A以外の精神科医
④ 賛助会員C：団体

◆入会方法

正会員 2 人（同ブロック内）の推薦を得て，所定の入会申込書，履歴書を記入して地区会長に提出していただく．理事会で審議のうえ，入会が認められる．

◆入会にかかわる費用

・**正会員**
① 入会金　30,000 円
② 年会費　48,000 円

・**賛助会員A**
① 入会金　15,000 円
② 年会費　24,000 円

・**賛助会員B**
① 入会金　なし
② 年会費　18,000 円

・**賛助会員C**
① 入会金　なし
② 年会費　100,000 円

コラム COLUMN

医師会について
——医師会に入るメリットと経済的負担，地域医師会との交流

石井一平
石井メンタルクリニック

　以前の開業医は日本医師会（以下，医師会）に入ることが当然であった．最近では，レセプトのオンライン請求が一般化し，各種医療情報提供サイトが増え，医師会に入ることが敬遠されている．

　医師会入会の必要があるかないかは，普遍的なものではなく，その医師の診療方針や経営理念などによって決まる．

1. 医師会入会のメリット

● 各種講演会や勉強会

　製薬会社主催の勉強会がさかんだが，参加者間の交流の機会は乏しい．医師会主催の勉強会や講演会では，自分が得意な分野を講師として担当したり，かかりつけ医として相談を受ける他科疾患についての知識も得やすい．大学病院勤務時代に重きをおきにくかった common disease への診療の極意も伝授されやすい．地元の病院や診療所の医師との懇親の度合いが増し，相互に得意分野など理解できて，顔の見える連携が可能となり，病診連携・診診連携が取りやすく，患者紹介しやすくなる．

● 診療の質の信頼

　医師会入会時に審査があり，入会後の活動に対しても相互研鑽が行われる．また医道審議会などの存在で会員規範を示し，各種委員会活動で良質な医療活動を担保している．このことにより医師会会員として，患者など周囲からの信頼が得られる．

石井一平（いしい・いっぺい）　　　　　　　　　　　　　　　　　　　　略歴

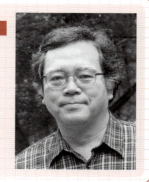

1948 年	東京都生まれ
1977 年 3 月	東京医科歯科大学医学部卒業
1979 年 10 月～1980 年 12 月	東京都立松沢病院に勤務
1983 年 3 月	東京医科歯科大学・医学部・精神神経科大学院卒業
1984 年 3 月～1991 年 6 月	東京都教職員互助会三楽病院精神神経科に勤務
1991 年 7 月	石井メンタルクリニック開業

- **日本医師会医師賠償責任保険への自動加入（HPより抜粋改変）**

　日本医師会が契約者となり，A会員（診療所等を管理する医師）のすべてを対象とした医師賠償責任保険で，個別加入手続きは不要．紛争の公正妥当な解決を図るために，賠償責任審査会が中立の立場で医学的，法律学的見地から審査を行う．医療行為によって生じた身体の障害につき損害賠償を請求され，その請求額が100万円を超えるものが対象となる．紛争解決に医師が矢面に立つことが少なくなるよう，訴訟・示談などの交渉を代行する仕組みが整っている．医療分野を専門とする弁護士の手配から費用負担まで，医賠責の範囲内で医師会が当事者に代わって行う．

- **地域の健診・検診業務，行政との情報の受け渡し**

　一般身体科では，予防接種や健診・検診を担当することで，地域住民が診療所を知る契機となる．医師を知るよい機会になり，その後の受診につながる．医師会に入ると，行政からの委託業務に協力する立場となる．役所の保健師やケースワーカー（CW）などと顔見知りになり，患者の紹介や行政手続きの支援も受けやすくなる．保健師や役所職員の情報量は多く，他院からの問合せにも対応が得られやすい．また各種の医療情報や認定医制度の情報を得やすい．

- **医師国民健康保険（医師国保）**

　医師国保の保険料は，普通の国保と異なり，収入に関係なく一定である．東京都医師国民健康保険組合の場合は，2015年（平成27年）度の基本の医療保険料は，第1種組合員（本人）が毎月20,500円，第2種組合員（被雇用者）が毎月10,500円，家族が毎月6,500円となっている．

- **日本医師会医師年金の加入可能（HPより抜粋改変）**

　会員のための積立型私的年金で，現役世代が高齢者を支える公的年金制度とはまったく異なる．「自分で積立てた分を将来自分で受け取る」積立型の年金．基本年金は一生涯受取り可能．基本年金と合わせて受け取る加算年金は，終身年金または確定年金で受取り可能．加算年金保険料には上限がない．

- **同業者としての仲間づくり**

　先輩開業医は，診療報酬制度，税金，スタッフの募集や人事，地域の医療体制などの知識も豊富である．保険診療報酬の審査員などに就く会員もいて，診療報酬請求や集団指導また個人指導時の対応策など，具体的なアドバイスを得られやすい．趣味のクラブもある．

- **日本医師会認定産業医の更新手続きなどが医師会を通して可能**
- **文献複写サービス，コンテンツサービス**

　日本医師会医学図書館の所蔵文献や，他の大学図書館や国立国会図書館，海外の図書館などから，安価で複写を取り寄せることができる．また，特定の雑誌の最新号の目次コピーを，定期的に届けるサービスも受けられる．

　一般身体科では，予防接種や各種健診・検診業務への参画により経営面で大きく有利

になり，受託目的で医師会に入会されることもある．精神科・心療内科では，2015年12月からストレスチェック制度が実施されても，医師会員である必要はない．医療経済的な面からは入会のメリットは少ないように思える．

　しかし開業すると，同僚からのアドバイスや新規情報などの入手が乏しくなり，万一の事故などへの対応が心配となる．大学や大病院での「医局」人間関係〜仲間も大事であるが，開業するとその関係も細りがちで，近隣医師との交流が主になってくる．医師会会合などで面識ができ，患者紹介の多くの道ができ，多少の無理も受け入れられやすくなる．

　医師によっては，崇高な理念のもと，地域住民・地域医療に貢献すべく，開業医活動を行う姿勢をもつ．その理念達成には個人の力では足りず，医師集団としての活動であれば達成されやすい．医師会役員で活躍したい，医師会活動を通して地域に貢献したいと考えている医師は，おおいに仕事を受けて積極的に医師会活動に参加すればよいだろう．地域健康福祉行政や診療報酬などに関心をもつ医師には，積極的な発言の場がある．

2. 医師会入会のデメリット

● 入会金や月会費が高い

　医師会への入会は，入会する地区医師会によって異なるが，地区医師会だけではなく，都道府県医師会と日本医師会にも入会することが望ましい．入会金や会費は地区医師会にのみ支払い，そこから都道府県医師会と日本医師会に定額分納入される．会費や入会金は，① 郡市地区医師会費 ＋ ② 都道府県医師会費 ＋ ③ 日本医師会費の合計となる．入会金，年会費（月会費）は，その地区の医師会員数や医師会館などの状況により金額が異なり，直接地区医師会に問い合わせる必要がある．

● その他の負担

　一般科では，学校医，夜間休日診療当番，予防接種，介護保険認定審査員など行政関係の委員，など協力依頼される仕事が多くある．ときには診療時間を割かなければならない．

　精神科関係でも，知的障害者施設や老人施設の嘱託医，行政関係の各種委員，介護保険や総合支援区分の審査員，福祉事務所の嘱託医など協力依頼されることもある．役所関係の委員報酬は見合う金額ではなく，ボランティア精神で引き受けると割り切ったほうが楽である．もちろん，これらが負担であるかやりがいであるかは，本人次第であろう．

　政治活動の支援をする医師政治連盟との重複構造があり，地区医師会による医師政治連盟会費の徴収方法がある．政治活動を好まない医師には負担となろう．

　医師会に入ってどんなメリットを享受できるかではなく，入会して何をしてみようか，が判断のポイントとなろう．個人ではできないことができることは確かにあるし，今後の法改正や制度変更で，医師会員でないと受けにくい仕事も出て来るだろう．医師賠償

責任保険などは安心して診療を行うのに心強い制度である．

3. 医師会以外の団体

　医師会以外には学会や医会がある．精神科関係では精神科七者懇談会に入る，公益社団法人 日本精神神経学会，精神医学講座担当者会議，公益社団法人 日本精神科病院協会，国立精神医療施設長協議会，公益社団法人 全国自治体病院協議会，公益社団法人 日本精神神経科診療所協会，日本総合病院精神医学会，が代表団体である．開業医に最も関係のある日本精神神経科診療所協会などにつき説明を加える．

● **日本精神神経科診療所協会（日精診）**

　精神科医の開業では，医師会に入るよりは，この診療所協会への入会が多くみられる．日精診のHPによると，1974年（昭和49年）12月，全国の開業精神科医が集って日本精神神経科診療所医会を結成したことから始まり，1995年（平成7年）3月からは社団法人，2012年（平成24年）4月には公益社団法人となり，2014年（平成26年）4月には会員数が1,600人を超えている．

　精神科臨床経験5年以上で，精神科を主たる届出科目とする診療所の管理医師，またはそれに準ずる医師．正会員は1診療所に1人のみ入会できる．

　協会の目的は，精神科診療所の資質の向上，精神保健に関する事業を行い，精神障害者の福祉の増進および精神科医療ならびに国民の精神保健の向上に貢献すること．2015年の正会員の入会金は30,000円，年会費は48,000円である．

● **東京精神神経科診療所協会（東精診）**

　多くの県単位で同様の地区協会がある．東精診のHPによると，1972年（昭和47年）に東京精神科医会として発足．精神神経学会が認定する「精神科専門医」や，国の定める「精神保健指定医」等の精神科領域の専門資格が入会の条件（原則として日精診の会員であることも条件）．都内で精神科の看板を掲げている精神科医療機関は1,000を超えるといわれるが，東精診の会員は2015年4月で約270人（うち約150人が日精診の会員）．

　協会の目的は，精神保健・医療・福祉に関する知識の普及および啓蒙活動，関係諸機関・他科との連携を通じ精神神経科診療所を中心として地域精神保健・医療・福祉事業および援助活動を行い，もって疾病または障害，および両者を併せもつ精神障害者の保健・医療・福祉の充実・増進，および地域住民の精神保健の向上に貢献するとともに精神神経科診療所の資質の向上・発展を図ること．2015年の正会員の入会金は3,000円（!!），年会費は36,000円である．

コラム COLUMN

外部機関から個人情報提供を求められた際の対応

内海浩彦
内海メンタルクリニック

1. はじめに

　医師，弁護士等は，刑法第134条（秘密漏示）第1項に「医師，薬剤師，医薬品販売業者，助産師，弁護士…の職にあった者が，正当な理由がないのに，その業務上取り扱ったことについて知り得た人の秘密を漏らしたときは，6月以下の懲役又は10万円以下の罰金に処する」と明記されているように，また，刑事訴訟法第105条（押収拒否権）および第149条（証言拒否権）により，守秘義務を負っています．しかし，デジタル化された大量の情報がインターネット上で行き交う現代社会においては，刑法などによる罰則規定だけでは，もはや対応不能の状況で，医療福祉関係者等特定の資格者や事業所に限らず，社会全体で個人情報保護に取り組むための新しいルールが必要となり，「個人情報の保護に関する法律」（個人情報保護法）が制定されました．

　現在は，個人情報の取り扱いに関して，一定規模以上の民間事業者については個人情報保護法により規定されています（個人データの数が5,000件以下の医療機関は，取扱事業者としての義務を負いませんが，ガイドラインを同様に遵守するよう努めることが求められています〈努力規定〉）．その第23条第1項には「個人情報取扱事業者は，次に掲げる場合を除くほか，あらかじめ本人の同意を得ないで，個人データを第三者に提供してはならない」とあります．第三者への情報提供は原則として本人の同意が必要ということですが，いくつかの例外が規定されていることに加え，通常の医療行為のための連携に必要な情報提供に関しては，事前に院内掲示で明示しておくことによって，同意が得られていると見なすことができる，と考えられています（包括的同意）．日常臨床でのスムーズな医療連携のために，明示された内容に関して，本人の同意をそのつ

内海浩彦（うつみ・ひろひこ）　　　略歴

1960年　愛媛県生まれ．
1987年　京都府立医科大学卒．
1995年　同大学大学院修了．
姫路北病院副院長を経て，現在，内海慈仁会有馬病院副理事長で内海メンタルクリニック医師．

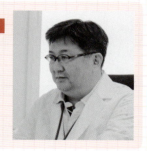

表 1　医療・介護関係事業者における個人情報の適切な取扱いのためのガイドライン（抜粋）

(1) 第三者提供の取扱い
- 民間保険会社からの照会
- 職場からの照会
- 学校からの照会
- マーケティング等を目的とする会社等からの照会

(2) 第三者提供の例外
① 法令に基づく場合
② 人の生命，身体又は財産の保護のために必要がある場合であって，本人の同意を得ることが困難であるとき
③ 公衆衛生の向上又は児童の健全な育成の推進のために特に必要がある場合であって，本人の同意を得ることが困難であるとき
④ 国の機関若しくは地方公共団体又はその委託を受けた者が法令の定める事務を遂行することに対して協力する必要がある場合であって，本人の同意を得ることにより当該事務の遂行に支障を及ぼすおそれがあるとき

(3) 本人の同意が得られていると考えられる場合
第三者への情報の提供のうち，患者の傷病の回復等を含めた患者への医療の提供に必要であり，かつ，個人情報の利用目的として院内掲示等により明示されている場合は，原則として黙示による同意が得られているものと考えられる．
なお，院内掲示等においては，
（ア）患者は，医療機関等が示す利用目的の中で同意しがたいものがある場合には，その事項について，あらかじめ本人の明確な同意を得るよう医療機関等に求めることができること
（イ）患者が，（ア）の意思表示を行わない場合は，公表された利用目的について患者の同意が得られたものとすること
（ウ）同意及び留保は，その後，患者からの申出により，いつでも変更することが可能であること
をあわせて掲示するものとする．

（厚生労働省．平成 16 年（2004 年）12 月 24 日通知より）

ど取る必要がないように配慮されています．

2. 個人情報保護のガイドライン

　具体的な運用の仕方については，厚生労働省の「医療・介護関係事業者における個人情報の適切な取扱いのためのガイドライン」（表 1）に詳しく示されています．

　診療所においても，院内に個人情報保護の方針や利用目的を掲示することで，患者に黙示の同意が得られていると考えてよい，ということです．ただし，表 1 の（ア），（イ），（ウ）も付記しておかなければなりません．

　さらに，表 1 の(3)に関しては，個人情報の具体的な利用目的を明示する必要があります（表 2）．

　また，契約している電子カルテのリモートメンテナンス業者や検体検査業務を行う事業者などについては，委託先の個人情報保護対策を確認し，誓約書を作成しておくことが必要と思われます．診療所の職員に関しては，個人情報の取り扱いについて従うべきルールを定めた個人情報管理規定を作成しておく必要があり，万が一の訴訟に備えるためには，各職員に情報管理規定の理解を促したうえで，「個人情報保護に関する誓約書」に署名・捺印をしてもらっておく必要があるでしょう．

　厚生労働省の「医療・介護関係事業者における個人情報の適切な取扱いのためのガイドライン」に関する Q＆A（事例集）によると，

表 2　医療関係事業者の通常の業務で想定される利用目的（抜粋）

【患者への医療の提供に必要な利用目的】
〔医療機関等の内部での利用に係る事例〕
- 当該医療機関等が患者等に提供する医療サービス
- 医療保険事務
- 患者に係る医療機関等の管理運営業務のうち，
  入退院等の病棟管理，会計・経理，医療事故等の報告…

〔他の事業者等への情報提供を伴う事例〕
- 当該医療機関等が患者等に提供する医療サービスのうち，
  他の病院，診療所，助産所，薬局，訪問看護ステーション，介護サービス事業者等との連携
  他の医療機関等からの照会への回答
  患者の診療等に当たり，外部の医師等の意見・助言を求める場合
  検体検査業務の委託その他の業務委託
  家族等への病状説明
- 医療保険事務のうち，
  保険事務の委託，審査支払機関へのレセプトの提出や照会への回答
- 健康診断等の結果の通知
- 医師賠償責任保険などに係る，医療に関する専門の団体，保険会社等への相談又は届出

【上記以外の利用目的】
〔医療機関等の内部での利用に係る事例〕
- 医療機関等の管理運営業務のうち，
  医療・介護サービスや業務の維持・改善のための基礎資料
  医療機関等の内部において行われる学生の実習への協力
  医療機関等の内部において行われる症例研究

〔他の事業者等への情報提供を伴う事例〕
- 医療機関等の管理運営業務のうち，外部監査機関への情報提供

（厚生労働省，平成 16 年〈2004 年〉12 月 24 日通知より）

> Q3－1：本人の同意を得る場合には，文書で同意を得る必要がありますか．
> A3－1：医療機関等については，本人の同意を得る方法について法令上の規定はありません．このため，文書による方法のほか，口頭，電話による方法なども認められます．このため，同意を求める内容や緊急性などを勘案し，それぞれの場面に適切な方法で同意を得るべきと考えます．介護関係事業者については，介護保険法に基づく指定基準により，サービス担当者会議等において利用者または家族の個人情報を使用する場合は，利用者及び家族から文書による同意を得ておく必要があることに留意が必要です．（参照：ガイドライン p25）

―以上，厚生労働省，「医療・介護関係事業者における個人情報の適切な取扱いのためのガイドライン」に関する Q ＆ A（事例集），2005 より―

とあり，介護関係事業者では文書での同意が義務づけられている一方で，医療機関に関しては第三者への情報提供の際に必ずしも文書での同意が必要というわけではないようです．ただし，何らかの適切な方法で必ず同意を確認することが必要です．知人の弁護士もその点を強調していました．

3. それぞれのケースについて

● 保険会社からの照会

入院や通院の治療を行った場合，医療保険の給付金請求に必要な「医師の診断書」の提出は日常的な業務ですが，この場合は利用目的にも記載されていますし，ガイドライン(3)のすでに同意が取れている場合にあたります．ただし，詳細な病歴や病状の照会や，保険会社の担当者が詳細な聞き取りを要求してきた場合は，本人の同意書が必ず必要です．

● 警察からの照会

警察からの問い合わせの場合は，第三者提供の例外 ① の「法令に基づく場合」にあたり，情報提供に際して本人の同意を得る必要はありません．しかし，電話などの問い合わせに対しては，その場で答えずに，刑事訴訟法第197条第2項に基づく「捜査関係事項照会書」の文書での問い合わせを要請し，文書で回答するようにしなければならないでしょう．ただし，事故などの緊急な事態での問い合わせの場合は，臨機応変な対応も必要と思われます．

● 児童相談所の場合

公的な機関である児童相談所への情報提供は第三者提供の例外 ③ にあたり，原則として同意は必要ないと考えられます．

● 福祉事務所の場合

福祉事務所は社会福祉行政機関で県や市に設置されています．地方公共団体の機関なので例外規定の ④ にあたり，法令の定める事務の範囲内であれば，やはり同意は必要ないと考えられます．

4. おわりに

個人情報保護法の本来の目的は，個人の情報が不正に利用されることを防止し，個人の利益を保護しようという点にあります．しかし，「個人情報の保護」という点について誤った解釈がされ個人情報保護の法制度を杓子定規に運用した結果，かえって個人の利益が害されるという事態も生じています[1]．確かに，法律の施行直後は「個人情報ですから…」と紋切り型に情報提供を断られる（断る）ようなぎくしゃくした対応があったように記憶しています．また一方で，法律家は，「…，本人から情報取得や利用の拒否の意思が示された場合に，それを無視して情報取得・利用を進めれば，個人情報保護法制上は形式上適法な措置であるとしても，自己情報コントロール権侵害の問題は生じる」[2] と警鐘を鳴らしています．

これからは，法制度の趣旨や目的を適切に理解し，できるだけ患者さんの同意を確認したうえで，正しい運用ができるように取り組んでいく必要があるでしょう．

Ⅵ. 外部組織との連携

文献

1) 池原毅和. 精神保健福祉の法律相談ハンドブック. 新日本法規；2014. p206.
2) 池原毅和. 精神障害法. 三省堂；2011. p96.

クリニック医が行う産業メンタルヘルスの実際

杉本二郎
杉本医院からすま錦メンタルクリニック

1. はじめに

　このシリーズの第1冊目（『メンタルクリニックが切拓く新しい臨床』）で，神山昭男先生が「職場と主治医との連携を軸としたメンタルヘルス不調者の就労支援」のタイトルで精神科診療所がどのような考え方で，どのようなサポートに取り組んでいるのかについて，職場と主治医との連携を軸として具体的に述べておられるので，休職者の治療・復職支援や職場との連携の実際についてはそちらを是非参考にしていただきたい．本項では精神科診療所の医師として産業メンタルヘルスにどうかかわっていけばいいのか，クリニック医の役割や業務内容，あるいは留意すべきことなど，臨床経験を通して得られた私見を述べ，今後の課題についても言及したい．

2. 産業メンタルヘルスの現状

　毎年2万5千人以上の自殺者のうち1/3が勤労者で占められている．ハラスメントや過重労働・長時間労働がマスコミに取り上げられ，精神疾患による労災請求件数も毎年増加している．リーマンショック以降の非正規雇用の増加や裁量賃金制の導入といった労働様態の変化が格差社会を助長し，メンタルヘルス不調者（以下「不調者」という）の増加を促しているが，企業がその対応に追いつかず後手に回っているのが現状である[1]．

　従業員50人以上の事業所には嘱託産業医がおり，従業員1,000人以上の事業所には常勤産業医が義務づけられている．産業医は診療を行うのではなく，従業員が健康で安全に就労できるかどうかの評価を行い，必要に応じて就業上の措置を講じることが主たる役割であり，個々の従業員のみならず職場全体の健康管理と安全衛生を配慮する立場

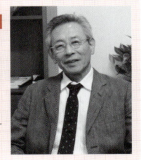

杉本二郎（すぎもと・じろう）　略歴

1945年京都市生まれ．
1973年京都府立医科大学卒．北海道立網走向陽ヶ丘病院，宇治おうばく病院の精神科勤務の後，アジア，アフリカ，ペルシャ湾航海に船医として従事．1982年醍醐病院副院長に就任．1993年病院勤務と併行して京都市西京区に杉本医院開設．
京都精神科医会会長，精神医療審査会委員，産業保健総合支援センター相談員等に長年従事．
2014年杉本医院を後継者に譲るとともに，2011年から京都の中心地に開設していたEAP，リワーク施設併設の現在のクリニックでの産業精神保健活動に専念．

にある．

　従業員1,000人以上の事業所の専属産業医や，メンタルヘルス対策に熱心な産業医はごく一部であり，大半の産業医は中小規模の事業所の嘱託産業医である．産業メンタルヘルスへの関心も低く，安全衛生委員会への出席も怠り適切な産業保健活動を行っているとは思えない産業医もおり，なかには主治医の診断書の中身も確かめずに人事に渡す産業医もいる．

3. クリニック医と産業メンタルヘルス

　産業メンタルヘルスに関心をもって産業医や産業保健スタッフとの連携を図り，人事や家族との連携を大切にしているクリニック医もいるが，あまり関心を示さず連携のための面談にも「忙しい」といって消極的で拒否的なクリニック医も多い．しかし，日常診療のなかで職場のストレスを理由に受診し診断書を求める不調者の比率が高くなり，産業メンタルヘルス対策はクリニック医として避けて通ることができない状況となっている．

　明らかに「適応障害」である不調者に初診で「うつ病，3か月間の自宅療養を要す」との診断書を作成し大量の投薬を行い，本人も職場も困り果てて相談に来られた例があった．この事例では経営者や産業医がメンタルヘルスに強い関心を抱いていたため，適切な判断と連携により早期に復帰を果たすことができたが，無関心な上司や産業医の下では長期化した可能性もある．こういったクリニック医の存在が，精神科医療や精神科医への不信や偏見を助長し，職場との連携を阻害し職場復帰をより困難にしていることもある．

　ハラスメントや異動に伴う不調は「クリニック医が診療にあたる以前の問題」であることも多く，すべての不調者が「病気＝医療の対象」ではない．上記のように産業医や人事・労務がメンタルヘルス対策に熱心であれば「医療以外の対応」で事足りることもある．

4. 主治医としてどうかかわるか

　就労している不調者は一人で精神科を受診することも多く，客観的な情報もなく本人への問診を中心に診察が進められる．職場や家族からの豊富な情報があれば診断や治療・対策もよりスムーズに行えるはずである．

　ただ，忙しい診療時間内に面談に来られても対応できない．診療時間外に面談を申し込んでいただき，面談時間の確保に努めることもクリニック医の大切な仕事の一部であろう．人事面談や産業医からの情報提供依頼については本人の承諾が必須である．また，面談料や文書料が発生するが，それは職場側の負担となる．職場からの情報提供依頼に対して「診療情報提供料」を保険診療から徴収し患者負担とするのは筋違いである．

　丁寧な面談の申し入れや職場のルール・料金の説明等があれば，クリニック医は連携を拒むべきではないと思う．

料金設定については個々の事例で異なることもあるが，おおむね「クリニック医の時給」を基準に考えていいのではないか．公務と称して無償で協力を求める警察や自治体に対しては，きちんと説明し毅然とした態度で請求することもクリニック医の矜持であろう．

5．診断書にかかわる問題と留意事項

「精神科医の書く診断書ほどあてにならないものはない」，「同じ病名でもまったく違う対応が必要になることがある」，「医学的根拠に乏しい」，「職場の事情もわからないのに患者のいいなりの診断書を書く」，「復職できない状態でも復職可の診断書が出る」等々の苦情は産業医や人事労務担当者からクリニック医に対して常に発せられている．

これに対しては以下のような返答や心づもりをしておくとよいのではないか[2,3]．

- 精神科に対する偏見はまだ根強く，疾患の正しい理解も十分といえない．そのような状況で正しい診断名や症状について記載する主治医はごく少数に限られる．
- 診断書は上司が受け取ることが通常であり，個人情報保護のため正確な病名が記載されていないことが多い．「適応障害」，「うつ状態」の背後に双極性障害や発達障害，パーソナリティ障害等が隠される．診断書の「正確な記載」は職場復帰を困難にさせることがある．
- 治療である以上，最終的には本人の意向を尊重し，不利になるような診断書は書かない．経済的理由，休職期限が切れる等の場合，申し入れがあれば「就労可」と「診断」することもある．
- ただし，前述のようにうつ病でもないのに間違った診断名，誤解を招く診断書・意見書は決して書かない．

以上，職場とクリニック医のあいだを結ぶ大切な診断書がこのように「あいまいで一方的・独断的」であると受け取られる現実があるがゆえに，職場との丁寧な応対や連携が不可欠となる．

6．その他留意すべきこと

前述のように，診断書一枚で「うつ病」者が長期休職を強いられたり，逆に丁寧な対応や連携によって短期間で復帰できる，といった現実があることをクリニック医は日常診療において心しておくべきである．昨今の風潮から，産業医だけでなく精神科医も民事訴訟の対象にされる可能性が高くなってきていると覚悟しておくべきであろう．

7．今後の課題

クリニック医は，予防医学的には「治療と再発予防」といった二～三次予防を担うことがその役割といわれているが，「働きやすく風通しの良い職場環境，不調者の早期発見と早期治療」を積極的に推し進める「産業精神科医」が求められている．二～三次予防対策の「コンサルテーション精神科医」から一次予防を目指す「リエゾン精神科医」

が今後ますます必要とされる[4,5]．日本精神神経学会や日本精神神経科診療所協会は毎年産業メンタルヘルス対策の企画を行っている．また，2014年（平成26年）末より「日本精神科産業医協会」も発足した．

不調者をしっかり職場復帰させ，クリニック医も「社会復帰」すべき時代が来ている．

8. おわりに

本項は2015年（平成27年）3月，京都府医師会産業保健委員会が医師会長の諮問事項「産業医と精神科医の連携の具体策」への答申[6]のなかで精神科医としての立場から筆者が意見を述べた部分に加筆したものである．答申もぜひ是非参照いただきたい．転載をお許しいただいた森 洋一京都府医師会長ならびに古木勝也産業保健委員長に感謝する次第である．

文献

1) 中村 純．産業医学に対する精神科医の役割．精神神経学雑誌 2009；111（4）：365．
2) 鍵本伸明．企業経営と産業メンタルヘルス問題．日精診 2011；195：43-49．
3) 吉野 聡．職場における連携を再考する．産業精神保健 2014；22（2）：81-85．
4) 保坂 隆．産業メンタルヘルスの実際．診断と治療社；2006．pp98-103．
5) 中村 純．産業医学はリエゾン精神医学の実践の場所である．産業精神保健 2014；22（4）：263．
6) 京都府医師会産業保健委員会．諮問事項「産業医と精神科医の連携の具体策」について．2015．

クリニック医が行う児童相談所との連携

田中康雄
こころとそだちのクリニック むすびめ

1. はじめに

　かつて僕は，児童相談所の名前もその機能もまったく知らずに精神科医として仕事をしてきた．そんな僕が児童相談所と連携関係をもつようになって20年になる．北海道内外の4つの児童相談所で医学診断を担当してきた．それぞれの児童相談所が地域の特性を背負い，すべての職員が必死に業務していることを，僕は今も月1回の医学診断で足を運ばせてもらうなかで学び続けている．

2. 児童相談所の機能

　児童相談所は，児童福祉法に基づき，都道府県と政令都市に設置が義務づけされている児童福祉行政の中枢専門機関で，その数は全国に207か所（2013年〈平成25年〉度）ある．
　その児童相談所には，
① 基本18歳までの子どもについてさまざまな相談に応じる相談機能
② 必要に応じて家庭と距離を置くべきと判断した子どもを保護する一時保護機能
③ 子どもを社会的養護へ委託する措置機能
という3つの機能がある．
　児童相談所には，さまざまな相談が毎日のように殺到している．保護者からの相談としては，わが子の発達状態に対する心配や不安，自らの子育てのつらさや，家庭内暴力や金銭持ちだし，万引きといった問題行動への対応や不登校，ひきこもりなどが主となる．子どもからは，親子げんかの解決や親からの不適切なかかわり（虐待行為）からど

田中康雄（たなか・やすお） 略歴

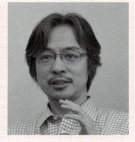

1958年栃木県生まれ．1983年獨協医科大学医学部卒後，旭川医科大学精神科神経科医員．その後，道内の精神科で勤務し，2002年国立精神・神経センター精神保健研究所児童・思春期精神保健部児童期精神保健研究室長．2004年北海道大学大学院教育学研究科教育臨床講座，北海道大学大学院教育学研究院教授，附属子ども発達臨床研究センター教授．2012年北海道大学名誉教授．2012年5月より医療法人社団倭会こころとそだちのクリニックむすびめ院長．
最近の著書・編著に，『軽度発達障害―繋がりあって生きる』（金剛出版，2008），『支援から共生への道』（慶應義塾出版会，2009），『つなげよう―発達障害のある子どもたちとともに私たちができること』（金剛出版，2010），『発達支援のむこうとこちら』（日本評論社，2011），『児童生活臨床と社会的養護』（編著，金剛出版，2012）がある．

うしたら逃げ出せるかという相談がときに寄せられる．そして子どもや家族周囲の関係者からは，子どもの学業不振や校内生活における暴力や妨害行為，そして虐待に対する通報，相談がある．

対人支援といった仕事のたいへんさは数で換算されるべきものではないが，その過酷な状況の一端を知ることはできる．たとえば，2012年（平成24年）度の全国児童相談所での相談件数の統計では，児童虐待相談として対応した件数は67,604件，障害相談は172,270件，非行相談は16,517件，不登校や育児相談といった育成相談は49,708件となっている．なお，児童虐待相談対応件数は，2013年度は73,765件（速報値）と増加の一途である．さらに児童相談所が措置する社会的養護における要保護児童数は，ここ十数年で里親等委託児童が2.6倍，児童養護施設の入所児童数が1割増，乳児院では2割増となっている．

児童相談所は自らをキーステーションとして，関連機関と連携をとり，その対応にあたる．メンタルクリニックとの連携は，そのなかの一つである．

3．児童相談所が求める連携先としての医療機能

15年ほど前になるが，僕は児童相談所に求められる医療機能について検討し，北海道内の児童相談所を対象にアンケート調査を行った．

その結果，当時僕が嘱託医として児童相談所内で行っていた医学診断から，
① 男女比は男児優位で，全年齢に分散されつつある
② 時代とともに増加傾向にあり，診断内容も多様化してきている
③ 明確な診断と具体的・継続的な指導と助言が求められてきている
④ 関係機関との継続的な連携が求められてきている
⑤ 児童精神科の入院医療施設への移行が必要な状況がある
⑥ より迅速かつ多面的な支援ネットワークが求められる
と現状分析した．これは現在も大きな変化はないと思われる．

また児童相談所が求める医療について，職員へのアンケート調査を行ったが，その結果は，
① 的確な診断と医療行為ができること
② 虐待問題にかかわれること
③ 継続的な経過観察と心理的援助ができること
④ 高い専門性をもっていること
の4点が，医療者に強く求められているものであった．

あれから15年たち，僕は，社会的養護の一つである情緒障害児短期治療施設の嘱託医と，道内1か所の児童相談所で医学診断を担当している．児童相談所が情緒障害児短期治療施設への措置を決めるため，入所中の子どもの状態に応じた経過会議や，退所後の地域支援のあり方なども，担当する道内の児童相談所といっしょに検討している．さらに20年近く児童相談所の方々とかかわっていると，道内に移動し続ける児童相談

所のスタッフから，急な医学的対応を求められることもある．

　15年前の調査結果と現状は，基本大きく異なることはない．僕に求められているのは，家族に正しい診断を伝え，今後の生活が円滑に送れるような助言，対応をすることである．

　ただ，医学診断ひとつとっても，僕はいまだにその難しさに頭を抱えてしまう．児童相談所での診察は，子どもと家族の1組にかける時間が1時間前後である．その一度きりの面接で，ある程度を診立て，今後の生活方針を立て説明するのが医学診断である．児童相談所が得た情報は，さすがに詳細ではあるが，生活の経過情報が中心で，メンタルクリニックで大切にすべき一人ひとりの思いやそこに生じる関係の様子には，あたりまえであるが十分に手が届いているわけではない．そしてそこを聴き取り対応するのが僕の役割なのである．しかし，さすがに一度きり1時間程度の出会いで処理しきれるものではない．

　一瞥診断という神の目があればと夢想する．しかし現実は，限られた時間を積み重ね，徐々に相手との距離をつめ，信頼関係を築くことに苦心するのが診察である．診立てと説明だけでは，精神科臨床にはならないという僕の思いがある．そして，直接クリニックの門をくぐらずに最初の出会いが児童相談所である場合は，始まりからクリニックで対応する情景と異なる複合的な風景が広がっている印象がある．だからこそ，「児童相談所と家族との関係が円滑にいくように」という配慮が医学診断時に求められる．

　僕の場合は，出会いは児童相談所で，継続的な対応はクリニックでという構えで，児童相談所で出会った方には，引き続きクリニックへの継続的な通院をお願いする場合も少なくない．クリニックに舞台を移して，一人ひとりの思いやそこに生じる関係の様子を聴き取り，生活の再構築を検討することになる．

　児童虐待が懸念される場合は，家族面接を行うことはまれで，子ども本人の面接を行い，次の安全な生活の場の提供を児童相談所のスタッフといっしょに考えることになる．家庭復帰となる場合は，必要であれば僕のクリニックで家族対応を含めたかかわりを引き受ける．施設措置となった場合は，地域の連携先のクリニックを探し紹介したり，実際に僕が保護先の施設との連携を担うこともある．僕のクリニックは年齢制限がないため，子どもが施設に保護されているあいだ，クリニックで保護者対応を引き受けることもある．卑近な例では，児童相談所が措置した情緒障害児短期治療施設で嘱託医として子どもに向き合い，クリニックでは引き続き親面接を継続し，情緒障害児短期治療施設の措置解除後は，親子で通院してもらう例もある．

　児童相談所では18歳未満の子どもを対象としている．さまざまな課題を抱えている子どもが18歳までに問題解決に至らない場合も少なくない．その場合，クリニックにも年齢制限があると，すべてが仕切り直しということになってしまう．児童相談所と連携するクリニックは，児童思春期だけでなく青年期以降の対応も求められる．

4. 児童相談所の求めに応えるための医療連携システム

　15年前の調査で，僕は児童相談所内に常勤の医師を設置するということの是非を尋ねた．すると過半数の児童相談所で是非常勤医師の配置を，という意見をいただいたが，非常勤のままでよいとしたいくつかの理由のなかに
① 医師という職種がチームに常時入り込むことで，これまでの多職種協業の合議的チームアプローチが壊されるのではないだろうか
② 福祉職場の性格を維持したい
という意見があった．

　あれから15年たち，僕は改めて児童相談所とは相談機能が中心で，一時保護機能も措置機能もその相談の経過と結果から行いうる働きかけの一つであり，あくまでも子どもと家族と「相談をし続ける」場所なのだという理解に至っている．そこに医療という「解決を目的とする」機能が常時入り込むことは，好ましくないのだ．あくまでも医療は，教育，司法やその他の地域資源と同等の，児童相談所が適宜活用できる外部連携機関の一つなのである．

　その外部連携機能の一つである僕のようなクリニックが，児童相談所の求めに応えるためには，上記のようなクリニック内でできる対応のほか，僕のクリニックと入院機能をもつ医療機関とで医療連携のできる対応が求められる．前者は僕の努力しかないが，後者は，大きな壁である．2015年3月現在，北海道の児童精神科専門の入院医療施設は，教育保障を欠く1か所が存在しているのみである．

5. おわりに

　かつて僕は，連携とは，「複数の者（機関）が，互いの専門性を尊重したうえで，同じ目的をもち，連絡をとりながら，協力し合い，それぞれの者（機関の専門性）の役割を遂行すること」と定義した．

　クリニック医が児童相談所と連携するには，児童相談所の信頼に足るクリニックであることが第一であろうと思い，今後も精進したいと思う．

参考文献

- 相澤　仁，川﨑二三彦（編）．児童相談所・関係機関や地域との連携・協働．やさしくわかる社会的養護シリーズ．明石書店；2013．
- 斉藤幸芳，藤井常文．児童相談所はいま―児童福祉司からの現場報告．ミネルヴァ書房；2012．
- 安部計彦．一時保護所の子どもと支援．明石書店；2009．

院外薬局からみた精神科クリニック

松村善一
マルマツ薬局

　私たちが本格的に精神科の処方に携わるようになったのは1997年（平成9年）の春のことだった．近隣の大学病院が閉院となり，残された精神科の患者さんの受け入れ先の医院が開業されたからである．

　精神科クリニックが次々に開院され，この科の受け入れ医療機関が複数になり，いろいろな症例を経験してきた．これまで感じてきたことをお話ししたい．

　「人は間違える，物は壊れる」と考えることを基本とし，エラーは出るものだということを前提に，いかにしたら調剤の間違いをなくせるか工夫をしてきた．

　バーコードによるピッキング監査システム*の導入，散薬秤量監査システムの導入，高性能レセプトコンピュータ（レセコン）への変更，指差し一文字確認による調剤など積極的に取り組んできた．

　薬袋にも薬品名をすべて印字し，特別な注意が必要な医薬品については自動で指導文を印字するように改善し今日に至っている．

1. 規格単位について

　散薬の処方では秤量と力価が混ざって記載されているので，間違いが起こりやすい．ただし現在のレセコンは非常に改良され，体重，年齢で入力時に的確にチェックができるようになっている．

　薬局側の受け入れ態勢として，どこの薬局でもヒューマンエラーを防ぐ工夫はされて

＊：医療用バーコード（GS1コード）がすべての医療用医薬品のヒートシール，袋，箱に印字されている．病棟や薬局で指示された医薬品と，投薬する医薬品が同一であるかを，バーコードで読み取ることや，総量を計ることで監査するシステム．

松村善一（まつむら・ぜんいち）　　略歴

1953年東京都生まれ．
1977年昭和薬科大学薬学科卒．同年株式会社マルマツ薬局入社．1981年同薬局代表取締役就任．
千代田区飯田橋に調剤薬局2店舗を展開．
日本ボランタリーチェーン協会監事，千代田区薬剤師会副会長等を歴任．
ドラッグマガジン社「月間寿」に寄稿多数．

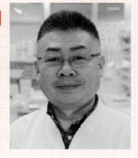

いる．それでも間違いが起きる一つの原因に，処方箋に記載された医薬品の規格単位が処方先によりまちまちで，特に手書き処方箋での規格単位の記入漏れでの誤解，思い込みがある．

患者さんにより大量投与の場合もあれば，プラセボでほとんど乳糖の散剤を出すこともあるので，判断に迷うこともある．

長期患者さんのdo処方（前回同様，特に変化なし）なら問題はないが，新患さんだと当然ながら問い合わせが必要になる．特に散剤においては秤量であるか力価であるかあいまいな処方を目にすることもある．

先生方の診療のお邪魔にならないためにも，規格単位の記入漏れのないようお願いするばかりだ．

2. ジェネリック医薬品について

精神科の患者さんは薬の銘柄にこだわる人が多い．別の医療機関から転院してきた方のなかには前の医療機関で出されていたものを希望する方が多く，先生方もしばらくはその希望通りに処方される場合もある．先発品であればどのようにも対応できるし，かなりの幅で在庫も持っている．しかしジェネリックとなると話は別で，一般的に流通しているものや，わずかしか使わない薬でも最小単位が1,000錠であったり3kgであったりするものもある．

処方箋は確実に散らばるものなので，ジェネリックの銘柄指定はしてはいけないのが現在のルールで，一般名での処方をお願いしたい．もちろん先生方の担当薬局ではご指定のジェネリックを使うのはいうまでもない．

残念ながら薬局のなかには利益率の高い二流品をそろえているところもある．患者さんにもご説明しているが，薬局の質にも問題がある．

3. 自立支援医療（精神通院医療）について

自立支援の申請を新たにする場合，役所で申請書が受理されても，薬局側では患者さんが申請中であるという書類を提示してもらわなければまったく確認が取れない．結果，主保険のみで保険請求してしまう．後になり患者さんから返金を要求されることがあるが，レセプトの取り下げ請求をしなくてはならないので事務手続きが煩雑になる．

自立支援医療診断書を出した時点で医療機関からお知らせいただくか，患者さんに薬局に必ず伝えるように指導していただくと，無用のトラブルを防ぐことができる．

また，1年ごとの更新であるので，有効期限の3か月前から申請できるということを患者さんに伝え，ブランクができないように指導しなければいけない．精神科クリニックと薬局双方でのチェックが必要と考える．

4. 患者さんからの相談

薬についての相談ならあたりまえのことなのだが，診療にかかわることの相談がとて

も多い．線引きの難しい相談で，突き放すこともできないし，かといってわれわれは当然ながら医師ではないので，診療内容にかかわる判断はしてはならない．

　クリニックで話し足らなくて訴えたい，聞いてもらいたい患者さんには，そうなのですかと聞いてあげればすむのだが，病状に関する相談，特に電話などでの相談には答えようがない．

　薬局の店頭には営業時間外の連絡先の表示を義務づけられている．休日夜間でも相談の電話はかかってくる．幸いなことに店頭表示が義務づけられている携帯電話にかけてくる人はいないのだが，重症患者さんからの真夜中の電話には参ったことがある．

　そのためなのか，薬局のなかには転送先を留守電に設定して，原則すぐには電話に出ないところがあるようだ．

　薬を減らしたいとか，飲まなくてもよいかという連絡は日常茶飯事で，曖昧な返事をすると「薬剤師に飲まなくてよいと言われた」となってしまう．なぜそう思うのか，飲みたくない理由をじっくりとお聞きする必要がある．

　主な対処としては次回の診察に向けてメモを取ってもらうようにしている．質問事項，薬を飲んだ後の状態，どのようにつらかったかなど，受診時に効率よく先生にお伝えできるようにと促している．

5．適応外処方

　適応外処方があるのは当然のことながら，請求時にテクニックとしての病名不記載のため返戻扱いとなることがある．電子レセプトになってから，電子的に突合審査が行われ，急激に多くなったようだ．

6．休日，夜間の相談

　われわれのように薬局と住まいが同一の建物だと居留守を使うわけにもいかないので，年末も年始もない．「薬がないので何とかしてくれ」との無理難題を言われることがあるが，もちろんどうすることもできない．できるだけ休み前の来店時に残薬のチェックをして，ゴールデンウィークやお盆，年末年始の休みに薬がなくならないように注意喚起をしている．それでもという方には休日診療所を紹介するしかない．この場合，お薬手帳さえあれば何とかなる．

7．お薬が足りない，入っていなかった

　特に睡眠導入剤でお薬が入っていなかったという電話がよく入る．たいていは決まった人たちで，しかも1か月も前の投薬に対してのクレームであったりする．お渡しするときは必ず目の前で確認をしているのだが，この手の電話はなくならない．

　現在はピッキング監査システムの確認の印字でチェックを入れているので，確かにお渡ししていますとお答えできる．意図的に多く受け取ることは回避できるのだが，落としてしまった，なくしてしまった場合など，ある程度柔軟には対応している．薬局のな

かにはお渡しする前の医薬品をデジタルカメラに収める対策を取っているところもある．事後チェックには有効な手段である．

8. 時間外対応

　日頃から処方せんをお受けしている医療機関の診療時間が終わっていない場合は閉店時間が過ぎてもレセコンの電源を落とすことはないが，門前の薬局が閉まった後に，あそこの薬局は住んでいるから大丈夫と患者さんを廻す先生がいらっしゃる．

　閉店後はレセコンのバージョンアップやバックアップを行っており，セキュリティを厳しく管理しているため再立ち上げに30分もかかることもある．

　金曜日の夜や土曜日に門前薬局が閉まっているからと普段使わない薬を大量に処方されても，対応するのは非常に困難なのだ．あらかじめご連絡いただければ対応可能な場合も多いが，「お医者さんがやっているのに何で薬局がやっていないのだ」と患者さんに言われても，それはその医療機関の主たる担当薬局に言ってほしいものだ．

　問屋も閉まっている金曜の夕方から土曜日はこうしたジョーカーのような処方が舞い込むことがある．「ここで6軒目なのです」とかおっしゃっている患者さんがたまに来られる．ご本人が悪いのだが，地域の薬剤師としては何としても処理してあげたい．仲間の薬局に連絡し融通してもらって何とかお渡しするか，調剤可能な薬局をご紹介するようにしている．このお薬はありませんと簡単に断る薬局が多いのは嘆かわしいばかりだ．

9. おわりに

　精神科を担当する薬局の店頭ではいろいろなことが起こる．患者さんたちの一部にお医者さんの前で見せる顔と，薬局で見せる顔がまったく違う人たちがいる．暴れる，怒鳴る，脅かす，いろいろ経験してきたが，そのような皆さんも相変わらず来店している．むしろ来なくなった方が思い出せないくらいである．

　一包化の指示があったので，一包ごとにお名前を印字したら，それがショックで真後ろに気絶された方もいらっしゃった．「私はまだぼけていないので薬の管理くらいはできます」とのことだった．一包化の患者さんで包みに朝食後，昼食後，夕食後と印字したら「俺を馬鹿にしているのか」と激怒した患者さんもいた．気のすむように作り直したのだが，その方は今でも当薬局に通っていらっしゃる．信頼関係ができるまで行き違いがあるのは仕方ない．

　「今日で診療が終わりです，お世話になりました」とわざわざ寄って下さる患者さんに元気をいただいている．

VII

クリニックのスタッフ

VII クリニックのスタッフ

1 スタッフの募集・選考
——コミュニケーションとリーダーシップを発揮するコツ

三家英明
三家クリニック

1 スタッフの職種・募集・選考法—チームの一員として長く働き続けてもらうために

　1981年に開院した当院では，現在50人近いスタッフが勤務している．統合失調症など精神病圏の患者さんを地域で支えていく医療をやりたいとの思いから，開業当初は精神保健福祉士（PSW）を1人雇用して，2人からスタートした．その後，患者さんの増加や必要に応じて，受付・医療事務担当スタッフ，看護師，PSW，臨床心理士，作業療法士，デイケア講師とさまざまな職種のスタッフで構成することとなり，現在の組織体制になった（図1）．

　スタッフの職種・募集については，当院のように医療福祉相談室，デイケアや訪問看護ステーションを有して多機能・多職種で運営するクリニックであるのか，臨床心理士を多く雇用してカウンセリングを重視するクリニックであるのか，それとも医師と医療事務職員程度のこぢんまりとしたクリニックであるのかなど，まずはどのようなクリニックを運営しようとしているかによって，様相はまったく異なる．

　しかし，精神科クリニックの運営にあたっては，規模の大小を問わず一人ひとりがチームの一員であり，一人でもチームになじめない人がいると，大切にしたい治療的雰囲気も危ういものになり，医師も落ち着いて診療ができない状態となってしまう．スタッフが多く，器が大きければ逃げ場所があるかもしれないが，こぢんまりした数人体制のクリニックではより深刻な事態となる．開業医にとって，スタッフの問題は診療報酬と同様に最も重要で，かつ関心の高い事柄である．したがってスタッフの採用は，いつになってもたいへん気を遣うものである．

三家英明（みつや・ひであき）　　　　　　　　　　　　略歴

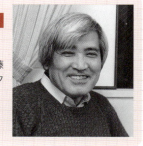

1947年滋賀県生まれ．
1972年関西医科大学卒．同年関西医科大学病院精神神経科に入局後，藍野病院，芸西病院，藤戸病院，藍野病院社会復帰センター，保健所精神保健嘱託医等での勤務を経て，1981年三家クリニック（現 医療法人三家クリニック）を開設．社会福祉法人みつわ会理事長を務める．
共著書として『街角のセーフティネット—精神障害者の生活支援と精神科クリニック』（批評社，2009）．

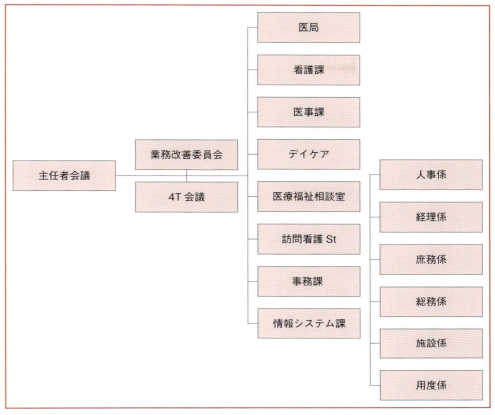

図 1 クリニック組織図

受付スタッフ

　受付スタッフの採用は地域の求人広告で募集することが多い．受付スタッフは医療事務も兼務することになるが，まずはクリニックの顔として余裕ある態度で丁寧に患者さんに接することが求められる．同時に，日々の医療事務業務と増え続ける書類処理，ひっきりなしの電話に対応しなければならない．非専門職とはいえ，多様なスキルを求められ，当院では縁の下の力持ちと評される重要な役回りである．したがって，採用のポイントは，患者さんへの応対が丁寧にできるとともに，さまざまな苦情が持ち込まれるポジションでもあるので，緊張することなく，協調的で，冷静な対応ができ，また，気楽に同僚に相談できるなど，無理なく自分で持ち場をこなせる人が望ましい．そのために応募者の評価だけではなく，いっしょに働くことになるスタッフとうまくやっていけるかどうかというマッチングも考慮する必要がある．クリニックの顔がころころと変わることは好ましいことではないので長く働き続けてもらいたいものである．当院の受付・医療事務スタッフは，ほとんどが長い勤務歴をもち，また出戻って働いてくれるスタッフも多い．私を含め他職種のスタッフからの信頼も厚く，新しく入ったPSWも「受付の方の患者さんへの対応の仕方がすばらしい」と驚くほどで，私も安心して診療に専念できている．皆から頼りにされているという思いが，

彼女たちにも伝わっており，それが仕事のやりがいにもつながり，長く働き続けていられるのだと感謝している．

都市部では受付や医療事務，看護師などの募集については，人材派遣会社が利用されることも多い．人件費は割高になるが，雇用にかかわる条件提示や手続き，給与計算等々も不要であり，急な，あるいは期間限定的な募集では，即戦力となる人材をすみやかに雇用できるのでありがたい．ただ，長く働いてもらって，クリニックのチームの一員という意識で働いていただくためには，直接雇用のほうがよいのではないかと思う．

● 各種専門職

当院では，看護師やPSW，作業療法士，臨床心理士などの専門職の方の採用は，公募することもあるが，たいていは人づてに紹介されて来られることが多い．当院では，面接だけではどのような人であるかはわかりにくいことも多く，また応募者にとっても予想通りの職場であるかどうかもわからないわけであるから，見学実習で足を運んでいただき，たとえ1日でも，行動を共にしていただくようにすることが多い．人づてで来られた方の場合でも，短くても一度は現場に入っていただくようにしている．専門職として完成度の高い，即戦力の人にするのか，これからの伸びしろに期待できそうな新人を選ぶのかは，そのときの院内状況で異なるが，いずれにしても，どの職種であっても，目の前の患者さんにしっかりと向き合い，学ぶ姿勢で丁寧にかかわっていける人であるかどうかを大事にしている．そうした点での現場スタッフたちの評価を聞き取ったうえで採否を決めることが多い．

● 医師

医師の場合も紹介によることがほとんどであるが，なかには当院の多職種協働やアウトリーチ重視の取り組みに興味をもち，自ら「働きたい」とコンタクトを取ってこられる方もおられる．患者さんに向き合う姿勢，目指す方向が，自分たちがこれまで培ってきたものと同じであれば，互いに補い合って，より守備範囲の広い診療ができるため，複数の医師で診療にあたることができるのはありがたいことである．

ところで，長い開業医生活のなかでは，ときに採用した職員の方に続けて働いていただくことは困難と判断し，話し合いの末に辞職していただいたこともある．辞めていただくまでに互いにつらい日々を過ごすことも少なくなく，こうした事態は双方にとって不幸であるので，信頼できるベテラン職員と相談して，早めの対応が望まれるところである．いずれにしても，採用する時よりも辞めてもらう時のほうがはるかに難しいことを肝に据えて，採用には細心の注意が必要である．

また，当院に来て医療現場での経験を積み，その後，行政機関や地域の福祉施設，教職などで活躍している方も少なくない．退職を希望され，去っていかれる時は，他に変えがたい貴重な人材を失うことはとても残念なことであるが，あまり慰留するこ

とはせず，送り出すようにしている．当院で培った経験を生かして，外に出ていっそう持ち味を生かして活躍し，新しい現場で貢献してもらえれば嬉しいことである．人材を育て，地域を耕していくことは，地域の精神科医療の貴重な臨床現場である精神科クリニックにとって診療活動と同時に大事な仕事であると思っている．

2 当院の歴史とスタッフの業務，人材育成について

　今では大所帯になった当院だが，前述の通り最初は医療事務のできるPSWを1人雇用し，2人でスタート．その後，パートで看護師を1人．1年後にもう1人PSWを採用し，開業から10年ほどは10人に満たない人数で運営をしていた．正職員は少なく，カウンセラーや心理士の方にはパートで来てもらっていた．

　実は開業から数年目までは，スタッフの給料を払うため，私自身はアルバイトをしながらの生活であった．患者さんもそれほど多くないので，生命保険会社の審査や新入社員の健康診断や嘱託の仕事などをして，クリニック運営を補っていた．当時は「統合失調症を診療所だけで診るなんて無理だろう．入院の紹介をするしかできないのでは？」と怪訝な顔をされる時代だったが，「患者さんが生活をしている場が本来の治療の場である」という強い思いで開業したので，閉じてしまうわけにはいかないという気持ちであった．スタッフが少なかった頃は，折にふれ，食事に出かけたり，旅行に行ったりもした．男性は私1人で，数人の女性を引き連れてワンボックスカーなどで旅行に行くため，新興宗教の教祖と間違われたのか周囲から訝しがられることもあった．

　開業から10年が経った1991年，借りていたテナントビルの上階が空き，デイケアスペースを開設．患者さんもかなり増えてきて，スタッフもその際に増員した．ここで少し，当院のデイケアについて触れさせていただく．

　開業当時は診療所でデイケアを開設するための制度がなく，患者さんたちが集える場として「談話室」を設けていた．地域で患者さんを支えていくためには，仲間たちが集える居場所が必要だと考えたからである．談話室では私自身も患者さんのなかに入って話し込んだりしていたが，常駐するPSWが患者さんの悩みを聞き，仲間や地域につないでいた．やがて談話室を利用してグループワークや家族懇談会などを行うようになったが，この談話室こそが，当院のデイケアの原点であるといえる．

　スタッフの育成に関しても談話室が担った役割はとても大きなものであった．以前は病院で働いていたり，あるいは大学を出たばかりというPSWたちには，談話室で患者さんと共に過ごすことで，患者さんの生活ぶりや日々の思いを見聞きして，理解を深めてもらうようにした．私は常々「患者さんの話を先入観を持たずにしっかり聴くこと，そうすれば，患者さんは，いろいろと気づかせてくれるし，教えてくれる．患者さんから学び，育ててもらおう」とスタッフたちに伝えてきた．談話室で私や患者さんと共に過ごしてもらうだけではなく，ときには往診に同伴して自宅での彼等に会ってもらうこともした．人材育成に関しては，現場で学ぶことを第一にしてきた．

デイケアを運営するようになってから，大幅にスタッフも増え，作業療法士やデイケアの外部講師など職種も多様化してきた．特に2002年にデイケアの改革を行ってからの変化はめまぐるしいものがあった．居場所提供型のデイケアではなく，通過型，ステップアップ型のデイケアにモデルチェンジしたことで，デイケアスタッフと相談室スタッフがともに利用者を担当することになり，頻繁な情報交換が必要になってきた．デイケアから出て行くための就労支援など，他機関との連携業務も多岐にわたるようになった．また，生活の現場に出かけていき，生活の再構築を支援していくために外来，相談室，デイケアなど各部署からの訪問だけではなく，訪問看護ステーションも設置したこともあり，多くのスタッフたちの多様な動きのなかで，お互いにどのように情報交換をしていくかが重要な課題となってきた．

3 スタッフとの意思疎通の工夫

業務用携帯電話，電子カルテの導入

現在，当院はすべてのスタッフが多忙を極めており，意思疎通を図ることはなかなか困難な状況である．そのため，まるで蟻のように，出会い頭に立ち話をしてさまざまな情報を共有している．スタッフは多数の担当患者を抱えており，それぞれが業務用の携帯電話を保持しているので，スタッフ間でも折にふれ，これを利用して電話やメールで情報交換を図っている．

当院では，2011年秋に，情報交換をスムーズに行うため，電子カルテを導入した．これにより，リアルタイムに各部署からの患者さんの情報を得ることができるようになったが，電子カルテ上で，各部署で閲覧できる業務メモ欄から患者さんの情報以外の業務遂行上の必要な情報を得たり発信したりできるようになり，院内連携が進むようになったと実感している．

しかし，携帯電話や電子カルテ化など情報交換の手段は増えたとはいえ，やはり顔を合わせて話すことが何よりである．医師にとっては，診察の合間や往診に同伴してもらう際のわずかな時間もスタッフから患者さんの情報を得る貴重な機会となっている．

各種会議

それぞれが多忙で，時間を共有できにくくなっているが，よりよい医療の提供のための多職種協働を保障していくためにも優先順位を上げて会議を開催していく必要がある．現在，部署ごとやチームで会議を行っているが，いくつかの例を紹介しておく．

全員で行うのは，月1回，院長がそのつどの思いを述べる朝礼と，週1回，各部署からのトピックを報告，通知し確認し合う全体ミーティングである．各部署会議は外来看護師，受付医療事務，デイケア，医療福祉相談室，訪問看護ステーション，医局など各部署での会議をもっている．部署ごとの日々の申し送りのほかに外来会議，リ

表1 三家クリニックの「行動指針」

＊関わる全ての人の夢・希望・幸せを大切にし，QOLの向上をサポートします

＊タイムリーかつ丁寧で安心感の得られる医療の提供を心がけます

＊笑顔で明るく，暖かで誠実な対応を心がけます

＊真摯に責任を果たし，自身の成長にやりがいと喜びを得られることに感謝します

ハビリテーション会議など複数の関連部署での会議がある．主任者会議では，院長，各部署主任が集まり，各部署，地域関連会議等からの報告事項の共有や協議すべき事項について方針を決定している．また，ここ数年，クリニックの開設の理念，これまでの実践活動を再確認しながら，今後の方向を皆で協議していく必要があるとの気運が高まり，主任者会議のほかに「4T会議」なるものを開催している．集まるメンバーは前者も後者もほぼ同じであるが，前者は主に現場レベルでの実践的，具体的な話し合いや決定であるが，後者はクリニックの理念や方向性を，経営的な裏づけも含めて共有するための場で，さまざまな企画や提案が持ち込まれるきわめて刺激的な会議である．

4Tとは「地域に，丁寧で，手厚い，チーム医療を！」の頭文字の4つのTに由来している．私自身，開業してから今まで，理念をもってクリニック運営に取り組んでは来たものの，最近では規模も大きくなり，新しいスタッフも増えてくるにつけ，はたしてスタッフのみんなが開院以来のこれまでの活動を理解し，同じ方向を向いて仕事をしてくれているだろうかと不安に感じられることもあった．すばらしい理念のもとで運営されていた組織であっても，牽引役となっていた中心的な人物がいなくなると，皆が方向性を見失ってバラバラになってしまい，昔の面影もなく衰退してしまうという例もある．そんな実例を目の当たりにしてきて，危機感を抱いた当院のスタッフが，「もっと意識して理念や方向性を共有してやっていかないといけない」と声を上げてこの会議は始められたのである．

もう一つ，副主任たちで行われている「G（業務改善）会議」の例もご紹介しておきたい．主任者会議で提起されたことで，現場で検討してもらいたいときにはG会議にあげておくと，問題の解決策を提起してくれる．たとえば「外来の待合室がざわついている」となれば，「雑誌をたくさんそろえておく」，「モニターでの案内表示を出す」などの提案を出してくれて，主任者会議で承認決定して実行に移すことになる．

これまでの私は，ともすれば「黙ってやっていても，スタッフたちは理解してくれる」と思っていたが，やはり言葉にして伝え，スタッフと未来を共有していくべきだと考えている．4T会議が始まってからは，クリニック全体が組織化され，一つにまとまってきた実感をもてているが，私が引退したらクリニックのこれまでの蓄積が見向きもされなくなってしまうようではいけない．引退しても全員が方向性を共有し，希望をもって進んでいけるクリニックにしていきたいと強く考えるようになっている．当院の名札（ネックストラップ式）の裏には，4項目の「行動指針」（表1）が記

されているが，この内容もスタッフが考えたもので，折にふれて目にすることで，初心にかえって診療支援活動に向かうことができていると思う．

4 チーム内で良きリーダーシップを発揮するコツ

　私は，私自身がクリニック全体に目を配ってリーダーシップを発揮するというよりも，各部署のリーダーに任せるという方法が有効だと考えている．というより，診療所の院長はほとんど診察室に缶詰状態であるため，すみずみにまで目を光らせることは現実的に不可能であるという事情がある．幸い当院では各部署ごとにしっかりしたリーダーがおり，チームを育てまとめているので，私が口出しするよりも彼らに任せるほうがずっとうまくいく．リーダーの育成については，先述の通り「患者さんから謙虚に学ぶ」という点に尽きる．その姿勢を持てている人は確実に成長している．また，成功体験を共有し，評価し，自信をもってもらうことが大切だと思っている．私は私で，まずは率先して行動し，働き方を示していくしかないと考えている．スタッフは当院について「好きなようにやらせてくれるから働きやすい」と言ってくれる．

　共に働いてくれているスタッフには感謝するばかりで，開業以来，なかなかしんどい時期を過ごしたこともあったが，スタッフには助けられ教えられることの連続であったと思う．良き仲間，同志として本当に感謝している．当院のスタッフたちは「皆でクリニックを育てていこう，そしてよりよい医療を提供していこう」という気持ちが強く，部署，職種間の軋轢もなく，和気あいあいと仕事ができている．それが院長として一番ありがたいことだと感じている．

参考文献

- 浜田　晋．町の精神科医―精神科診療所開業のすすめ．星和書店；1992．
- 三家英明．精神科診療所からのアウトリーチ．高木俊介，岩尾俊一郎（編）．街角のセーフティネット―精神障害者の生活支援と精神科クリニック．批評社；2009．pp60-72．
- 三家英明．ひきこもり外来ニートに対する多機能型精神科クリニックでの多職チームによる援助の実践的検討．日精診ジャーナル 2013；38（5）：65-71．
- 窪田幸久，三家英明．「精神科診療所の将来ビジョン」精神科診療所から見たビジョンプロジェクト―モデル診療所訪問調査④　三家クリニック．日精診ジャーナル 2015；41（4）：6-17．

VII クリニックのスタッフ

2 社会保険労務士からみた人事管理の手引き

中村敏江
中央経営社労士事務所

1 はじめに

　多くの開業直後のクリニックでは，院長が事務業務を兼任しているのが実情である．つまり，院長自身に，職員（労働者）の適切な人事・労務管理およびトラブル時の的確な判断と対応が求められる．これらの管理業務は，院長にとって時間的にも精神的にも大きな負担になり，最悪，医療の質の低下につながることも考えられる．このような負担を少しでも軽減するために，発生する可能性のある労働問題を未然に防げるように善処しておくことが必須と考えている．では，どのようにして労働問題を未然に防ぐのか，起こった場合にどのように対処するのか，社会保険労務士の観点からご提案させていただきたい．

2 就業規則と労働契約

就業規則

　就業規則とは，労働者の賃金や労働時間などの労働条件に関すること，職場内の規律などについて定めた職場における規則集のことである．就業規則を労使（使用者と労働者）双方が遵守することは，労働者が安心して働くことができ，労使間の無用のトラブルを防ぐことができるので，使用者の人事・労務管理の円滑化に貢献することができる．また，就業規則は，何らかの労使トラブル（服務規程違反など）が発生し

中村敏江（なかむら・としえ）　略歴

1954年千葉県生まれ．
1974年東京経済大学短期大学部卒．
埼玉県内の大手社会保険労務士事務所を経て，1993年中央経営社労士事務所開設．2007年特定社会保険労務士．
東京都社会保険労務士会会員．

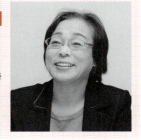

た際に労働基準監督署への企業（クリニック）側の対応根拠の一つとなりうる．就業規則の労働基準監督署への届出について，一単位の事業所で常時 10 人以上を使用する場合，この届出は義務であるが，常時 10 人未満の労働者を使用する場合には，この義務は発生しない（労働基準法第 89 条）．しかしながら，労使トラブル発生時の対応を考慮すると，最初から想定される実情に即した就業規則を制定しておくことは，円滑な企業（クリニック）運営に欠かせないと考えているため，筆者の顧問先の企業（クリニック）には，就業規則の制定を強く勧めている．

　なお，会社設立時の労働基準監督署へ届出のためだけに就業規則を制定し，その就業規則を労働者に隠したがる使用者も少なからずお目にかかるが，就業規則は労働者に周知しなければ効力が認められないので，自己防衛のためにも，労働者がいつでも閲覧できる場所に保管しておくことが重要である（労働基準法第 106 条）．また，就業規則周知の根拠のために，使用者が労働者に就業規則に関する教育（概要および保管場所など）を実施し，その教育記録を労働者の署名とともに保管しておくことも有効な一案ではないかと考えている．

● 労働契約

　労働契約（雇用契約）とは，雇用主と労働者とのあいだで労働条件を明確にするためにかわす個別の契約のことである．一方，労働条件通知書とは，雇用主が一方的に労働条件を労働者に通知するものである．使用者は，労働契約の成立時に労働者に労働条件を明示しなければならないが，雇用後のトラブルを未然に防ぐという意味で，使用者においては労働契約を採用し，労働者の同意の署名を取得したほうが望ましいと考えている．表 1 に労働条件の基本的な項目，図 1 にクリニックがスタッフとかわす契約書の実例を示す．なお，就業規則で定める基準に達しない労働条件を定める労働契約は，その部分については無効になり，無効となった部分は，就業規則で定める基準が適用される（労働基準法第 93 条，労働契約法第 12 条）．

3　規則制定のために使用者が特に知っておくべきこと

● 労働時間管理

◆労働時間の範囲

　労働基準法における労働時間とは，使用者の指揮命令下に属している時間を指す．診察前のカルテ等の準備，受付終了時刻ギリギリに来院する患者の対応，診察後の後片づけ等も，使用者が職員の業務として指示しているのであれば，それは労働時間となる．クリニック開業前に「診療時間」＝「労働時間」として就業規則を制定してしまっている事例もあることから，「診療時間」≠「労働時間」であることを改めてご認識いただきたい．

表 1 労働条件の明示

労働契約で明示しなければならない労働条件の範囲（労働基準法第15条）	
必ず明示しなければならない事項	（1）労働契約の期間に関する事項
	（2）有期労働契約を更新する場合の基準
	（3）就業の場所及び従事すべき業務に関する事項
	（4）始業及び終業の時刻，所定労働時間を超える労働の有無，休憩時間，休日，休暇，並びに労働者を2組以上に分けて就業させる場合における就業時転換に関する事項
	（5）賃金の決定，計算及び支払の方法，賃金の締切り及び支払いの時期に関する事項
	（6）退職に関する事項（解雇の事由を含む）
	（7）昇給に関する事項
制度を設ける場合に明示しなければならない事項	（8）退職手当の定めが適用される労働者の範囲，退職手当の決定，計算及び支払いの方法並びに支払いの時期に関する事項
	（9）臨時の賃金，賞与及び最低賃金額に関する事項
	（10）労働者に負担させるべき食費，作業用品その他に関する事項
	（11）安全及び衛生に関する事項
	（12）職業訓練に関する事項
	（13）災害補償及び業務外の傷病扶助に関する事項
	（14）表彰及び制裁に関する事項
	（15）休職に関する事項
パートタイム労働法上の明示事項	・昇給の有無 ・退職手当の有無 ・賞与の有無 ・相談窓口（平成27年4月1日改正で追加）

（1）〜（6）については，必ず書面をつくり，労働者に渡す方法で明示しなければならない．

◆法定労働時間とその例外

　法定労働時間とは，1日8時間，週40時間と定められた労働時間の上限である．よって，診療時間とそれ以外の準備時間，後片づけ時間も含めて，1日8時間，週40時間の範囲内でクリニックの所定労働時間を設定しなければならない．一方，スタッフ数が10人未満のクリニックでは労働基準法上の業種区分で「保健衛生業」というカテゴリー内の「小規模事業所」に該当し，特例として1週間の労働時間を最大44時間まで設定することができる．

　上記「労働時間の範囲」で示したように「診療時間」＝「労働時間」と勘違いして所定労働時間を設定した後，または小規模事業所に係わる特例を知らずに所定労働時間を設定した後に，特例を含めた法令限度の所定労働時間に再設定しようとする場合は，「労働条件の不利益変更」に該当してしまう．労働条件を変更する場合は労働者にとって不利益にならないようにするという労働基準法の主旨から，労働者が既得している労働上の権利は侵害してはならず，合理的な理由がない限り「労働条件の不利益変更」は認められない（最高裁判例：昭和43年〈1968年〉12月25日）．つまり，「この法令を知らなかったので…」という理由での変更は許されないことになる．よって，新規開業時に適切な所定労働時間を設定しておくことは非常に重要なことである．

◆変形労働時間制

　先に記述したように労働時間の基本は，1日8時間，週40時間（特例措置対象事業場44時間）である．しかし，「1か月単位の変形労働時間制（労働基準法第32条

Ⅶ. クリニックのスタッフ

雇用契約

あなたと次の雇用条件によって、契約いたします。

雇用契約の期間	□期間の定め無し（雇入日：　年　月　日）試用期間（　　　　） □期間の定め有り（平成　年　月　日～平成　年　月　日） 1　契約の更新の有無〔自動的に更新する・更新する場合があり得る・契約は更新しない〕 2　契約の更新は、次のいずれかにより判断する 　・契約期間満了時の業務量・労働者の勤務成績、態度・労働者の能力・会社の経営状況 　・従事している業務の進捗状況・その他（　　　　　　　　　　　　　　）
就業の場所	
従事すべき業務の内容	
始業・終業の時刻・休憩	1　始業・終業の時刻等 (1)　始業（　時　分）終業（　時　分）（休憩時間　分） 【以下のような制度が労働者に適用される場合】 (2)　変形労働時間制等；（　）単位の変形労働時間制・交替制として、次の勤務時間の組み合わせによる。 　　始業（　時　分）終業（　時　分）（休憩時間　分）（適用日　　） 　　始業（　時　分）終業（　時　分）（休憩時間　分）（適用日　　） 　　始業（　時　分）終業（　時　分）（休憩時間　分）（適用日　　） 2　所定時間外労働の有無（　有　,　無　）
休　日	・定例日；毎週　　曜日、国民の祝日、その他（　　　　　　　　） ・非定例日；週・月当たり　　日、その他（　　　　　　　　）
休　暇	1　年次有給休暇　6か月継続勤務した場合→　　　日 2　その他の休暇　有給（　　　　　　　　　　　　　　　　） 　　　　　　　　　無給（　　　　　　　　　　　　　　　　）
賃　金	1　基本賃金　イ　月給（　　　　　　円） 　　　　　　　ロ　日給（　　　　　　円） 　　　　　　　ハ　時間給（　　　　　　円） 2　諸手当の額又は計算方法 　　イ（　　　　　手当　　　　　円／計算方法：　　　　） 　　ロ（　　　　　手当　　　　　円／計算方法：　　　　） 3　法定時間外、休日又は深夜労働に対して支払われる割増賃金率 　　イ法定超　　％　ロ法定休日　　％　ハ深夜　　％ 4　賃金締切日（　　　）日　賃金支払日（　　　）日 5　賃金支払い方法（　　　　　　　　） 6　労使協定に基づく賃金支払時の控除〔　有（　　　　　）・無　〕 7　昇給〔　有（時期等　　　　　　　）・無　〕 8　賞与〔　有（時期等　　　　　　　）・無　〕 9　退職金〔　有　・　無　〕
退職に関する事項	1　定年制〔　有（　歳）・無　〕　継続雇用制度〔　有（　歳まで）・無　〕 2　自己都合退職の手続き（　退職する　　日以上前に届け出ること　） 3　解雇の事由及び手続き（　詳細は就業規則による。）
社会保険関係	1　社会保険（健康保険・厚生年金保険）の加入　有・無 2　雇用保険の適用　有・無
雇用に関する相談窓口	
その他	

　　年　月　日
　　事業所　名　称　　　　　　　　　　　　　職　員　住　所
　　　　　　所在地
　　　　使用者　職氏名　　　　　　　　印　　　　　氏　名　　　　　　　印

図1　クリニックがスタッフとかわす雇用契約書の例

の2)」を採用することにより，1日8時間を超えて労働させても残業にはならず，1か月を平均して週40時間（特例措置対象事業場44時間）に収まれば問題ない．1か月単位の変形労働時間制は，歯科やクリニックにおいて最も多く採用されている労働時間制である．図2にスタッフ10人未満のクリニックの労働時間の例を紹介する．診療受付時間は9時～12時30分，15時～18時30分．休診は，日曜日と水曜日・

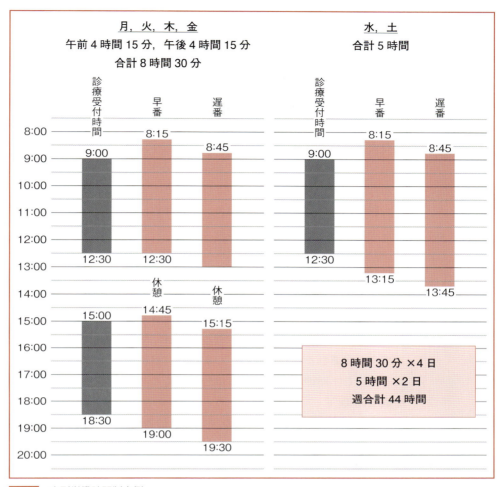

図 2 変形労働時間制実例
1週44時間の範囲内（特例措置対象事業場のみ適用）・変形労働時間制を導入，早出・遅番のシフト制．

土曜日の午後．毎朝，8時45分より朝礼を実施．診療時間前の準備をする早番と，診療時間後の残っている患者の対応や，後片づけをする遅番に分けている．

◆**法定時間外労働**

　使用者が，職員に法定労働時間を超えて労働させる場合（法定時間外労働），または，法定の休日に労働させる場合（法定休日労働）には，あらかじめ労使（労働者の過半数で組織する労働組合または労働者の過半数を代表する者とのあいだ）で書面による協定を締結し，これを所轄の労働基準監督署長に届け出なければならない．この協定は，「労働基準法第36条」に基づくことから「36協定」と呼ばれる．36協定は届け出さえすれば時間外労働・休日労働を無制限に認める趣旨ではないため，併せて「時間外労働の限度に関する基準（平成10年〈1998年〉労働省告示154号）」を確認しておく必要がある．

解雇

◆普通解雇と懲戒解雇

　労働基準法第89条では，解雇事由は就業規則に必ず記載されなければならない事項になっている（絶対的記載事項）．解雇は「普通解雇」と「懲戒解雇」に分類され，まったく異なる意味合いを示す．「普通解雇」は，労働契約の継続が困難な事情があり，やむをえず行う解雇のことである．たとえば，著しい協調性の欠落，仕事上の能力の問題，復帰見込みがない病気や事故による欠勤などがあげられる．「懲戒解雇」は，使用者が労働者の責めに帰すべき理由で懲戒処分として解雇することである．たとえば，職場内での窃盗・横領・傷害，経歴詐称，長期無断欠勤などがあげられる．一般的に懲戒解雇の場合は，退職金を支給しないと定めていることが多い．

　「懲戒解雇」の場合は，就業規則に根拠が明確に記載されている必要がある．一方，「普通解雇」の場合は，記載されている解雇事由と類似の事由についても，解雇根拠となると考えられている．裁判となった場合，記載された解雇事由が判断基準となるため，たとえば解雇事由として「その他前各号に準ずる場合」といった包括的な条項を記載しておいたほうがよい．ただし，就業規則がないからといって使用者の解雇権までが否定されることはない．しかし，解雇権濫用問題を防止するためには，就業規則を整備し，その根拠を明確に示しておくことが重要である．

◆退職勧奨

　解雇とは，使用者の一方的な意思により労働者を退職させることを指すのに対して，退職勧奨とは，「使用者が労働者に退職を促す」ことをいう．つまり，使用者が一方的に労働者を辞めさせるのではなく，労働者がこれに合意してはじめて労働契約が終了する．ただし，勧奨の際に退職以外に選択の余地がないような話をしたり，繰り返し長時間説得をしたりして同意を得たとしても，「退職強要による事実上の解雇だ」と訴えられる可能性が高くなるため留意が必要である．

4 問題職員への対処方法

 対処プロセス

　懲戒事由に該当するしないにかかわらず問題職員本人は問題を起こしているという自覚がない場合が多く，初期から毅然とした態度で接することが必要である．また，自己勝手なふるまいで事業所内の雰囲気を乱すため，他の職員の生産性への悪影響も無視することができない．さらに，そのような職員は，トラブルを拡大させるおそれもあるため，以下のようなプロセスを提案している．

① 状況把握：できるだけ複数の関係者から聞き取りを実施し，どのような問題行動があったのか把握・整理し，懲戒事由に該当するかどうかも含めて記録する．
② 指導：改善について，口頭で指導する（指導記録票）．

平成○年○月○日

○○○○　殿

　　　　　　　　　　　　　　　　　　　○○クリニック
　　　　　　　　　　　　　　　　　　　院長　○○○○　　㊞

改善通知書

記

　当院は、これまで、貴殿の勤務状況に対して注意をし、また貴殿の言い分を聴くためにも面談という形をとり、何度か下記のごとく改善を求めてきました。平成○年○月○日の面談が直近のものとなり、今日にいたっております。
　ここにおいて、現在までに当院より貴殿に対して喚起した諸注意を改めて確認し、今後改善がされないときは、人事上の対応をせざるを得ないことを通知いたします。

平成○年○月○日の面談での注意事項（改善要求）
1．
2．
3．

平成○年○月○日の面談での注意事項（改善要求）
1．
2．
3．

平成○年○月○日の面談での注意事項（改善要求）
1．
2．
3．

　以上の事項において貴殿の行いは当院の品位や信頼を損ねています。
　患者さんからも改善の声があがっているこの様な状況を、当院は業務上の重大な危機ととらえております。

以上

・この注意事項を確認し、指導に従うときは速やかに下記に記入の上、当職まで提出してください。

記

本書面を平成　　年　　月　　日に受領いたしました。
今後は、指導を受けた事項について、改善致します。

氏名　　　　　　　　　　　　　　　印

図 3　改善通知書の例

③ 注意：口頭による指導で改善されないときは，再度口頭および文書で注意する（注意書）．
④ 命令：文書による注意でも改善されないときは，是正命令書を発動する．これまでの経緯を文書化して，本人に確認および署名してもらう（図3「改善通知書」）．
⑤ 制裁：それでも改善しない場合は，降格，停職，退職勧奨，最終的には解雇とい

うように制裁を強めていく．

● 対処の事例

① 電車遅延を理由にした遅刻が多い．
　このような職員には，まず，遅れを見込んで早めに自宅を出るように注意・指導すべきである．そもそも，企業が「遅延証明書を提出すれば遅刻とみなさない」という規定は，企業が職員に対して特別な約束をしたにすぎない．その後も遅刻が続くようであれば，ノーワーク・ノーペイの原則に従い，遅刻時間分の賃金カットに踏み切りたいところである．そのためにも，たび重なる遅刻に対しての例外事由を規定しておくことを推奨する．

② 始業時刻ギリギリ出社後の休憩（喫煙，トイレ等），勤務時間中の多数回または長時間の離席，終業時刻前の帰り支度．
　上記いずれの場合も，厳密にいえば職務専念義務違反に該当する．休憩時間以外の就業時間中のトイレや水分補給は必要最小限度の範囲で大目にみているにすぎない．また，携帯電話で私的な通話やメールをしたりすることも職務専念義務違反に該当する．事実関係をよく確認して，職務専念義務違反が確認できれば，まずは口頭注意，次に文書注意，その後に軽い懲戒処分という流れになる．

③ ふて腐れた態度を取る．
　上長や患者から業務態度を注意されると，明らかにふて腐れた態度を取ったり，周りに当たり散らしたりする職員がいる．患者からの「態度が悪い」というクレームがあった場合には，そのクレームの具体的な内容を聞き，日時，場所，言動を具体的に記録しておく必要がある．職員を一方的に責めるのではなく，相手の言い分にも耳を傾けながら，指導していく．あくまでも「辞めて欲しいわけではなく，今後の活躍に期待する」という態度を崩さないことが大切だと考える．しかし，管理職としても，職員との信頼関係の構築の仕方，叱り方，褒め方のテクニックを身につける努力を怠ってはならない．

④ SNS（ソーシャル・ネットワーキング・サービス）に勤務先の悪口，患者情報を投稿した．
　近年，SNS上での，従業員の悪ふざけや顧客情報の投稿が，SNSの炎上，メディアでの報道につながり，築き上げてきた企業イメージはあっという間に崩壊してしまうことはご存じであろう．ソーシャルメディア上への掲載が，名誉と信用が毀損され業務が阻害されたことが明確であれば懲戒処分も可能となる．そのためには，就業規則に，秘密保持義務や職員の不適切な行為がクリニックの信用を傷つけたときに懲戒できることなどを規定しておいたほうがよいと考える．ただし，懲戒すれば信用を取り戻せるわけではないので，クリニックイメージ失墜を未然に防ぐためにも，使用者は，ソーシャルメディアポリシー（ガイドライン）の策定と社内教育体制の確立などの対策も講じておくべきである．
　これらの問題を未然に防ぐために，就業規則に記載のないような「クリニック内の

行動規範」的なことを朝礼などで繰り返し訓示したり，職員同士で「働きやすい職場とはどういう職場か」などを話し合う場を設定したりすることも有効な手段の一つと考えるがいかがであろうか．

5 おわりに

　人と人がいっしょに仕事する以上，どうしてもトラブルは付きものである．詳細なルール（就業規則）を制定することは，労使ともに安心して働ける環境を整備していることにほかならず，無用なトラブルを未然に防ぎ，人事・労務に関して効率的なクリニック運営を手助けする．また，トラブル発生時の対処法を知っておくことで，時間的・精神的な負担を最小限に収めることができる．是非，クリニックを開業する，または開業している先生方には，このような負担をできるだけ少なくし，クリニック一丸となって医療の質の向上に貢献していただきたいと，一市民として心から願っている．また，筆者の経験が，先生方の負担軽減およびクリニック運営の一助になればこのうえない喜びである．

コラム COLUMN

スタッフに給料を出せる喜び

森山成彬
通谷メンタルクリニック

1. 開業まで

　私が開業したのは 2005 年, 58 歳のときである. それまで 10 年間大学の医局にいて, 17 年間民間精神科病院で働いた. 10 年の医局生活のうち, 1 年間は県立病院, 2 年間は留学していたので, 実際に大学の精神科に勤務したのは 7 年にすぎない.

　この間, 後輩が開業するときは, 必ず祝福の葉書を送っていた. 「精神科医にとって, 大学は保護室, 公立病院は閉鎖病棟, 民間病院は開放病棟, 開業こそが外来通院です」という文面だった.

　そろそろ勤務医も潮どきかなと感じていた矢先, 日頃から懇意にしていた C 電鉄不動産部の M 氏から朗報が入った. 電停のすぐ脇にある携帯電話会社の店舗が 5 月末で契約が切れ, 他所に移転するという. 一緒に現地を見て驚いた. 市電なみに小さい電車が 10 分おきに通るものの, 駅から 10〜15m のところに 17 坪の店舗があった. 携帯電話の販売店が移るのも手狭になったからだろう. 近くには大きなショッピングモールもあり, 500 台は入る無料駐車場も控えている. しかも店舗の裏には, 4 台入る職員用の駐車場が付帯していた. おまけに勤務中の病院からは電車で 3 駅, 車で 7 分しかかからない. これならやれると直感した.

　こうした速断には下地もあった. 医師以外の古い友人たちが, 次々と人生の転機を迎えていたからだ. 最高齢の検事の Y が公証人になり, 運輸省官僚の D と, 外務省官僚の K は外部団体に天下りした. 銀行マンの O は子会社に移り, 商社マンの S は小さな

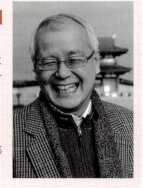

森山成彬（もりやま・なりあきら） **略歴**

1947 年福岡県生まれ.
1969 年東京大学文学部仏文学科を卒業後, TBS に勤務. 2 年後に退職して九州大学医学部に学び, 精神科医となる. その傍ら小説の執筆に励み, 「帚木蓬生」(ははきぎ・ほうせい) のペンネームで作家としても活動.
1978 年九州大学医学部卒. 1979〜81 年フランス留学. 1988 年八幡厚生病院診療部長.
2005 年通谷 (とおりたに) メンタルクリニック院長.
主な受賞歴
1992 年『三たびの海峡』吉川英治文学新人賞, 1995 年『閉鎖病棟』山本周五郎賞, 1997 年『逃亡』柴田錬三郎賞, 2010 年『水神』新田次郎賞

事業を始めた．

開業は8月と決めたので，準備には2か月しかない．改装の設計と工事は，知り合いの工務店に依頼した．ハローワークで求人募集をかけ，面接で人選した．常勤看護師1人，常勤事務員1人，パートタイムの事務員2人が決まった．事務機器や書類一式は，病院出入りの業者に一任した．椅子や机はアウトレットで購入した．

2. 患者選定

辞職を告げられた院長の第一声は，「先生，血迷いましたか」だった．しかし決意が固いのを知るや，患者への通知，診療録の一部コピーなど快諾してくれた．

当時，外来で診ている患者は300人を超えていた．病状が不安定で再入院が予測される患者には，早速に代わりの主治医を決めて伝達した．安定していても，身ぎれいでない患者には，「遠い所に転勤になった．あとは若い先生に頼んであるから心配ない」と告げた．身ぎれいでない患者を忌避したのには，理由がある．診療所が入る2階建の鉄骨ビルは，2階が美容室，1階の隣がクリーニング店だった．営業妨害で，苦情を言われたくなかった．

こうやって90人ほどの患者さんが，転医を希望してくれた．ところが開院して半年経った頃，病院に残した身ぎれいでない患者3人のうちの1人から電話が入った．「先生，ぼくをだましましたね．どこか遠い所に行くと言っておきながら，すぐ近くで開業しているそうじゃないですか．僕もそっちに移ります」．まさか断れず，今でも汚い身なりでの通院が続いている．診察のたび，爪切り，髭剃り，床屋行き，入浴，洗濯，着替えを言い続けている．

3. 開院の挨拶状

挨拶状には，次のように記した．「私は若い頃からひそかに，精神科医にとって，大学は保護室，公立病院は閉鎖病棟，民間病院が開放病棟，開業こそが外来と思っておりました．これでようやく退院，あとは外来治療となります．皆様の御支援をお願い申し上げます」．

この挨拶状は，すでに開業している先輩や後輩から好意的に受け入れられたようで，開業祝いの花が狭い通路に満ち溢れた．後輩のT先生からは，封書も届いた．8年前の開業の際，先生からいただいた葉書にどんなに勇気づけられたか，ずっと壁に貼っておりましたと書かれ，葉書のコピーまで添えられていた．まさしく私の字だった．

開院後，かつて指導医を務めた11人の後輩の先生たちが，祝宴を開いてくれた．このときも，挨拶状が話題になった．母校に残っているK助教授は，「すみません，まだ保護室におります」と苦笑し，母校から別の私大に助教授で異動したO先生は，「ぼくもまた別の保護室に移されました」と頭をかいた．

しかし，1日の診療を終え，窓口収入を入れた金庫を手にして帰り，翌日，釣銭をそろえた金庫を持って出勤するとき，ようやく社会復帰したという実感が湧いた．

4. 開業して良かったこと

　勤務医時代と比べて，開業医になって良かった点は何か，よく自問自答する．

　第一に会議が減った．病院勤めの頃は，何かと会議に駆り出された．開業後は，これがわずか月1回になった．しかも寿司やピザを食べながらの運営会議兼勉強会なので，肩が凝らない．

　第二は，書類書きの苦痛が減った点である．書類書きは面倒だとはいえ，直接こちらの収入になる．たとえば，高く設定した診断書は8,000円（消費税別）である．数行書くのみで，この収入だから，書きながらニンマリとなる．

　そして第三が，従業員に給料を払える幸せである．これを言うと，先輩の開業医の先生方からは，「バカではないか」と呆れられる．月末締めで毎月10日が給料日である．一人ひとり，給料を入れた給料袋を，「ありがとうございました」と言って手渡す．この気分は，生まれてこの方味わったことがなかった．もちろん，盆と暮れのボーナスも，封筒に入れて「ご苦労さまでした」と渡す．患者が来てくれ，収支が黒字だからこそ，給料が出せる．この気分を知らずして死んでいたら，大損していたと思うことしきりだった．

　「そういう殊勝な心は初めだけで，いずれ，従業員のために何で俺がこんなに働かなければならんのか，という気持になる」と，忠告してくれた先輩もいた．

　確かに，開業10年を過ぎた現在，「また給料日か．このあいだ給料をやったと思ったのに」と感じるときもある．そんなときこそ，初心を思い出し，頭を下げ，感謝しながら封筒を手渡す．

　考えてみると，祖父母も，父方も母方も農家だった．父は会社勤めの万年平社員だった．給料を出せる身の上など，物心つく頃から夢想だにできない環境に育った．だからこそ新鮮な喜びがあるのに違いない．

　そのせいか，開業以来，パートタイムの看護師が1人増えたのみで，スタッフの顔ぶれはまったく変わっていない．さらに10年後の閉院の時期まで，このキャスティングのままであるような予感がする．

コラム COLUMN

チームワークのためのリーダーシップ，雑感

高木俊介
たかぎクリニック

1. 精神科医療とリーダーシップ

　およそ精神科医ほど"リーダー"，"リーダーシップ"などという，やや勇ましい言葉の似合わない職業はないのではないだろうか．そんなに広いとはいえないオフィスに座って患者さんの話を長々と聞いている．表情はあくまで穏やかに，にこやかに，うんうんと頷きながら，時々はたまった疲れからくる眠気や，たまったカルテの山の方に関心がいってしまう注意散漫を患者さんに悟られまいと苦心する．雇っているスタッフも他の科の看護師さんや事務員さんのようにキビキビとしてはおらず，どうもほんわかムードの漂う人たちのほうが長持ちするようだ．でなければ，癒しの空間などつくれまいと，この頃医療にも求められるようになった効率性などはとうにあきらめた．

　最新の医療機器などには初めから縁がなく，次々に新しく発売される薬についても，しっかり自信をもって薦められるわけではない．毎回，医学的な面接をするわけではなく，そんなことをされたら患者さんもたまったものではないので，いきおい診察室ではおなじみさんとの日々の生活の相談事か，よくて人生相談の雰囲気が醸し出される．そんなことは往々にして待合室の患者さん同士や受付スタッフのほうがうまかったりするので，あまりスタッフに対してもいばれたもんじゃない．

　いや，これは決して精神科医を茶化しているのではない．評判の良い，ほんとうはいちばん精神科らしいことをやっているクリニックは，このようなムードを自然と醸し出しているものだ．少なくとも私自身，もし精神科に相談に行くことになったとしたら，

高木俊介（たかぎ・しゅんすけ） 略歴

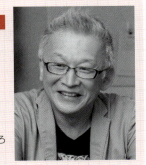

1957年　広島県生まれ．
1983年　京都大学医学部卒業，京大精神科評議会入会．
1984年　光愛会光愛病院勤務．
1992年　京都大学病院精神科勤務．
2002年　同大学退職．
2004年　たかぎクリニック開設，現在に至る．
著書として，『ACT-Kの挑戦―ACTがひらく精神医療・福祉の未来』(批評社，2008)，『こころの医療宅配便』(文藝春秋，2010)，『精神医療の光と影』(日本評論社，2012)などがある．

普通の医療の現場にあるようなぴりぴりした雰囲気のところになど，行きたいとは思わない．

　こういうわけだから，精神科医にリーダーを求めるのは，ドラえもんのいないのび太くんにジャイアンたちのリーダーになれというようなものである．

　ところが，最近はそんな精神科医にもさまざまな局面でリーダーシップが求められるようになってきた．クリニックもかつての机1つ，診察室1つの小さなものではなく，カウンセリングルームが併設されたり，デイケアやナイトケアまであって，さまざまな職種の多くのスタッフを抱えるようなところが増えてきた．そのようなところでは，デイケアに参加する患者さんたちがウロウロしていたりして，日中はご近所でいちばん賑やかな場所であったりする．

　デイケアもまた地域の一資源であるが，精神障害者の福祉が進んでくると，一クリニックのなかだけで患者を支援するのではなく，福祉事務所，保健センター，各種の福祉施設との連携も求められ，そのチームづくりの中心となることを求められる．精神科医が，自分を中心にしないでくれと思っても，精神科医とはいえ医者なのであるという世間の偏見は根強く，気がついたらいつのまにかリーダーの位置に立たされている（私は精神科医をチームの中心にしてしまうこの風土がある限り，本来の地域障害者支援は育たないだろうと思っているのだが）．

2．精神科医療の現場で必要なリーダーシップとは？

　また，私のようにアウトリーチを中心とする特殊なクリニック（ACT-K）をやっていると，デイケア以上に多種多様なスタッフを抱えることになり，しかも彼ら，彼女らは日中はそれぞれ自分の訪問場所に散っていて，それぞれがそれぞれの判断と責任で動いているので，普段のチームワークが格段に重要になる．この「チームワーク」ということが，最近の医療一般のなかでも大きく取り上げられることが多く，これからの精神科医療にとっても放ってはおけないテーマとなってきたので，私のようなアウトリーチ・チームをやっている者のところにこのエッセイのお鉢が回ってきたのであろう．

　だが，私とて精神科医のはしくれである．リーダーシップなどと言われると怖じ気づく．本屋でビジネス本の棚など眺めてみるのだが，ドラッカーとか見渡してみてもどうもしっくりこない．何かが，私たちの求めるものと違うのである．しばらく考えてハタと気づいたのだが，これらの本に書かれている世にいうところのリーダーシップ，チームワークとは，結局のところ競争に勝ち抜くためのものなのだ．そういえば小学校の時ですら，クラスでチームワークが求められ，リーダーが生まれるような場合の代表的なものは，クラス対抗運動会である．

　夫婦や親子も家族というチームではあろうが，そこでチームワークやリーダーシップをことさらに考えるよう要求されることはない．ごく自然にできあがっていてあたりまえなのであろう．父親が会社で学んだドラッカーなんぞ家庭に持ち込んだら，その家庭には家族療法が必要となるであろう．精神科医に求められるリーダシップ，チームワー

クとは，これに似ている．対人援助を目的とする私たちに求められるそれは，それがないようであるもの，いわば「弱い力」みたいなもの，対象である患者さんたちに安心を伝えるためのものでなければならないだろう．一丸となって何かを成し遂げる集団，という雰囲気をもってしまってはだめなのである．

　そう考えれば，何とこれは私たち精神科医が日々，患者さんを相手に行おうとして心砕いていることではないか．私たちは，患者さんの語ることによく耳を傾け，複雑な人間関係のさまざまな思いが交錯する現実生活のなかでの彼，彼女の立ち位置を理解し，彼らの望むことを察し，その解決のために具体的な方策を，たとえそれが薬の処方だけでよかったとしても，差し出し，アドバイスし励ます．そして，そのようなことができるだけうまく伝わるように，彼らが安心できるようにクリニックの人的・物的環境を整え，そのような言葉を探している．

3. 緩やかなリーダーシップとチームワーク

　スタッフ全員がチームワークを整え，互いにうまくコミュニケーションしながら心地よく働いてもらえて，彼ら自身が患者さんたちに良い影響を与えることができるように，この私たちの日々行っていることを応用できないだろうか．

　たとえば，一人のスタッフが人生あるいは家庭の悩みごとを抱えており，それが職場全体に沈うつなムードを漂わせているとする．普通の会社の上司であれば，ここで仕事に私的な悩みを持ち込むな，そんな様子では仕事に悪影響だと上から叱責するところだ．だが，私たちは，少し時間をとって，彼の話をじっくり聞いてやり，いっしょに解決策を探そうというやり方には違和感がないのではないだろうか．もちろん組織内の人間関係であるからには，限界もあるだろう．それでも精神科医がもっている技術，安心感を醸し出して，相手の解決の力を引き出す，まさに精神療法の技術は役にたつだろう．

　多様な職種や職場の人たちが集まって支援を相談するが，互いがバラバラで，しかも重症のケースへの陰性感情が渦巻いて話がまとまらない，こんな場合にも，医者目線の意見を押しつけて終わるのではなく，彼らの陰性感情にまで降りていって受け入れたうえで違った視点を提案するのも，私たちの持ち前の技である．要は，スタッフ皆の受け皿となる（コンテイン）こと，良いところ，伸びるところを見つけて本人に返すこと（ストレングス），対人援助という皆が向かうべき理念を示しつづけること．これを心がければ，リーダーシップをことさらにふりかざすことなく，おのずから前に進むチームができあがるのではないだろうか．

　そして，これならばドラえもんのいないのび太くんである精神科医にこそ，できるはずのことなのだ．

クリニック運営の工夫とコツ
―ソーシャルワーカー・心理療法士の立場から

東　健太郎
錦糸町クボタクリニック

　私の勤務するクリニックは，多職種チームによる地域に開かれた運営を特徴とする，いわゆる「多機能型精神科診療所」である．東京東部の下町で展開している当院の地域ケアは「錦糸町モデル」と呼ばれている（本シリーズ，『メンタルクリニックが切拓く新しい臨床』に窪田による総説がある）[1]．

　筆者のアイデンティティは心理カウンセラーであり，地域ケアの現場の要請からソーシャルワークに関係した業務も担当してきた．当院はクリニック全体の運営やデイケア・ナイトケアのグループワーク，障害者就労の支援等も含め，力動的精神療法を基盤とした psychotherapy-oriented なクリニックである．そのありようを素描し，現場での自分の臨床実践について思うところを記してみたい．

1. クリニックの全体像

　医療法人社団草思会には，現在2つの精神科クリニックと，訪問看護ステーション，相談支援事業所，そして障害者就労の支援センター（就労移行支援と就労継続支援B型）がある．クリニックでは外来診療とデイケア・ナイトケア，往診，訪問看護など行っており，特に錦糸町クボタクリニックは在宅療養支援診療所として一定の患者に対して訪問診療と24時間電話対応を行っている．東京都の初期救急事業にも参加し，医療観察法の外来通院機関として多職種チームによる支援も行うなど，公的な責任を負う活動も担っている．錦糸町で共に発展してきた社会福祉法人「おいてけ堀協会」との連携も当院の特色であろう．

東　健太郎（ひがし・けんたろう）　略歴

1966年東京都生まれ．
学習院大学文学部心理学科卒．
臨床心理士．精神保健福祉士．
保健所デイケア，クボタクリニック，東京カウンセリングセンターを経て，現在は医療法人社団草思会錦糸町クボタクリニック地域ケア部長，錦糸町相談支援センター所長．ほかに錦糸町カウンセリングルーム，日本銀行にてカウンセリングに従事．

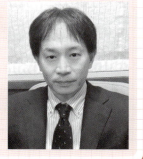

こうした幅の広い活動を運営していくために，必然的に看護師や臨床心理士，精神保健福祉士，作業療法士等のスタッフの人数も多くなった（常勤・非常勤含め，医師16人，看護師20人，臨床心理士21人，精神保健福祉士15人，作業療法士2人，事務10人，その他2人〈複数の資格をもつ場合それぞれにカウント〉）．

また，医療サービスとは別に「有限会社クボタ心理福祉研究所」では私費のカウンセリングルームの運営や研究会や研修会の事務局を担い，都内近郊の専門職が集い共に学ぶ場を提供してきた（定例の症例検討会や，「地域精神保健講座」，「成田善弘精神療法ケースセミナー」，「北山 修分析的臨床セミナー」など）．

2. チーム医療の工夫

さて，当院の特徴の一つは，事務職員も含めた多職種のスタッフがチームとして機能するシステムを指向していることである．当医療法人では一人の職員が複数の現場にまたがって勤務する「スタッフの相互乗り入れ」を標準とし，各部門の活動の様子や患者の状態などについて情報を共有できるようにしている．

そして，院内の情報共有のための重要な機能として，外来診療終了後に毎日開かれるミーティング（「レビュー」）があり，外来以外の各部門のスタッフも集まり，動きのあった患者について情報交換や対応についての検討を行っている．それを記録した「レビューノート」を通じて各スタッフが前日までの状況を把握できるようになっている．

また，さまざまな活動に関する定例のミーティングが設定されているが，これらはチーム医療に必要な各スタッフの情報や体験の共有や意見交換の場であり，相互のサポートの場でもある．時間と労力はかかるが，当院ではお互いの顔の見える場でのミーティングを大事にしてきている．

もう一つ，当院のチーム医療の特徴として，曜日ごとに主立った職員が外来の「責任番」を務め，リーダーシップをとっている点があげられる．医師への申し送り，新患の受け入れ，職員の動きの割り振り，警察や救急隊からの連絡などの緊急事態や相談への対応，未来院患者のカルテチェック，レビューの進行役等のほか，全体の動きにかかわるさまざまな判断や指示を医師と相談しながら出すのである．

3. 外来での相談機能

当院の外来診療では，医師の診察の前にメディカル・スタッフが保険診療の枠内で短時間（20分以内）の面接を行っている．患者は来院すると毎回そこで病状や生活面での変化などを話すことができる．そして，そのなかで治療に対する要望や不安，あるいは不満等も語るが，こうした語りが診察に活かされているのである．

面接を行うスタッフは，患者の家族との連絡や他機関との連携，また入院の手配等を含むマネジメントの役割も負う．必要に応じて医師と相談したり，他のスタッフに状況を伝えたり，レビューで意見交換をするなど，風通しのよい関係性を保つ意識が求められる．

こうした面接は特定の担当者をつけず，外来チームで多くの患者の情報を共有できるようにしているが，退院後間もない患者や病態の悪化や生活上の変化によって一時的に手厚い支援が必要になった患者等の支援のために，特定のスタッフが「ケースマネージャー」として担当になる場合もある．患者がさまざまなサービスの利用で混乱をきたすことがないようにサポートし，保健センターや福祉事務所等の外部機関との連携の窓口を決めておく必要があるためである．

4. 外来での心理療法的サポートについて

さて，外来において病態的に心理療法的かかわりが期待される患者に対しては，主に心理職が固定の担当者になり継続的な面接を行う．保険診療枠内であるため必ず医師の診察を受ける必要があるが，なかにはこの面接が目的で来院するケースもある（より長時間のカウンセリングを希望する患者は，別窓口の私費のカウンセリングを選ぶこともできる）．

1回20分という面接は一般的な心理療法からすると短時間だが，退行の少ない安定した枠として機能して自我支持的な援助が可能であると筆者は考えている．限界はあるが，一定の治療的枠組みが構造化されれば，それを基盤にしたセラピスト-クライエント関係が生まれ，それは治療的変化を支える器となる．

筆者は「患者を取り巻くさまざまな治療環境や治療関係を動的に理解していこうとする姿勢」[2]という広い意味での「力動的理解」を大事にしており，技法的には支持的な面接を行っている．患者がそこで自分の体験を安心して言語化でき，自己理解を深め，望ましい変化の方向を語り，自己効力感をもてるように，といった方向性でかかわるようにしている．また，筆者は医師のオーダーに応じて，認知行動療法のアプローチを用いて焦点を絞った面接も実施している．

時間内に患者のニーズに応えうる面接を提供するには，一定のコミュニケーションスキルが要求されるが，筆者は「お客様満足度」とか「金の取れる面接」を自分の標語のように意識してきた．医療の枠の中にあっても独立したセラピストとしての視点と緊張感をもち続ける必要があるからだ．そうしてこそ能動的な協働も可能になると思う．専門職としての研鑽を積む機会を確保し，クリニックの勤務以外に私費のカウンセリングや企業の医務室のカウンセラーの仕事もしていることは，筆者自身のスピリットの問題として重要なのである．

5. 地域ケアへの広がり

筆者はクリニックの外来以外に「錦糸町相談支援センター」の所長も兼務し，相談支援専門員として地域移行支援や計画相談支援を行っている．これは福祉サービスに分類される事業であるが，精神障害者の地域支援は精神科医療との連携が不可欠であるため，医療法人内であえて立ち上げたものである．入院中の方の退院支援や，退院後の生活支援，地域での支援ネットワークづくり，ケア会議を開く，社会資源の利用計画を立てる，

といったアウトリーチを含んだ活動を行っている．患者や家族を支えるネットワークは個別にさまざまなバリエーションがある．そのシステムを見立て，どんな役割が求められているか判断し，そしてジョイニングを試みるところから始まる．

こうしたかかわりを通じて，フォーマル，インフォーマルに地域の支援機関との顔の見える交流も増え，地域の支援機関の方から相談を受ける機会も増えた．墨田区の自殺予防の会議等にも参加するなど，面接室以外でやりがいを感じることも多くなった．ただし，自分の仕事の切り分けやタイムマネジメントに苦労する日々となっている．

6. 現状の問題と対策

クリニックが多機能化したことで，組織のサイズも大きくなり，扱うべき情報の種類も量も増えた．結果として，スタッフ間の情報の偏りや業務の分担化が加速度的に進み，各スタッフがオールラウンドに掌握できることには限界が出てきている．そのため，情報共有や院内の連携のシステムの充実がますます重要な課題になってきている．

また，医師により診断や処方，治療方針には個性がある．1つのクリニックでも医師によりスタッフとの連携のしかたに違いがあり，社会資源やサービスの利用にもばらつきがある．そこで当院では，クリニカル・パスの作成を検討し，パスの専門家を外部から呼ぶなどして話し合いを重ねた．その結果，ひとまず必要な実施項目を初診から時系列でチェックできるシートを作成するに至った．

さて，クリニックの運営については，開設当初から経験的に積み上げられてきたさまざまな工夫が院内のルールとして機能してきたし，それは明示化できるものはマニュアル化され，そうでない部分は実地の口伝で，あるいは暗黙の了解として各スタッフに共有されている．こうしたルールは精神科医療の知識や技術を前提にしながらも，職種を超えて外来医療チームとして活動するためのスキルとして機能している．

ただし，地域との連携という文脈では，院内のルール優先の対応が閉鎖的な運営と受け取られる場合がある．地域からの発信をキャッチして必要性に応じた適切な対応ができているか，院内の常識が地域の非常識となっていないか，敷居の高いクリニックになっていないか，といった点に注意を要する．

7. 管理職の一人として

現在，筆者はいわゆる中間管理職で，「地域ケア部長」である．毎週の管理職会議をはじめ，各部門のミーティングに出席し，クリニック全体で生じるさまざまな問題点や人事配置など，対応が必要な事柄について把握し意見交換をする．

管理的なポジションに着くに際して，筆者は自信のなさと臨床の時間が減ることへの不安から引き受けるべきかを悩んだ．当時のスーパーバイザーから，「管理やマネジメントの仕事は心理療法の力をつけるのにとても役に立つからやったほうがよい」とご助言をいただいて決断し，それから約10年が過ぎた．コミュニティケアの現場で働く心理職として成長するために，大事な実務的な経験を積むことになったと思っている．

文献

1) 窪田　彰. 多機能型精神科診療所における精神科地域ケアと精神科リハビリテーション. 原田誠一（編）. メンタルクリニックが切拓く新しい臨床―外来精神科診療の多様な実践. 中山書店；2015. pp64-71.
2) 大野　裕. 力動的精神療法. 黒澤　尚, 北西憲二, 大野　裕（編）. 精神科プラクティス第3巻　神経症とその周辺. 星和書店；1999.

コラム COLUMN

精神科クリニックで働く──心理療法士の立場から

勝倉りえこ
原田メンタルクリニック

　筆者が心理療法士（以下，心理士）として勤める精神科クリニックは，一般的な精神科クリニックの治療構造とは異なっていると思われる．本項では，まずその特徴的な構造の概要を報告し，次にそのような構造内で心理士としてクライエントとかかわる際の特殊性と普遍性について概観する．

1. 当精神科クリニックの特徴

　当クリニックは，精神科医の原田誠一院長が「認知行動療法を中心に据えた精神療法を治療に組み入れた良質な診療と臨床研究を進めること」を目標の一つとして，2006年に都内の千代田区に開院した．筆者は開院当初から非常勤職員として勤務している．

　当クリニックの主な特徴は3点ある[1]．第1の特徴は，上述の目的の通り，精神療法の一部に認知行動療法（cognitive behavioral therapy：CBT）を施行する点である．これは，院長がこれまでの経験から，CBTを行っている治療機関が少ない一方，それを望むクライエントやご家族，医療機関による大きな期待と切実なニーズを感じたことが契機となっている．

　第2の特徴は，CBTを中心に据えた精神療法を精神科医と心理士が一人のクライエントに対して連携しながら行う点である（精神科医による診察のみのクライエントもいるが，逆の場合はない．これは以下に述べる料金体系のゆえである）．カルテも両者が交互に書き込むことになる．具体的には，先に心理士が20分間の面接を行い，カルテに面接記録とその要約を記載する．その後，心理士が記載した要約に精神科医が目を通し，約10分の面接を行う．合計して，1人のクライエントに対して30分の面接を行うことになる．

勝倉りえこ（かつくら・りえこ）　　　　　　　　　　　　　略歴

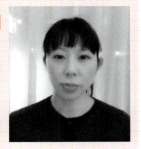

東京都生まれ．
2004年早稲田大学大学院人間科学研究科修士課程修了．国立精神・神経センター武蔵病院認知行動療法専門外来（研究生）を経て，原田メンタルクリニック・東京認知行動療法研究所，神田東クリニック．
修士（人間科学），臨床心理士．
著書に『認知行動療法─理論から実践的活用まで』（分担執筆．金剛出版，2007），監訳書に『認知行動療法と構成主義心理療法』（金剛出版，2008）などがある．

第3の特徴は，こういった診療体系を，保険診療の「通院精神療法」の範囲で（つまり実質的には，心理士との面接料金は無料）施行している点である．費用面でのクライエントの負担が軽いことで，クライエントやご家族のニーズに広く応えられる．面接の時間としては一般的な医療機関でのものと比較すると，当クリニックのほうが医師面接は長めだが，心理士による面接は短いといえる．面接時間の短さを補填するために，面接回数は無制限にしている．このようなシステムを採用している理由は，保険診療内での治療の実施によるクライエントへの費用負担軽減を目指しつつ，比較的短時間の面接でのCBTを中心とした精神療法でも，ある程度の治療効果やクライエント・ご家族の満足度が期待できるという院長の開業当初の見込みがあったためである．開業から9年を経てもなお，この見込みは誤っていなかったと筆者は感じている．

　こういった特徴から，来院する初診患者の多くがCBTの施行を希望する，他の医療機関からの紹介患者である．これに関連するが，薬物療法のみでは治癒しない薬物療法抵抗性のクライエントが多いことも当クリニックの特徴である．

2. 心理士としての特殊性と普遍性

　このような特徴のある精神科クリニックで勤務する心理士としての立場・役割の特殊性を述べる．これらの特徴を有している理由もあり，受診を希望するクライエントが多く，初診の予約がたいへん取りづらい．さらに，心理士との面接予約と併せた再診に至っては，3〜4週間後でないと予約が入れられないことが多い（診察のみの再診予約は入れやすくなっている）．この予約の取りにくさは，こういった治療・診療体系を望むクライエントやご家族が多いことの証左といえるが，もう一つの理由として上述の通り，治療・薬物療法抵抗性のクライエントが多いことから，寛解に至るまでの時間がかなりかかったり，治療効果が不十分なまま長期間通院するクライエントが多いことがあげられる．このことが，さらなる再診予約の取りにくさを助長することになっている．また，低頻度や短時間の面接という要因も寛解に至るまでの時間を長引かせている面も否めない．もちろん精神科医による診察のみであれば，クライエントの要望や状態に合わせて面接頻度を高めるようなシステムにもなっていることを付記しておく．

　心理士としては，当クリニックの開業目的に深く共鳴するものの，クライエントによっては短時間であったり低頻度の面接では不十分と感じる場合もあり，歯がゆい思いをしたり，クライエントに対して申し訳ないと感じたりすることもある．通常の診療体系のようにすればこの問題は緩和されるだろうが，それでは「良質な診療を多数のクライエントに費用面で軽い負担で」という利点を減じることになってしまう．また，面接時間が長く頻繁なほうが単純に良いというわけでもないことは周知のことであろう．心理士としての筆者がすべきことは，現存する当該組織が有する枠の中で（歯がゆさや申し訳なさなどの心理士としての逆転移的な想いを常に点検しながら）臨床心理学的なかかわりを目の前のクライエントに行うために，この枠を最大限に有効活用する，あるいはクライエントに有効活用してもらうようなかかわりをすることであろう．面接時間につ

いていえば，たとえば，クライエントが心理士との面接は20分ということを徐々に理解してくれるようになり，クライエントが面接室内の壁時計を確認しながら自主的に面接の時間配分に配慮してくれたり，事前に時間内で話せるようメモにまとめてきたりする方も多い．これはクライエントの社会性や自主性，自己コントロール感の育成に構造が一部寄与していることの好例といえよう．そして，そのような工夫ができるかどうかは，クライエントの自我の強度やパーソナリティ，症状の重篤度に必ずしも比例していないように筆者は思う．構造を設定することの治療的意義を改めて感じることに加え，20分といった短時間（別の意味のブリーフセラピーといえるだろうか）の面接だからこその有用性があるように感じている．さらに短時間の面接という制限のもう一つの利点の例としては，心理士がクライエント自身の治療課題になるべく早期に気づいたり，不要なかかわりをできる限り排除しようとする緊張感を助長してくれるように思われる．また，短時間という意識から生じる焦りや煩雑さにつながらないよう自己制御する訓練にもなっていると感じる．

　さらには，精神科医と協働して行っていた面接の流れが，この予約の取りにくさやクライエントの症状・状態の変化によっては，心理士が知らないところで心理士との面接が突如として途絶えたり，再開されることがあるのも，当システムの特殊性ゆえの事象といえるだろう．これにより心理士が治療の流れを把握しにくくなり，面接が再開された際にクライエントの近況をある程度キャッチアップするまでは，かかわりは最小限であったり，局所的にならざるをえない場合がある．このこととも関連するが，ここで精神科医と協働でCBTを中心に据えた精神療法を行っている心理士としての特殊性についても言及しておく．当クリニックには，筆者のほかに数人の心理士が筆者と同じ治療構造のなかでクライエントとかかわっている．各人のオリエンテーションはさまざまで，必ずしもCBTを主に学び実践してきた方々だけではない．オリエンテーションもさることながら，一言にCBTといっても，各治療者によって，厳密には何を認知，行動，情動と考えているか，そしてそれらの関連性に関する考え方もさまざまである可能性がある．そのため2人の治療者が協働してCBTや精神療法を行うといっても，共同治療者の特性も考慮に入れたかかわりが必要になり，それ相応の複雑さが伴うといえる．そのため，両治療者の足並みがそろっている場合はクライエントによりいっそうの効果をもたらす可能性が高まるが，逆の場合，2人の治療者の存在が治療の阻害要因になる可能性を孕んだシステムであるともいえるため，これらを考慮に入れたかかわりが要請される．ただし，筆者は，2人による共同治療による欠点や難しさよりも，相補的かつ相乗的な治療効果や治療者としての臨床訓練になっているという有益性のほうを多く感じている（詳しくは文献1を参照のこと）．これは異なるオリエンテーションの精神療法に共通する要素が，治療的かかわりの主軸になっているからではないか，と筆者は考えている．

　これまで当クリニックで働く心理士としての立場の特殊性について述べてきたが，同時にどのような組織でも（たとえよりシンプルな治療構造を有していると思われる私設

心理相談室といった機関だとしても），その組織特有の制限や構造のなかで精神療法を実施するという点では同じであり，この意味で上述の特殊性はまったく特殊ではなく，普遍的なものといえる．たとえば，治療者2人による心理療法がクライエントに与える影響について考慮しながら面接を実施するという点は当クリニックにおいての特殊性の一つであるが，面接に影響を与える要因の種類が異なるだけで，影響を及ぼしうる要因はほかにも多種多様あり，治療者はクライエントとかかわる際に，直接面接内で扱わないにしても，それらの要因にもできる限り思いを馳せるべきであることに変わりはない．たとえば，精神科クリニックで働く際における普遍的な心理士の役割や立場の観点としては，当クリニックに限らず，心理士がクライエントとの面接を開始する前に必ず精神科医の診察があるという点で，精神療法がある意味，精神科医による制限を受ける．その反面，薬が処方されるなどの精神科医による医学的な管理の目があるため，心理士は安心してクライエントとかかわれる．またその機関のもつ属性に対するクライエントの理想化や陽性転移といった事柄も心理士の面接に影響を与える．このように，どのような要因も利点と欠点を併せもっていることを理解し，面接や治療関係に影響を与える事柄として考慮しながらクライエントへの臨床心理学的なかかわりをする必要性や職責が心理士にはあるだろう．これをできうる限り行うことが筆者にとってのクライエントへのおもてなしといえる．

文献

1) 原田誠一，林潤一郎，勝倉りえこほか．認知行動療法実践における精神科医と臨床心理士の協働．精神療法 2011；37（1）：35-40．

VIII

クリニックのリスク管理，安全の確保

VIII クリニックのリスク管理，安全の確保

1 不穏なアルコール依存，薬物依存患者への対応の実際——対策と予防

西山 仁
西山クリニック

1 はじめに

　本シリーズの『メンタルクリニックでの薬物療法・身体療法の進め方』の「I. 薬物療法／C. 精神科薬物療法の問題点と対策／3. 薬物依存」(p195) に記載したが，筆者は1991年（平成3年）にアルコール依存症とその家族を主たる治療対象とした精神科診療所を開設した．数年後，薬物依存症も治療対象とした．本タイトルを見てすぐ思ったことは，開設当初に心配をしていただいた諸先輩から「アル中を相手にして大丈夫か？」という言葉であった．当時，医師は私1人，スタッフは3人（精神保健福祉士1人，看護師1人，事務1人）で，男性は私1人であったことを考えると，諸先輩の心配は当然だったろう．精神科病院に入院中は，トラブルメーカーであることは珍しいことではなかったし，飲酒して通院することも珍しいことではなかったのであるから．私自身はというと，成算がないわけではなかった．開設前に総合病院精神科である国立名古屋病院（現 名古屋医療センター）精神科で，アルコール依存症者の治療の経験があったからである．プログラムはなく，外来での診察だけのアルコール依存症の治療が成り立っていたからである．当初，精神科部長から「アルコール依存症者の入院はまかりならない」とくぎを刺されていたが，入院治療としたアルコール依存症患者は少なくない（部長ごめんなさい）．そこでは，外来でも入院でも特にトラブルはなかったのである．その当時，国立名古屋病院精神科に勤務する男性看護師はいなかった．そこで考えたことは，アルコール依存症患者は，人を見てトラブルを起こすのではないかということである．女性の看護師や精神保健福祉士には，遠

西山　仁（にしやま・ひとし）　　　略歴

1951 年　北海道生まれ．
1980 年　札幌医科大学医学部卒．
1983 年　名古屋大学精神医学教室入局．
1986 年　豊和会南豊田病院勤務．
1989 年　名古屋医療センター精神科勤務．
1991 年　西山クリニック開設，現在に至る．

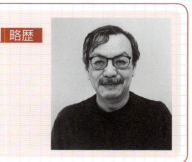

慮する（？）ように思えたのである．それは，今も思っている．もちろん，開設以来トラブルがまったくないわけではなかった．今までの経験をもとに，本項を記載することにする．

アルコール依存症にせよ，薬物依存症にせよ，障害をもっている病者として扱うことが重要である．その障害は，アルコールをやめ続けられない障害，あるいは薬物をやめ続けられない障害である．法律で規制されていようが，なかろうがである．違法性薬物を使用していても，医療機関であって取締機関ではないのであるから，犯罪者として扱うべきではない．飲酒を続け生活が破綻したとしても，アルコール依存症という障害をもっていると考えて処遇することが大切であると考える．どのような日常生活をおくれば人生を再建できるのか，そのために今すべきことは何かをいっしょに考えることが必要である．「アル中は嫌い」，「違法性薬物を使う人は嫌い」と好悪の感情を露わにし，患者に接する治療者がいるが，好悪の感情だけで治療はできないであろう．事の善悪や好悪の判断ではなく，障害をもつ病者として扱う視点が必要である．

2 外来で治療するということ

当然なことであるが，治療には外来通院治療と入院治療がある．外来通院治療と入院治療に，特殊な検査を除けば，検査や薬物治療を含めた治療に違いはない．外来通院治療と入院治療との大きな違いは，日常生活をどこで過ごすかということにある．日常生活を自宅で過ごすのが外来通院治療であるし，日常生活を病院内で過ごすのが入院治療ということになる．日常生活を自宅で過ごし，特に問題が生じないのであるから入院治療は必要ないのではないかと，逆に日常生活を自宅で過ごすとこんな問題が生じているから入院治療が必要と，診察の時に患者や家族に説明している．

入院治療が必要であるにもかかわらず拒否する患者には，「生きていると，ときにはいやなことを選択する必要がある」と説得している．説得に応じないときは，通院を続けていくなかで説得を試みている．また，本人や家族に「入院するとアルコールが手に入らないので飲酒できないだけで，飲酒をしないのではない」と説明している（入院中は断酒ではないと）．入院治療としなければ飲酒を続け生命的予後が危ういと判断されるような場合は，任意入院と医療保護入院の違いを説明し，任意入院を選ぶよう促している．

3 酩酊して受診したアルコール依存症者に対して

飲酒をコントロールできない，あるいはやめ続けられないのが，アルコール依存症者の特徴の一つであるから，酩酊して受診することはありうる．したがって，酩酊していても，受診や治療を拒否することはしていない（酩酊して受診して，待合室で暴れた患者はなぜかいなかった）．他の患者と同様に診察をして次回の受診を促してい

る．診察の時に大切なのは，飲酒を叱責しないことである．また，次回飲酒せずに受診した時に，前回酩酊していたことの問題性を理解させようと叱責しないことである．せっかく飲酒しないで受診したのにと患者は受け取るであろう．むしろ酩酊しないで受診したことを，賞賛すべきである．飲酒していようが，受診を繰り返せば，飲酒がいつの間にか止まることが少なくない．

酩酊して受診するのは，治療意欲を欠いているとして，受診を拒否している専門医療機関が少なくないようであるが，いかがなものであろうか．入院中の飲酒についても同様である．治療中の飲酒を治療的に利用することが可能であると思うのである．

4 医療チームとして

前述したように，開設当初のスタッフは私を含め4人であったが，現在は四十数人となっている．同一時間に，診察，デイケア，集団療法，心理療法（集団療法と心理療法は診療報酬では算定しないで，いわばサービスである），処置などが行われている．私流にいえば，寄ってたかって治療にあたっている．そこで大切にしていることは，私も含め，ささいな問題でも一人で抱え込まないようにしている．忙しい診察時間内に会議などはもつことはできないので，常に必要に応じて短時間であるが，情報交換をしている．また，必要と思われる指示をしたり，相談に乗ったり相談したりしている．

また，問題が生じたときの責任は，すべて主治医である私にあるということを了解事項としている．事が起こったと連絡があったときには，診察中でも，私が前面に出て事にあたったり，指示を出したりしている（ほとんどないことであるが）．そうすることで，患者やその家族が納得することが多いし，スタッフの安心感が保たれていると思っている．

処遇などについて，理屈を並べて，さまざまな要求をスタッフにしてくることがある．スタッフには，要求に対して即答はせずに，治療面から検討し，返事をすると答えるように指示している．検討し，できることとできないことをきちんと区別している．要求をすべて検討なしに受け入れてはならないのである．要求に対してYESであるならば，その理由を説明しているし，NOであれば，同じようにその理由を説明している．

5 家族について

アルコール依存あるいは薬物依存患者本人と家族の考えや認識に大きな違いがあることは，しばしばみられることである．診察室で，両者が対立し，口論することがある．治療者であるから，真偽がどちらにあるのか判断する必要はないし，どちらかに与する必要はない．まず，一方の話を聞き，それからもう一方の話を聞くという工夫が必要となる．交互に何度も話を聞くこともある．それから問題点を整理し，その解

決法をさぐるという方法を取ることとなる．そして，問題を指摘し，治療の継続をすすめることになろう．

家族の不安が強かったり，大きく傷ついていれば，本人の治療とあわせて家族の治療を提案することも必要なことがある．いずれにせよ，一方に与しないように注意するとこが大切である．

6 予約について

開設以来，予約制は取っていない．例外を除いては，受付をした順番に診察をしている．今までにいちばん困ったのは，未成年（多くは高校生）のシンナーの患者だった．シンナーの影響と未成年であるために社会的ルールが身についていない．したがって，待てないのである．やむなく，受付の順番を無視して診察していた．通院を繰り返し，シンナー吸引が止まると，順番を待てるようになるので，それまでの辛抱であった．現在はなぜかシンナー患者は受診することがなく，そのような配慮は必要なくなっている．

初診は予約としているが，予約なしのいわば飛び込みの初診も受け入れている．アルコール依存症や薬物依存症はころころ考えが変わり，思いつきで受診することもある．そのような気まぐれの受診から，通院が続き飲酒や薬物使用が止まることもある．また，1週間ごとや2週間ごとの通院期間を守れないことは珍しくなく，通院が不定期となることもあり，予約制はアルコール依存症や薬物依存症の通院治療にはなじまないと思える．

救急患者は，通院患者であれば，基本的に救急を受け入れている．多くは路上で泥酔しているのを保護したので救急搬送したいということが多く，点滴などをして帰宅させている．予約制であるので，通院患者であっても救急は診察できないとしている医療機関があると耳にしているが，いかがなものであろうか．

7 薬物依存症

今まで，アルコール依存症を中心に述べてきた．アルコール以外の薬物依存症でも基本的にはアルコール依存症と同じである．ただ，注意しなくてはならないことがある．まず，通報義務についてである．薬物依存症と確定診断した医師は，県知事（実際には県薬務課）に通報義務を有する（確定診断しなければ，通報義務は生じないこととなる）．警察などの取締機関には通報義務はない．ただし，シンナーと覚せい剤は除外されている．また，例年の通報数は10件前後である．通報を受けた県薬務課は，更生できるように援助するとしている．通院治療を継続していれば，特に何かをするというわけではないようである．

薬物依存症者の治療を考えると，いくつか思い出すことがある．精神科病院から，「外来で暴れている薬物依存症者がいる．紹介状を持たせるので宜しく」という電話

があったケースである．病院のほうが対応できる人数は多いはずであるので，困るなと思ったが，受診すると，おとなしく，トラブルは何も生じなかったこと．福祉事務所から，「福祉事務所で暴れていた．警察を呼んで，やっとおとなしくなった．受診するように説得した．宜しく」というケースも，つい先ほど警察に応援を頼んでいるので，困るなと思ったが，やはりさほど手間取ることなく，診察し通院となった．

　本人や家族から尿検査をしてほしいという依頼があることがある．私のところにある検査キットは，トライエージであるので，違法性薬物で検出可能なのは覚せい剤，マリファナ，コカイン系麻薬，モルヒネ系麻薬，フェンシクリジン類である．本人からの依頼の場合，検査結果がマイナスとなることを前提とした依頼と判断している．検査結果がプラスとなる可能性があっての依頼は考えられないのである．家族には，本人の承諾がないと検査はできないこと，結果がプラスと出た場合はどうする考えか，と確認することにしている．本人は検査に積極的で，家族は検査をあきらめることが多い．なお，検査は自費である．

　治療するにあたっての前提は，再三述べてきたことであるが，犯罪者として扱わないことである．違法性であっても薬物使用を自力でやめられないという障害をもっている病者として治療対象とすることが大切である．

　薬物依存症者が精神科病院に入院すると，さまざまなトラブルを引き起こす．多くは意に染まない入院であるからのように思える．入院当初から，これから生じると予想される精神的・心理的問題（数日すると，後遺症が出現して，いらいらしたり，怒りっぽくなったり，退院したくなることなど）について説明をしておけば，多少はトラブルが生じる可能性が小さくなるかもしれない．

　さて，外来通院治療は，治療を希望する場合にのみ成立する．治療を希望しないときには，通院しない．意に染まない治療はありえないのである．また，入院治療の場合，一日24時間の生活自体が治療対象となるが，外来通院治療の場合は診察場面のみである（家族からの相談などはあるが）．これらが入院治療と外来通院治療の大きな違いである．外来での診察では，日常生活の送り方や，日常生活で何かしらの問題が生じていないのか，今後の生活をどうしていくのか，そのために何をしているのかなどを確認し，生活の再建がどうなっているかを確認していくことが大切なことである．違法性薬物に近くなるようなことがあれば，問題を指摘することも重要である．また，仕事を急がないように注意することも大切である．給料が違法性薬物の資金となることは阻止していく必要がある．違法性薬物を使ったかどうかを問いただしても，使っていても「使っていない」と答えるであろうから，ほとんど意味はないであろう．

　薬物依存症に対する薬物療法については，本項の冒頭でふれた本シリーズ『メンタルクリニックでの薬物療法・身体療法の進め方』の「I/C/3．薬物依存」に記述したので参照していただきたい．攻撃性が緩和し，信頼関係が構築しやすく，治療するうえで重要であると考えている．

8 医療観察法

　医療観察法の対象に，アルコール依存症と薬物依存症が含まれている．アルコール依存症も薬物依存症も医療観察法にはなじまないことについてまず述べたい．また，医療観察法の補完型指定通院医療機関の問題点について述べたい．

　医療観察法においては，退院後の居住地は原則もとの居住地にとなっている．アルコール依存症や薬物依存症の場合，以前の仲間から離れることが治療上必須である．また，それらの疾患を治療対象とする医療機関は少なく，大都市に偏在しているのが現実である．また，自助グループも大都市に偏在している．したがって，退院後の居住地は，原則，以前の居住地以外とすべきである．

　医療観察法の通院指定医療機関には2つあり，一つは基幹型でもう一つは補完型である．現在返上したが，私のクリニックが，補完型指定医療機関となっていたことがある．基幹型では24時間緊急の治療体制を取る必要があるため，補完型指定通院医療機関とした．そこでわかったことがあった．補完型では，デイケアの場を提供するだけであった．医療行為は禁止されていて，診察も投薬も検査もできないのである．また，診療報酬上，再診料は算定できないのである．アルコール依存症者は，入院中はアルコールを入手することはできないが，退院してからはそうではない．退院は，再飲酒の可能性があるなかで生活することとなるのである．薬物依存症者も同じで，違法性薬物の再使用の可能性があるなかで生活することとなるのである．また，彼らの後遺症は看過できないものである．

　医療観察法下のアルコール依存症者が再飲酒してデイケアに通所しても，補完型指定通院医療機関である以上，診察をして注意を促すことはできないし，抗酒薬や飲酒抑制薬の投与はできず，検査すらできないのである．医療観察法下の薬物依存症者が違法性薬物を再使用して，デイケアに通所し，幻覚妄想状態に基づく言動を取ったとしても，補完型指定通院医療機関である以上治療は何もできないのである．補完型指定通院医療機関は治療できないが，基幹型指定通院医療機関で治療することになっている．しかし，上記のような事態になった場合，直ちに必要な治療ができるのであろうか．否である．基幹型指定通院医療機関に受診しなければ，治療は成立しない．補完型指定通院医療のスタッフが危険をかえりみないで，連れて行く必要があるのであろうか？　社会復帰調整官が直ちに来院してくれるのであろうか？　何も規定はない．また，補完型指定通院医療機関より，基幹型指定通院医療機関が，アルコール依存症や薬物依存症の治療に精通していることが必要であろう．かつて，医療観察法の内容を精査せずに補完型指定通院医療機関の指定を受けたことは，うかつであったと反省している．また，診療報酬上，入院と外来通院の差は非常に大きく（当然外来通院が低い），前述したように再飲酒あるいは再使用の可能性と，外来通院上の診療における負担と有益性などを考えると，現在の医療観察法の診療報酬には納得しかねることが多い．

　上記の事柄について，機会があると指摘してきた．しかし，補完型指定通院医療機

関と指定されている医療機関はほとんどないのではないかと思われ，問題を指摘する数が少ないためか，行政からの反応はない．基幹型指定通院医療機関にせよ補完型指定通院医療機関にせよ，アルコール依存症と薬物依存症の医療観察法における問題は多いが，いまだ論点にさえ上がっていないのが現状である．

9 おわりに

　自分の経験から述べてみた．異論もあろうと思う．

　大切なことは，善し悪しで患者の問題をみないこと，犯罪者として扱わないこと，患者との信頼関係の構築に全力であたること，スタッフ間の信頼関係，治療にチームとしてあたることであると考えている．

女性医師からみたリスク管理，安全の確保

安木桂子
台町クリニック

1. はじめに

　冬のある日，開けっ放しになった玄関扉からスースーと冷気が入る．誰も閉めに行けない！　高級店にあるような重厚な扉ではないのに…．待合室の人々から囁きが始まる．
　「先生たいへんです！」と診察室にいる私に，スタッフの緊迫した声が響く．何かいつもと違う様子に，診療中の患者さんを気にしながら，玄関に赴くと，そこに見たことのない男の人が立ちはだかっている．
　何やらはっきりしない口調で呟き，退こうとしないその人からプーンと酒のにおいが嗅ぎ取れる．ようやく待合室近くの椅子に座ってもらうと，「嫌になった，薬をくれ」と，すぐ診察しろとばかりに言いはじめる．酔っぱらいの侵入として片づけられない問題をもった人？　待合室の患者さんはスタッフの誘導で別の待合室に移動をし始める．お帰り下さいの言葉も届かず居座るその人．さあどうする？　ここは院長もスタッフも女性ばかりの小さな戸建てのクリニック．
　クリニックを開業して約17年を経過しおおむね順調にいっているものの，これまで危機管理を問われる状況を何回か経験しているので，ここに報告する．
　なお，リスクとは危険に遭遇する可能性や損害を被る可能性を意味する概念だが，ここではクリニックで起こりがちな非常事態をも含めて記す．

2. クリニックでの非常事態とリスク管理

　最も多いのは患者さんの心身状態の変化によるものである．緊急医療機関ではなく，

安木桂子（やすき・けいこ）　略歴

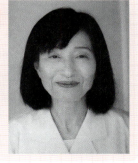

東京都生まれ．
1977年昭和大学医学部卒．
精神科医として昭和大学病院，昭和大学付属烏山病院等関連病院，東京都八王子保健所，都立世田谷リハビリテーションセンター，都立中部総合精神保健福祉センター，永生病院を経て，1998年台町クリニックを開設．
分担執筆として，『地域精神保健活動の実際』（金剛出版，1993）等がある．

院長一人体制の，小さな限られたクリニックの空間では，独語，奇声，不穏，こだわり，パニック症状，対人緊張等による種々の不安症状，転倒，意識変化，めまい等々，よくある症状でも非常事態に転ずる．待合室の他患が連動して具合が悪くなることもあり，異変に気づき早めに不安定な人を別室に移し，待合室の平穏を保つ配慮は欠かせない．当事者の病態により，家族への連絡はもとより，精神科あるいは他科病院への連絡，救急車の手配も必要になる．待合室の他患にも理解協力をお願いし，スタッフとの役割分担を遂行する．精神科病院での多勢で対応していた流儀は通じず，院長中心に，冷静，機敏な対応が求められる．

過去の臨床や社会経験が役立ち，女性であることを別段意識しないが，唯一力不足～腕力不足～で人手もかかり，ハンディを感じる．病院勤務時代の緊急事態に対して先輩医師の後ろについて言われるままにしか動けなかったことや，学生時代に動物実験が怖くて男性にやらせてしまったことのつけが回ったと失笑している．

● **当クリニックでのエピソード**

これまで最も困った非常事態は恐喝，暴言であり，ある特定薬物が入手困難となる直前の頃，ナイフを向けられたエピソードは今でも忘れない．この時の対応など匿名性を考慮して，一部をお伝えする．

他のメンタルクリニックを経て当院にも1年半は通院され，いわゆる治療関係は悪いわけではなかった患者さんが，会社でのトラブルを契機に別人のように豹変していく．会社の用事で来院困難を理由に，また家族にも頼ませるなどいろいろな手段で多量に薬を求めてくる．当方でも薬事法を考慮して限界があることを何度も伝えたものの，頻回にわたる電話の口調が脅し文句に代わっていく．それでも相手の要求に応じず，毅然として臨んだつもりで，スタッフと話し合い，電話録音装置を用意し，玄関やその他の施錠の徹底などをはかる．それだけでは足りず，ついにある日，脅しのナイフをちらつかされる．スタッフは110番への電話あるいは防犯システムの緊急時連絡ボタンに手を置き，他患を帰らせ（残ってくれる人もいたが），私は本人を待合室で，話せばわかると願って説得を続ける．冷静に，興奮させないように，ナイフをすぐしまうように，と．

すぐに110番を呼ぶべきか，スタッフは迷いながらも経過の一部始終を見守る，私もスタッフを信じて，しばらく時間が止まる．

結局呼ばずにスタッフは急いでクリニックの扉を閉め一難を乗り越える．

そんなことを知らずに予約の患者さんで，待合室に日常が戻る．しかし，私は今さらながら警察に電話して，犯罪扱いでなく自己防衛のために，たった今起こった事実を他人事のように話す．夜遅く，診療が終わるといつになくスタッフといっしょの時間に，周囲を警戒しながらまずは帰宅する．エピソードの恐怖を打ち消すように家事，子育てに没頭し，眠れぬ夜を過ごす．その翌日，診察前の早朝に管轄の警察に相談に行く．

警察では，あなたが恐怖を感じた段階で犯罪になりうること，その際はやはり110番に電話すること，と当然の話であった．自分の立場を伝え，患者さんの個人情報はいっさい語らず聞かれず，状況だけを聞いてくれ，防犯の注意点など教えてくれた．

また当方からの，少しでもパトロールを増やしてほしいとの依頼にも応じる姿勢があるとのこと．警察とは特に縁はないが，以前から地域の精神保健連絡会議で当該部署の方が参加され，名前を知る人がいたことで，取っ掛かりがあり相談しやすかった．さらに診療前に近くの交番にも立ち寄り，近い存在でいてもらうことにし，その日の診療に冷静に臨んだ．

　さらに，医療問題に詳しい弁護士に相談し，法律の視点での問題についても把握するように努めた．

　このエピソードで危機管理の欠如に気づかされ，スタッフと非常事態への対応や危機管理体制について初めて検討し確認をした．

●情報漏洩について

　もう一つ近年当然の問題として，情報漏洩についてもふれておく．

　患者さんの個人情報管理が重要なのは当然だが，医師やスタッフの情報漏洩にも厳重な注意が必要である．女性医師に限らないが，特に医師は常に批判や詐欺などの対象にされやすい状況にあるので，個人情報の扱いは要慎重と思っている．

　女医が開設するクリニックという情報をなるべく公開しないよう配慮し，この時代にホームページを作らず，顔写真は無論，個人情報は一般向けにはできるだけ公開を控えている．前述のエピソードの教訓で，年齢，住所，家族構成などは秘密で，患者さんが聞く個人的な問いにも，失礼ながらユーモアで返している．

　幸い，私自身は女性であることのマイナスを気にする年齢ではなくなったが，まだ若いスタッフもおり，スタッフの個人情報についても患者さんには笑って応えるように指導している．

3. 危機管理教育として大切なこと

　さらに重大なことに気づいた．何年か前とスタッフがガラッと変わっており，危機管理教育が不十分だったのである．そこで確認事項を列記してみる．

クリニック環境：受付窓口オープン化（開放感，安全，情報漏洩）の検討，別室の確保，電話子機数や電話録音の確認，種々通信機器を利用しての情報検索，施錠や防犯システムの強化，緊急処置薬の常備，など．

患者情報管理：診療録管理，診療録表紙に連絡できる家族や関係機関等の情報の記載．

スタッフの応急体制：当事者対応，その他の患者対応，待合室への配慮，警察や緊急システムへの連絡の分担，院長との密なる連携，スタッフ間コミュニケーションの強化と危機意識の統一．

当事者対応の基本：通院者なら相手を知る人が細心の配慮で対応，対応する側（院長，スタッフ）への鼓舞～あせらず落ち着いて～，通院者への日々の接遇も問われる．

地域連携：精神科や他科との診診連携・病診連携，保健所・保健センター・役所の当該担当との連携，さらには警察や交番との適宜連携．地域の関係機関連絡会参加等でヒューマンネットワークの保持，法律部門に相談し法的責任の確認．

日常のなかに急に生じるのが非常事態である．実際経験しても新たな状況が生じるわけであり，危機意識をもち早期に異変に気づくこと．少人数でもいいからミーティングを行い，スタッフと話し合い，検討や確認事項の共有をはかること．その際また有事には，院長の医師および施設管理者としての役割は大きく，スタッフを守ることを第一優先とした対応を考えたい．

月並みすぎるが，緊急事態に備え，いろんな対策を予想し，地域実情に応じたクリニック独自の対策を練ることを勧める．

4. おわりに

ところで冒頭のあの人はどうなった？

まずは周囲の動揺を鎮めるためにも院長が率先して臨んだ．当院では酔っぱらいの診察はしない規則もあり，いくら診察を求めても，医師法を考慮しつつも，治療できないことを話し，スタッフと交替してその人の把握に専念した．別のスタッフが110番，役所などに相談する役を担った．110番を呼ぶについても，本人にあらかじめ警告し，院長から110番を呼びますよと言ったものの患者は余計に興奮するため穏やかにふるまい，さらなる情報収集で，他院で処方された薬袋を見つけた．やっと家族との連絡が取れ，関係機関とも連携があることがわかり保健機関での相談に導き1時間余の波乱はようやく解決に至った．どこに相談しても110番優先との答えだが，事件として地域居住のその人を犯罪者扱いすることに抵抗があり，これでよかったのかと前回同様疑問は残る．

このような緊急事態をスタッフと互いに協力して乗り越えられ，スタッフの支えがどれほど心強かったかいうまでもない．

IX

クリニックの経営

IX クリニックの経営

1 資本調達・返済計画，保険診療査定，医療法人化

岡本克郎
クリニック東陽町

はじめに

　メンタルクリニックを運営しようと考えれば，当然そのための有形，無形の構造と，その中心で活動すべきスキルをもったマンパワーが必要であり，多くの外部委託も含めて空間と時間軸上に，臨床的な目的に沿って資源を配置，展開しなければならない．最低限必要なのは精神科医一人と診察を行う場所であるが，多くの場合は投薬を要するであろうから，院内調剤か近隣の調剤薬局が必要となる．さらに検査も必要であれば，院内での検査試薬，検査機器等も必要となるし，検体を採取して外部機関に依頼するならば，それなりの検査機関との契約が必要となる．

　あたりまえのことではあるが，やや特殊な形態のクリニックも存在しうるし，事実存在する．いくつか例をあげると，いっさい自費診療のみで運営する場合は，治療者と患者とのあいだで合意しながら自由に診療費を決めることができ，往診しかやらないという運営であれば，診察は原則患者宅で行われるので，診察室を備えた診療所が不要となる．

　まずは，一般的なイメージでのクリニックを考えながら話を進めてみよう．

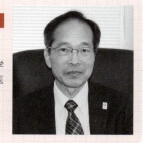

岡本克郎（おかもと・かつろう）　　　　　　　　　　　　　　　略歴

1949年兵庫県生まれ．
物理学研究，原子力開発・海洋開発などの行政に携わった後，東京大学精神医学教室，群馬大学行動医学研究施設，松沢病院，墨東病院などを経て，江東区東陽町にて開業．傍ら，東海大学医用生体工学科教授として臨床工学技師を育成．
1998年より江東区医師会理事，2013年から同会会長．

資本調達と返済計画

● 開業と街の様子のイメージ

　メンタルクリニックを運営するには，初期費用がかかる．どの程度の規模のクリニックとするか，立地は大都会なのか地方の中核都市なのか地方の在なのかで費用は大幅に異なり，また，運営者の生活を同じ場所に準備するのか，別の場所に準備するのか，準備はしなくてもすでに存在するのかでも必要な費用の額はさらに大幅に異なる．自分のイメージをおおいに膨らませて景色を想定し，そのなかで診療所が一戸建てなのか，自社ビルの一室なのか，貸しビルの一室なのかに応じて，具体的に不動産を探してみるとよい．また，つきあいのある知人，友人関係に目的を説明して聞いてみてもよいだろう．不動産の費用は相場から類推すればおおまかな目安が得られ，実際には想定外の費用が次々と生じてくるので，目安以上の精密な分析は事実上あまり意味がない．

　身近に経験した事例であるが，いわゆる開業コンサルタントに相談しながら内視鏡専門クリニックを開業したところ，わずか2か月遅れで，道路の斜め向かい約20 mにもう一つの内視鏡専門クリニックが開業し，両者ともにおおいに困惑していた．お互いの利用したコンサルタントが異なる会社であって，それぞれ相手の情報を知らなかったための失敗であるが，コンサルタントはそれに対して責任を負わないのが普通なので，依頼した医師は泣き寝入りとなる．コンサルタントに依頼するより確かなのは，自分で，朝，昼，夕と街角に立ってみることである．それも，平日と日曜というように異なる曜日を選び，さらにそれぞれの曜日でも異なる時間帯の街の様子を観察することである．通行人がサラリーマンなのか，ファミリーが多いのか，高齢者は多いのか，街並みは賑わっているのかなど，イメージがよりはっきりすることは間違いない．さらに，最近では開業しようとする医師が事前に医師会にアプローチすることも多いので，街並みを見て，その時は近くに競合するクリニックがないとしても，すでに医師会に話が来ていないかどうか教えてほしいと頼むと，親切に対応してくれる医師会が多い．

　閑話休題，コンサルタントによる一見精密そうなアドバイスは案外当てにならず，自分の目と足で確かめ，医師会にも聞き，街の雰囲気をつかむ必要がある．不動産にかかる費用の目安をつけ，あとは内装，広告，水道・光熱費，人件費などの目安もつけて，必ずしも精密な積算はなくとも，持続可能なクリニック運営が可能かどうかを判断すればよい．

● 資金の計画

　それなりの参考書を繰れば，「返済を要する資本調達」と，「返済の必要がない資本調達」に分けて整然と説明が記載されている．前者は銀行等の金融機関または他の誰かからの借り入れで，後者は株式の発行などであるが，通常，医療機関では後者は考

えにくい．同じく参考書には，支払期限を遅らせる方法，売掛金を早く回収する方法，前払い金を支払ってもらう方法などのあの手この手が記載されていようが，クリニックの運営では，そんなことに気を使うより，診療そのものに集中して，信用を高めていくことに努力を傾けるほうが本筋であろう．後に述べるように，医療活動は必ずしも技術だけではない．患者さんはもちろんのこと，患者さんの家族や関係者から期待され，近隣の医療機関からも期待され，金銭と関係ないレベルでその街の風景と化していく必要がある．

　親族，友人，知人からお金を借りられればそれもよいし，銀行や信用金庫などの金融機関から借りることも，この低金利の時代なのでさほど難しくはない．ただし，金融機関から借りるときは，長めの返済期間を設定するよう交渉はしてみるべきではあろう．また，どこの自治体でも地元の経済活動を活性化しようとして，実質的な金利が低くなるという利子補給の制度を作っている．これらも利用可能であれば，聞いてみるとよい．クリニックの運営は，ベンチャー企業のような大きなリスクを伴わないので，金融機関としても安心なケースとして積極的かつ丁寧に相談に乗ってくれるであろう．各科クリニックのなかでもメンタルクリニックは検査機器に頼る割合が少ない傾向があり，その点からも初期投資の費用は少なめですむ．ゆったりと落ち着いた内装を考えたり，実用一点張りではなく個々の患者さんの視点を意識した導線を考えてみるなど，開業のイメージを楽しく作っていくことができよう．

● 立ち上げから軌道に乗るまで

　新たな医療機関ができた時に患者さんの流れは経時的に変化するが，これが定常状態になるまでの時間はどれくらいであろうか．正確な値は計算しようがないが，およそ1～2年以内ではないかと思われる．若干歯切れが悪くなるが，それぞれの医療機関の周辺環境は千差万別なので，一概には何とも言えない．しかし，公共交通機関などで，自分の通院している医療機関の自慢話が花開いているのを聞いた経験が読者にもあろう．つまり患者さんは，医療機関までの遠近の差による受診の便利さ，信頼感の差，接遇の差，親切さの差などを常時評価し，各医療機関を選択し移動している．そして，新しい医療機関に関する情報が地域のコミュニティで共有され，これくらいの時間で落ち着くところへ落ち着くという意味である．小児の人口割合や高齢者の人口割合，若者夫婦の人口割合が変化することで，それぞれに必要な医療ニーズあるいは介護のニーズがある一定の傾向をもって長期的に変動していくのは当然である．このような長期的な人口構成の変動によるものを除けば，開業して1～2年で，ある程度平衡状態となるという意味であり，その期間もちこたえるだけの初期の費用が準備できればよいといえる．ここを乗り切って平衡状態となれば，その段階で返済に取りかかればよい．

3　収入と支出

　収入は保険診療収入と自費分とに分かれるが，保険診療収入をメインに考えるなら，毎月レセプトを提出して，国民健康保険（国保），各種の健康保険組合（社保），後期高齢者医療広域連合（老人）などに請求することとなる．生活保護も診療するならば，それも自治体に医療券で請求することとなる．いわゆる指定難病については扱いが若干違い，制度も現在進行形で変更されつつあるが，やはりそれぞれ自治体に請求することとなる．

　ある程度長期にわたって患者さんとつきあっていると，気心が知れてきて，いろいろ人生相談を受けるようになったり，ときには遺産を受け取って欲しいと言われることもあろう．まだ介護保険制度ができる前に筆者が経験したことだが，60歳代の女性が，80歳代の母を介護していて，鼻腔栄養のチューブを抜かれるたびに，何回でも往診していたことがあった．母がとうとう眠る大往生で亡くなった後，その娘さんが田舎へ帰るのでこの土地をクリニックで使わないかと聞かれた．さほど広くはない土地だが都心の一角であったからどういう額になるのか想像もつかなかった．娘さんはまだ認知症ではなくしっかりしていたので，自分で考えるようにと説明して，長らくの往診を終わりにした．後日，区画は整理され，大きなビルとなった．そこまでいかなくとも，200万円ほど入った通帳を大事に持っていた老夫婦を往診していたら，自分が死んだら，80万を先生，20万を看護婦さんに，と言いだした．4：1の割合にどういう意味があるのかと思いながら笑い飛ばしていたが，規模は小さくとも同じ類の話である．

　このようなことを長々と書いたのは，自分がどのようなクリニックを運営したいかという明確なイメージがまず必要であることを説明したかったからである．思わぬ収入が見込めそうなときに，それが本来の自分のイメージに合致しているかどうかを考える必要がある．ある社会的な有力者に，専属の医師になれと誘われたり，経済的に裕福な人に，支払いはいくらでもいいから自分の顧問弁護士に請求してくれ，と言われたりしたときにも，やはり自分がやりたいと考えた医療のイメージを思い出してみる必要がある．ラスプーチンとまではいかなくとも，何らかの自分の医療イメージに基づいて，診療の原則を維持し，常に自分の立ち位置を意識する必要があろう．たとえば，先輩方が真剣に考えた「生活臨床」と，制度として保険点数が認められている「精神科デイケア」との違いのように考えることができよう．

　甘い話だけではない．しばしば厚生労働省が保険点数をいじりながら，医療界を特定の政策目標に引っぱろうとする．数年間注意深く観察すればすぐに誰でも気がつくことであるが，政策目標そのものも頻繁に変更され，以前の方針は次々とはしごを外されるので，そもそも簡単にはなびかないくらいの気概が必要である．

　また，医療の本質ともかかわることであるが，永遠に生きる人はいない．とすれば，人の死にどのように立ち会うのかというイメージも重要である．開業医は多くの患者さんとその家族や縁者の悲しみに立ち会い，いっしょに悲しまねばならない．この点

IX. クリニックの経営

で，多くの経済学の教科書に出てくるような需要と供給のビジネスとは異なる性格がある．単に収入を最大化し，かつ支出を最小化して競争に勝てばよいというものでは決してない．

4 保険診療査定

　保健医療機関で保険医として診療することになれば，「保健医療機関及び保険医療養担当規則」という舌をかみそうな規則に従わねばならない．といってもこの規則を読んでみるとすぐわかるが，実際どうすればよいのか，何を言っているのか皆目見当もつかない．これが「返戻」と称して，レセプトの額を減らされたり，再提出を求められたりする現象である．アグレッシブな性格であれば，査定に戦いを挑むこともあろうが，消耗するだけでつまらないので，むしろ柳腰で受け流すほうがよい．そもそも査定者はときに交替するし，方針が変更されるときもある．同じ日本国だが，「西高東低」といわれる東日本のほうが厳しく査定されるという地域性？があるともいわれている．

　当然のことながら，これは各地区の医師会でも常に注意しているテーマであり，ときには査定している医師を講師にお呼びし，査定する理由と査定をかわす方法を，医師会員向けに講演してもらうこともある．結局のところ笑い話のようになることが多いが，それなりに療養担当規則をベースに考え，苦労しながら査定してる実態が理解でき，ただのけんか腰の気持ちが和らぎ，少しホッとすることが多い．このような人間関係を理解するためにも医師会には加入したほうがよいであろう．

　レセプトに症状詳記すると，やむをえない投薬の状況が査定医にも理解できて，査定されにくくなることが多い．あるリウマチ専門医と話したときには，レセプト全体の1～2割に症状詳記していると言っていたのを聞いた．筆者自身も，「拘留中に対応した Dr がこの dose が必要と考え，現主治医もそう考える」と記載し，極量オーバーを切られないですんでいる例がある．

　いずれにせよ，査定というデリケートな問題も，理由がわかるとある程度気が楽になり，専門性を同じくする医師や，同じでなくとも専門性が近い医師が情報交換することで，個々の医師の孤立を防ぎ，日々の診療の糧とすることが望ましかろう．そのためにも医師会には加入し，同じ立場の医師と定期的に会合をもち，さらには可能な限り他科の医師とも顔見知りとなり，できれば広く医師同士という立場で交流できるとよい．患者さんをお願いするときにも微妙なニュアンスを伝えることが可能となり，さらに他科の疾患についての質問もスムーズとなり，自分の診療の質の向上にににつながる．そこまで考えなくとも，自分自身の知識が増えることは楽しみであり，十分にその楽しみを味わうことができよう．

　基本的には，各薬剤の能書に書いてある適応を逸脱しないことは鉄則ではあるが，それなりに，薬剤が製造された時代背景も透けて見えることもあり，阿吽の呼吸で注意深く，しかし，きちんと能書にある保険病名を意識すべきであろう．

5 医療法人化

　法人化のメリット，デメリットは実際問題として，さほどの差がないかもしれない．しかしながら，およそ現代の日本の諸制度では，官民を問わずすべての合法的な活動は「個人」または「法人」によって行われるという建前となっており，永続性，公共性，社会性，透明性で後者のほうが好ましい点が多い．特に医療機関の継承については，個人の相続とは異なり，永続的な法人が存在していて，その運営を行う理事が交替するという構造なので，より容易に経営者の交替が可能で，次世代への継承も同じこととして考えることができる．また法人の運営は，それなりのプロに依頼するので，より客観的でシステマティックな経営となる傾向がある．個人でできる範囲を守りたいという考えもありえようが，そもそも医療行為は社会的なものであり，医師法，薬剤師法，医療法などにたくさんの規定を設けられている．したがって，必須というわけではなく，また急ぐ必要もないが，どこかの時点で少し落ち着いて来し方行く末を考える時に法人化を考えるとよいであろう．

　もちろん個人経営だとしても，税務署に対応するにはかなりの作業量を要するので，それなりのプロの応援が必要となる場合が多いではあろうが．

IX クリニックの経営

2 税理士からみた精神科クリニックの財務運営

安齋洋子
安斎洋子税理士事務所

1 医療機関の財務体質―精神科医療機関の特徴

医療経済実態調査報告（2013年〈平成25年〉実施）によると一般診療所と精神科クリニックの損益の平均的な構造は表1の通りです[1]．一般診療所全体の平均値で比較すると「外来医業収益」の前年比では一般診療所の伸び率1.4％に対し，精神科では▲0.7％と減少しています．個人経営の精神科クリニックではさらに▲1.8％と伸び悩んでいます．

精神科では他診療科と比べ，高額な医療機器などの設備投資が不要なため，減価償却費やメンテナンス費用などの経費の負担が低くなる一方，固定費比率自体が高く，したがって損益分岐点も高くなる傾向があります．

固定費とは「人件費」，「家賃」，「経費」のように，収入の増減にかかわらず発生する費用のことをいいます．変動費とは，収入の増減に伴って増減する費用，医業でいえば医薬品費，材料費，検査委託費などをいいますが，固定費が高いと利益は圧縮され，収入より固定費が多ければ赤字になってしまいます．

損益分岐点比率は，低いほど収益性が高く，経営が安定していることを示しており，業種にもよりますが，一般には80％以下が優良ともいわれています[2]．

医療機関全体としては14.8％の経常利益を計上しており，他の一般企業からみると高水準を示していますが，精神科については固定費比率が高く，医業収益も伸び悩んでいることを考慮すると，特に院内処方では厳しい現実に直面している精神科クリ

安齋洋子（あんざい・ようこ）　　略歴

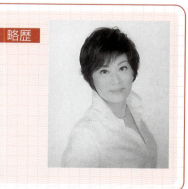

1944年　栃木県生まれ．
1967年　明治大学商学部商学科卒．
1974年　安斎洋子税理士事務所開設．
1987年　東京税理士会・業務侵害監視特別委員会委員．
1988年　有限会社エール経営研究所設立．
1993年　東京税理士会・理事広報部副部長．
1997年　東京都・固定資産評価審査委員会委員．
1999年　財団法人民間都市開発推進開発機構・価格審査委員．

2 ●税理士からみた精神科クリニックの財務運営

表1 一般診療所（無床）における主たる診療科別の損益状況（1施設あたり）

単位：千円

年間の実績数値	全体	内科	小児科	精神科	一般診療所（全体） 外科	整形外科	産婦人科	眼科	耳鼻咽喉科	皮膚科	その他	精神科 医療法人	個人
1. 医業収益	114,690	118,117	115,080	112,964	112,615	141,031	113,970	94,338	86,177	94,564	139,829	160,583	59,743
保険診療収益	99,902	103,714	78,544	108,251	95,020	121,840	72,516	91,927	84,240	88,233	134,033	153,398	57,793
公害・労災・自由診療等	9,258	7,095	22,289	2,038	14,678	17,301	36,929	1,185	1,035	6,331	2,843	2,821	1,164
その他の医業収益	5,529	7,307	14,246	2,675	2,916	1,890	4,525	1,226	902	2,286	2,953	4,364	786
2. 介護収益	1,667	2,248			4,404	3,418							
3. 医業費用（介護費用含）	99,102	102,907	98,278	101,334	100,132	126,797	97,643	76,424	70,230	78,791	120,245	155,270	41,054
給与費	47,391	47,823	47,178	53,097	43,407	67,017	43,206	39,117	40,121	40,105	41,238	89,927	11,934
医薬品費	19,249	21,380	24,573	12,054	19,553	21,094	20,762	8,257	7,102	15,129	35,381	10,320	13,991
材料費	2,340	2,717	878	641	2,225	1,898	3,207	2,732	962	1,513	5,796	980	262
委託費	3,867	4,971	2,050	2,148	4,013	3,023	5,193	1,680	2,474	2,200	5,163	3,175	1,000
減価償却費	4,325	4,405	3,454	3,587	5,678	4,947	4,590	5,039	3,658	2,818	3,584	4,985	2,024
その他の経費	21,931	21,611	20,146	29,808	25,255	28,817	20,684	19,599	15,913	17,027	29,084	45,882	11,843
4. 損益差額	17,255	17,458	16,802	11,630	16,886	17,652	16,327	17,913	15,946	18,059	19,583	5,314	18,689

構成比率（医業収益100に対する割合） 単位：%

	全体	内科	小児科	精神科	外科	整形外科	産婦人科	眼科	耳鼻咽喉科	皮膚科	その他	医療法人	個人
1. 医業収益	100.0	100.0	100.0	100.0	100.0	100.0	100.0	100.0	100.0	100.0	100.0	100.0	100.0
保険診療収益	85.9	86.2	68.3	95.8	81.2	84.3	63.6	97.4	97.8	91.1	95.9	95.5	96.7
公害等その他診療収益	8.0	5.9	19.4	1.8	13.5	11.9	32.4	1.3	1.2	6.5	2.0	1.8	1.9
その他の医業収益	4.8	6.1	12.4	2.4	2.5	1.3	4.0	1.3	1.0	2.4	2.1	2.7	1.3
2. 介護収益	1.4	1.9			3.8	2.4							
3. 医業費用（介護費用含）	85.2	86.9	85.4	89.7	85.6	87.8	85.7	81.0	81.5	81.4	86.0	96.7	68.7
給与費	40.7	39.7	41.0	47.0	37.1	46.4	37.9	41.5	46.6	41.4	29.5	56.0	20.0
医薬品費	16.5	17.8	21.4	10.7	16.7	14.6	18.2	8.8	8.2	15.6	25.3	6.4	23.4
材料費	2.0	2.3	0.8	0.6	1.9	1.3	2.8	2.9	1.1	1.6	4.1	0.6	0.4
委託費	3.3	4.1	1.8	1.9	3.4	2.1	4.6	1.8	2.9	2.3	3.7	2.0	1.7
減価償却費	3.7	3.7	3.0	3.2	4.9	3.4	4.0	5.3	4.2	2.9	2.6	3.1	3.4
その他の経費	18.8	18.0	17.5	26.4	21.6	19.9	18.1	20.8	18.5	17.6	20.8	28.6	19.8
4. 損益差額	14.8	14.5	14.6	10.3	14.4	12.2	14.3	19.0	18.5	18.6	14.0	3.3	31.3
調査施設数	1,532	747	113	36	90	140	43	122	105	92	44	19	17

個人の給与費には損益の計算上院長分は含まれません。

（厚生労働省. 第19回医療経済実態調査報告. 2013[1] より）

ニックも少なくないのではないかと思われます．

精神科の特徴をまとめますと，

① 人件費比率が高い：給与費の割合は一般診療（全体）40.7％，精神科（全体）47.0％といずれも高い水準を占めています．法人では役員報酬を含むため，56.0％とさらに高い比率を占めています．

② 医薬品費比率は低い：医薬品費（院内外処方）の比率は一般診療所16.5％に比べ対医業収入比率は10.7％と低い比率ですが，院外処方診療所では全体で8.6％程度であり，残念ながら精神科のみのデータは抽出できませんが，他診療科より医薬品費の比率は低くなると思われます．

③ 減価償却費比率は低いが，固定費比率は高い傾向にある：表1[1)]でみると精神科の「その他の経費」の数値（45,882千円）が構成比率とともに全診療科のなかでもいちばん高く，これは精神科（法人）の数値が平均値の2倍を超えていることが原因と思われます．ちなみに2011年（平成23年）度実施の実態調査では同経費は21,314千円であり，2013年の異常とも思える数値は，調査施設数が19件と統計的には僅少であること，および対象施設のなかに非経常的な数値が含まれている可能性があることによるかと思われます（私見）．

2 医療機関の経理と経営

医療事業はその公共性から非営利事業として位置づけられているため，「非営利＝利益を出さない」という意識にしばられていますが，税法上では個人クリニックも一般の医療法人（特定医療法人は除く）も個人事業者や株式会社等の営利企業と同様の所得税率や法人税率がそれぞれ適用されています．

非営利組織といえども，クリニックを存続させていくためには一定の利益をあげていかなくてはなりません．優秀な従業員を確保するためには社会保険の加入はじめ，パートから正社員への待遇の向上，老朽化していく設備の補修あるいは新規の医療機器の購入などに備えるために，必要となる資金も確保していかねばなりません．

そのためには計画的な運営をする必要があり，その第一歩は財務会計にあります．まず，数字に強くなること，それは財務会計に強くなることであり，これらの財務諸表で得られた会計情報により自院クリニックの現状を把握し，目的達成のための経営戦略の立案，そして運営を図ることを目標とします．医師であるとともに経営者でもあることの自覚が必須となってきます．

● 財務会計の留意点と対策

◆ 現状を知る

財務会計とは日々の業務取引を数字で記録し，一定の基準に基づいて分類，集計した結果を財務諸表にまとめて報告するシステムをいいます．経営成績や財政状態などの経営活動の実態を把握するためにきわめて重要なことであり，また税務申告をする

うえにも不可欠となっています．

したがって，財務会計は1年に1度決算をすればいいというものではなく，できれば月次決算を積み上げて年度決算を行うのが理想的です．

また，クリニックの規模の大小にかかわらず，経理関係の不正やミスを防ぐための内部統制を構築し，運用していくことも大切です．といっても，一般のクリニックでは大中企業のような経理課などのスタッフや組織がある例は少なく，過大な内部統制制度に振り回されてしまうのも現実的ではありません．

◆具体策

では，具体的にはどのようにしたら，内部統制を図りながら手際よく簡潔に財務会計を積み上げていくことができるのでしょうか．

まず書類の整理整頓から

意外と思われるかもしれませんが，経理の手始めは書類の整理分類からです．多岐にわたる書類をまず「財務関係」，「医療関係」，「その他」と種類別に分類します．

ファイリングが要(かなめ)

油断をすると書類はすぐに溜まってしまいます．また受け入れるファイルがないと，どこに保管したらよいか迷い，結局とりあえずクリアファイルに入れて机の上に，ということになりかねません．書類を扱う担当者ごとに，たとえば日報や納品書綴りは受付担当者の管理とし，契約書綴りや給与台帳綴り，借入返済表など重要書類は院長室に保管するなど，収納場所も決めておきます．

書類が整理分類されただけで，実は経理の仕事の1/3が片づいたといっても過言ではないのです．ファイリングのために次のようなファイルを用意すると便利です．

- 日報綴り
- 窓口現金実査表（図1）
- 領収書綴
- 社会保険診療収入に関する請求書綴
- 同上の振込通知書（入金）綴
- 請求書綴
- 納品書綴
- 契約書綴
- 給料台帳綴
- 従業員の履歴書・雇用契約書綴
- 従業員の社会保険届関係綴
- 借入金返済表，リース支払一覧表綴

収入・支出は発生主義で集計

財務の会計情報を正確に把握するためには，入金のあった日や支払った日で計上する（現金主義）のではなく，現金の収支の有無にかかわらず，価値が「発生」した時点で収益を，価値が「消費」された時点で費用として計上します．これを発生主義といいます．医療の分野でいえば，収入は医療サービスを提供した日，薬品や医療材料

IX. クリニックの経営

【窓口現金実査表】

平成　年　月　日
PM：＿＿＿＿＿＿＿

金種	枚数	金額
10,000		
5,000		
2,000		
1,000		
500		
100		
50		
10		
5		
1		
レジ現金　①		
つ り 銭　②		
窓口現金在高　③		
レセプト日計　④		
現 金 差 異　⑤		

① レジ内の現金在高を数え，合計を記入
② つり銭の金額を記入（定額）
③ ①－②を記入
④ レセコン日計表の領収金額を記入
⑤ ③－④を記入

院　長	事務長	担　当	検　証

のり付け

1. レジジャーナル（日計）を貼る
2. 窓口現金在高と照合する

図 1　窓口現金実査表の例

などは購入をした日で計上ということになります．税務申告においても発生主義が求められています．

窓口現金と小口現金は分ける

　患者から受け取る診療代から経費を支出するのは止めて，窓口で収受する現金（窓口現金）と経費の支払いのための現金（小口現金）を別途分けて管理します．そうす

ることによって，窓口現金と日報の収入金額とを容易に照合することが可能となり，レジの入力ミスや毎日の現金の誤差を把握することができます．

現金管理を容易にするため，釣銭，両替金は毎日一定額を用意する
診療終了後毎日レジ内の現金を実査する

　日報，日計レジジャーナルは診療終了後，毎日出力し，レジ内の現金有り高と照合します．誤差が生じた場合，差額に相当する現金を補充したり，抜いたりせず，その原因を調査し，報告をするよう義務づけるようにします．窓口現金の管理にはひな形（図1）の窓口現金実査表を使うと，簡単に正確に照合できます．担当者が押印することにより，責任の所在もはっきりします．

窓口現金は早期に預金に入金する

　窓口現金は長期間にわたって保管していると，紛失，盗難などの危険があるので，翌日に普通預金へ預け入れるのがベストですが，一定期間ごとできるだけ早期に普通預金に預け入れます．

支払い前請求書と支払い済請求書を分けて管理する

　支払いが済んでいない請求書は，支払い予定月ごとにまとめ，いったん支払前請求書綴にファイルし，支払いの終わった請求書は余白に支払った日付を記入して，支払済請求書綴にファイルします．支払前と支払済請求書綴の2つのファイルを用意するだけで，簡単に管理ができます．

大口の支払いは振替を選択する

　決済は，①現金払い，②振込，③振替のいずれかによることが多いと思われますが，できれば③振替を選択します．振替手数料も先方持ち，現金支払いでの領収書の保管や現金出納帳の記載の手間も省け，振込では金融機関に出向く時間やネットバンキング支払いの手間から解放されます．

普通預金の通帳を帳簿代わりに利用する

　普通預金の通帳の摘要欄には入金先や支払い先が書きこまれます．これを帳簿代わりに利用し，摘要欄が空白の場合はそのつど取引内容を記入しておきます．

◆書類の保管
表紙を付けて綴じる

　日々，出力または作成した資料やその他領収書・請求書などは1か月単位で，分量の少ないものは1年単位で表紙を付けて綴じます．その際に注意すべきことは，表紙に「○○年○○月分」と明記すること．時間が経過すると○○年の判別がつかなくなる場合があるからです．

保管は1年の期間単位でダンボール箱へ

　書類は1年分の書類が入る容量のダンボール箱に収納します．保管期間の終了した年度分ごとに，1個づつ廃棄すれば手間がかかりません．

期間の表示

　「1年の期間」とは個人クリニックでは1月〜12月の暦年単位で「平成26年分」と書き込み，法人にあっては事業年度単位，たとえば3月決算であれば，ボックスの

外面に「26年4月分～27年3月分」と記載します．

この簡単な整理術は通年の保管はもちろん税務調査においても非常に役立ちます．

3 管理会計と運営

● 財務諸表を読む

財務諸表は大きく分けて貸借対照表と損益計算書からできています．貸借対照表は「一定時点」の資産・負債・純資産を示しています．また損益計算書は「一定期間」における運営状況・経営成績を表示するものです．これらの財務諸表を読み取るコツは，個別の項目に視点をおくのではなく，まず大きなブロックごとにみていくことです．

◆貸借対照表の見方

貸借対照表の仕組みは

「総資産」－「負債」＝「純資産」

ということになります．「資産」の総額はいくらか，「負債」の総額はどのくらいあるか，負債より資産が大きければその差額は「純資産」であり，金額が大きければ大きいほど利益が蓄積されていることを意味しています．そこを把握してから次に資産の細部に焦点を当てていけば，次第に数字のバランスが読み取れるようになります．

◆損益計算書の見方

損益計算の算式は

「医業収益」－「医業費用」＝「医業利益」

となります．

医業利益に医業外収入と医業外費用を±すれば「経常利益」が算出されます．これも同じようにまずは収益（収入）の合計金額，医業費用の合計金額，そして医業利益というように，大枠で数字をとらえていくと，全体像が浮かび上がってくるのです．

できれば，前期比較，月次比較ができるような損益計算書を作成すると，自院の損益推移を把握することができます．

● 経営分析

経営に役立てるための経営分析は多方面から総合的な分析が必要とされますが，財務面からの経営分析の目的は財務諸表を中心として過去との比較あるいは同地域の同業者との比較などにより，自院の強みや弱点などの現状を知り，問題点を把握することにより，今後の計画に役立ていこうというものです．経営分析値は数多くありますが，次のような代表的な分析値を参考とするとよいでしょう．

収益性

a．対医業収益高比率

　　材料費比率・委託費比率・給与費比率・家賃地代比率・支払利息比率

b. 経常利益率

生産性

a. 一人あたり医業収益高

b. 一人あたり給与費

c. 労働分配率

安全性

a. 流動比率

b. 経常収支比率

その他

a. 損益分岐点

b. 平均固定費

c. 対前年医業収益高比率

予算管理（資金管理）

　損益計算上では利益が出ているのに，実際には同等の資金が残っていない，というようなことがよくあります．これは財務会計（損益計算）が前に述べた発生主義に基づいて集計されているためで，たとえば保険診療報酬は請求後入金されるまで約2か月を要しますが，それに対し人件費や医薬品は月次ベースで支払い，そこにタイムラグが生じるからです．

　利益計画の立案と並行して，資金の増減をキャッシュベースでとらえ，将来の資金の収支を計画的にコントロールするために資金管理は不可欠なもので，具体的には現預金の流入・流出をとらえる「資金繰表」を作成し，運転資金の過不足を把握します．

　また，財務会計から得られた実績数値をもとに，「予算・実績損益計算書」を作成し，単月，四半期または年度ごとに，予算と実績の差をタイムリーに把握し，予算と大きく変動のあった項目については早急に分析するなどして，予算を修正し柔軟に対応する必要があります．またより安全で確実な経営を促進するため，短期的な計画だけではなく，中長期計画（5年）を立てることをお勧めします．漠然とした計画も数値化すると，実態がよくみえてくるものです．

4 医療法人化について

　1985年（昭和60年）12月の医療法改正により，医師（歯科医師）一人または二人が常時勤務する診療所でも知事の許可を受けて医療法人（いわゆる一人医師医療法人）の設立ができるようになりました（1986年〈昭和61年〉10月1日施行）．

　一人医療法人制度の本来の目的は，「医業事業経営の近代化・健全化」，「組織の適性化」を図ることであり，その目的遂行の一環として診療所の経営と医師個人の家計の分離を明確にすることによって，経営基盤を形成し，合理化を図ることでしたが，法人化による数々のメリットによって，その結果「節税」という税務上の効果も見逃

せない事実となっています．

🟠 財務面からみた主なメリット

① クリニックの経営と個人の家計を明確に分離することができる．それによって「経営」という意識が芽生える．
② 複数の診療所や介護施設を開設または傘下とすることができる．
③ 所得を「理事長（医師）」，「理事（配偶者や親族）」，「法人」の三者に分散することにより，税負担の軽減を図れる．
④ 理事長は医療法人から「給与」を受け取ることで「給与所得控除」が適用され，所得税を軽減することができる．
⑤ 法人契約の生命保険に加入することで生命保険料を費用化できる（個人の場合は保険料控除の限度額12万円）．
⑥ 理事長・理事に退職慰労金を支給することができる．生命保険を活用すれば契約時より退職慰労金の原資を経費計上できる．
⑦ 欠損金は9年間にわたって繰り越すことができる（個人は3年間が限度）．
⑧ 理事長に対しても社宅制度の導入を図ることができる（家賃の1/2以上負担）．
⑨ 社会保険診療に対応する所得に対して事業税が非課税となる．
⑩ 事業承継をスムーズに行うことができる．
⑪ 金融機関等の対外的信用が向上する．

🟠 デメリット

① 解散時の残余財産が国等に帰属する（2007年〈平成19年〉4月以降設立の医療法人）．
② 社会保険に加入する義務が生じる．
③ 監事の監査証明書の提出を要する（親族・取引先以外の第三者の就任が原則）．
④ 決算期ごとに都道府県知事（広域法人の場合は厚生労働大臣）へ財務諸表・事業報告書・監査報告書の届出が必要．総資産の登記，理事長の登記手続も要する．
⑤ 小規模企業共済から脱退する必要が生じる．
⑥ 出資者に対する利益配当が禁止されている．

🟠 法人化タイミングのポイント

① 複数の診療所を開設するとき．
② 社会保険診療報酬が年間5,000万円を超え，所得税の計算に概算経費率を適用できなくなったとき．（注）必ずしも有利になるとは限りません．
③ 節税という観点から試算してみると表2のように個人と法人では負担する税金の額が変わります．

表2 個人の税額・法人の税額(試算) 単位千円

	個人経営	医療法人	
		法人損益	内(院長給与)
医業収入	59,743	59,743	−
給与費	11,934	23,934	12,000
その他の医業費用	29,119	29,119	−
所得金額	18,690	6,690	−
給与所得金額	−	−	9,700
課税所得	17,660	6,690	9,320
所得税	4,292	−	1,540
住民税	1,836	244	937
法人税	−	1,004	−
事業税	−	11	−
復興特別税	90	−	32
税額	6,218	1,259	2,509
税額合計	6,218	3,768	

損益の数値は表1医療経済実態調査報告より精神科・個人の数値を参照.
院長給与月額100万円と仮定.
平成27年分の所得税法,法人税法による税率を適用.
所得税・住民税の控除額は基礎控除額のみとする.

5 税務調査について

● 強制調査と任意調査

　税務調査には大きく分けて,強制調査と任意調査があります.強制調査とは巨額で悪質な脱税を摘発するため捜査令状をもってする調査,いわゆるマルサとも呼ばれている調査をいいます.

　強制調査に対して,通常の調査は任意調査といいます.「任意」といっても調査そのものを拒否することはできません.

● 税務調査の事前連絡

　2014年(平成26年)7月1日以後に行う税務調査の事前通知については,「税務代理権限証書」に,納税者の同意が記載されている場合には,顧問税理士等に対してすれば足りることとされました.

　事前通知事項とは,① 実地調査を行う旨,② 調査の日時,場所,目的,税目,期間,帳簿書類,③ 調査の対象者の氏名及び住所等,④ 調査を行う税務職員の氏名及び所轄税務署,⑤ 調査開始の日時等(おおむね2日間)をいい,税務署の調査担当者の希望する調査日程に不都合があるときは,日程の調整の打ち合わせをします.医師の場合は特に,診療日や診療時間が決まっていることに加えて,調査のための資料準備期間を考慮して,余裕のある日程に調整したほうがよいでしょう.

　まれに,飲食業や小売業など,あるいは仮装隠ぺい行為が疑われる場合など,事前通知が行われずに無予告で税務調査が行われる場合もありますが,任意調査である以上,無条件に受け入れる義務はありません.

税務調査の選定基準

税務調査はどのようにして選定されるのか気になるところですが，医療機関特有の選定基準というものがあるわけではありません．しかしおおむね次のような場合，税務調査を受ける確立は高くなると思われます．
① 収入や利益率などが従来と比較して増大している．
② 前回の調査で多額の追徴課税を受けた．
③ 前回の調査から5年程度経過している．
④ 内部告発があった．

特に一度多額の追徴課税を受けると，税務調査期間が短くなる傾向があります．ですから第1回目の調査は非常に大切で，前に述べた日々の現金の管理や，証拠資料となる領収書・請求書などの資料のファイリングが調査官の心証を左右し，重要な決め手になることも多々あります．内部告発があった場合は，内容にもよりますが，調査の可能性はさらに大きくなります．ですから，従業員とのトラブルには細心の配慮が必要であり，できるだけ解雇というような手段は避けたほうが無難です．

税務調査の実施

税務調査は，まず理事長や経理責任者からの現況の聴き取りから始まりますが，その際の挨拶や雑談にも要注意．趣味や家族のことなど調査官のさりげない質問のなかにも要注意事項が潜んでいます．自慢話も非常に危い場合があり，あまり余計なことは言わないことがいちばんです．

実際の調査は主に帳簿および書類を中心に実施するので，前に述べた保管ボックスを年度ごとに用意します．調査対象期間は調査日の前事業年度から前3期〜5期となることが多く，保管ボックスには年度が書き込まれてありますから，そのまま用意すれば資料を探し回るようなことはありません．

最近は診療所に立ち入って，現場の確認を行うとともに，従業員にも業務内容やレジ内の現金監査や窓口現金の扱いなどの聴き取りを行う場合も多くなっています．

帳簿等から事実関係の確認ができない場合は，自院のみならず取引先や銀行に，確認のための調査を実施する場合もあります．これを反面調査といいます．

税務調査の概要と留意点

資産，負債，収益，費用など多方面にわたって調査を実施しますが，おおよそ2日という限られた日程のなかで調査の対象となる主な事項は次のようなものです．

社会保険診療収入の計上時期

発生主義に基づき医療サービスが完了した時点で収益に計上する．入金日で収入を計上する現金主義では医業収入の計上漏れとなります．

医薬品・医療材料・貯蔵品などの棚卸資産

在庫の実査表と購入した棚卸資産の請求書などから，算出した理論値との照合をし

ます.

個人経営のクリニックでは12月の最終診療日に,法人では事業年度終了日に必ず棚卸の実施をし,棚卸表を作成しておきます.

架空人件費（実際には働いていないアルバイトや親族の給与を計上）

タイムカードの有無や入社時の履歴書と照合.特に親族従業員や非常勤理事などは仕事の内容も確認されます.源泉徴収簿,扶養控除申告書は必ず調査対象となります.架空人件費と認定されると,院長の賞与となり,法人の損金不算入はもちろん院長の所得税も課税を受けることになります.

交際費のなかの個人経費

業務の遂行上必要であることを立証できる資料やメモを準備しておく.個人経費と認定された場合は,その個人の給与課税（役員の場合は役員賞与となり,損金不算入）となります.

消耗品費のなかの個人経費

領収書には購入した物品名を記入しておきます.高額な備品・家庭用電化製品などは配達先を反面調査されることもあります.

委託費

検査・清掃・洗濯・保守などの委託やセキュリティ,コンサルタントフィに関してはいずれも契約書の委託内容や経営者の親族や業務外（自宅など）契約が含まれていないかを確認されます.

駐車場収益・自動販売機・公衆電話の中の現金

決算期末には現金を実査し入金しておくか,実査した金額を未収金に計上しておきます.

高額な車輌

車輌の使用目的を明確にしておきます.法人名義の車輌は特定の人物（例：理事長）のみの使用車であってはなりません.

また,個人事業者の場合,プライベートでも使用することがある場合は減価償却費,ガソリン代,車検費用などその使用割合に応じた金額を損金に計上します.

修正申告と更正

調査の結果,申告内容に誤りがあれば,納税者が修正申告書を提出するか,税務当局が更正をします.

更正を受けた場合,納税者はその結果に対して不服があるときは,異議申立てをしたり,国税不服審判所に対して,審査請求をすることができます.

文献

1) 厚生労働省.第19回医療経済実態調査報告（医療機関等調査）.2013.
2) 日本医師会.TKC医業経営指標に基づく経営動態分析.2013年11月20日定例記者会見資料.

IX クリニックの経営

3 クリニックの案内・広報・宣伝

松薗りえこ
アマラクリニック表参道

1 医者は案内・広報・宣伝に慣れていない

　クリニック開業にあたって，クリニックの内容については吟味していても，案内・広報・宣伝をどのようにしていくのか明確にできている場合は少ないと思われる．開業しようとする前は勤務医であることが多く，たいていは診療だけ行っていれば経営のことなど考えなくてもよい環境にいる．開業となるとそうはいかなくなり，私もこの点でおおいに悩んだ．勤務医の頃は「放っておいても患者さんが来る」環境にいて，それがあたりまえだと思っていた．患者さんが来るのは，クリニック・病院の広報・宣伝努力があってこそだということに気づかず，開業したら何もしなくても患者さんが来るものだと思っていた．準備を怠ったために開業してからさまざまな案内・広報・宣伝活動をする必要に迫られて，開業前に準備しておけばと後悔・反省したことが多々あった．私は2013年（平成25年）5月に東京都港区にアグライアサンクチュアリクリニックを開業し，2015年（平成27年）4月に隣の店舗にリニューアルオープン，名前もアマラクリニック表参道と変えたため，2つのクリニックの案内・広報・宣伝に携わったこととなる．その紆余曲折・試行錯誤の経験から得た知識をここに披露する．

松薗りえこ（まつぞの・りえこ）　　　　略歴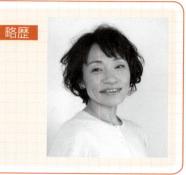

1992年東京女子医科大学卒．
1992〜97年国立国際医療研究センター精神科研修医・レジデント．
1997年逸見病院勤務．
2009年赤坂クリニック勤務．
2011年赤坂クリニック ホリスティック・ルーム開設．
2013年アグライアサンクチュアリクリニック院長．
2015年アマラクリニック表参道としてリニューアルオープン．

2 ホームページの作成

　クリニックを訪れる方のほとんどが，ホームページを見て来てくださる．ホームページの作成と運用が大切と考えるが，まずは作成について考えたい．

　作成業者に依頼することがほとんどだと思うが，作成業者もさまざまな形態がある．作成と運営・コンサルテーションを行う業者でいちばんコストが高かったのは180万円の提示だった．それにプラスしてウェブ広告とホームページ管理費を合わせて月に5万円．ウェブ制作も細かくコンサルテーションしてくださるとのことだった．クリニック運営に長けたやり手のコンサルタントらしく，たくさんの成功事例を見せてくださった．クリニックの規模が大きくて成長の見込みがあれば初期投資にお金をかけてもいいと思うが，私は個人開業の小さなクリニックなので断った．高額なコンサルタントを採用するかどうかは医院形態や経営者の考え方によると思う．ほかにも医院開業に向けての経営についてアドバイスしてくれる業者はたくさんある．このような業者もあることを伝えておく．

　ウェブ制作の依頼は信頼できる知人にお願いできればいいのだが，知り合いがいなければ，他のクリニックのホームページを見て，気に入ったものがあればその業者に打診してみることが取り掛かりやすい．今のクリニックのホームページは知り合いの精神科医に紹介していただいた個人経営の業者にお願いした．そのクリニックは開業3年であるが，ホームページを見て次々と患者さんが来院されていると聞いたし，とてもシンプルでわかりやすい内容であり好感がもてた．最初のクリニックでは見栄えの良さを考えて作成したのだが，医療機関なのかエステサロンなのかよくわからないという意見をいただいたり，保険診療かどうかもわからず，トップページから先に進んで見てくださる方が多くないと分析されたことがあった．今回のものはできあがりにたいへん満足しているし，実際に患者さんもホームページ（図1〈http://www.amaraclinic.com/〉）から来てくださることが増えた．この2つの経験から専門家に聞いたホームページ作成に必要と思われる大切なことを表1に示す．

3 ホームページの運営

　ホームページはただ創るだけではなく，検索エンジンに載せやすくするなどの運営が大事である．私は，最初エステサロンと同じ店舗の一室で開業したので，同じホームページ上にエステ枠とクリニック枠を設けて作成した．検索エンジンのことはまったく考えず，ただ「見栄えのいいホームページ」を創ればいいのだと思っていたのだ．ところが患者さんはまったく来なかった．

　専門家に相談したところ，検索エンジンで引っかかる言葉が，エステの担当者の名前や美容に関するものばかりであることが判明した．もし予算があれば，検索エンジンに載せやすく設定してくれる業者はたくさんいる．自分のクリニック理念や診療内容に沿った検索ワードを入れると，トップに近いところにクリニックのホームページ

IX. クリニックの経営

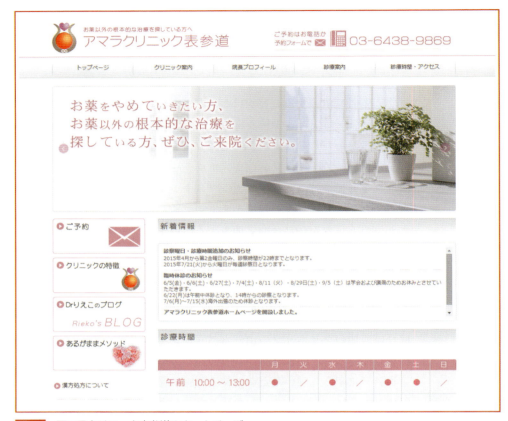

図1 アマラクリニック表参道のホームページ

が出てくるように設定すれば，患者さんが来てくれる効果は上がると考える．

　ホームページ作成業者が，運営も同時に引き受けてくれることもある．住所や駅名と精神科や心療内科，というキーワードで検索できたり，カウンセリングを重視しているところであれば，「カウンセリング　精神科」や「認知療法　心療内科」などのキーワードでトップのほうに検索できれば，効果は高いと考える．「女医　心療内科」，「デイケア　充実　精神科」などクリニックによってキーワードは変わると思うが，ターゲットとなるクライアントにピンポイントで来ていただくよう工夫する．また，ホームページに動きがあったほうが検索エンジンに載りやすいため，院長ブログや新着情報などを随時更新するのも役に立つ．

4 コストゼロのページを利用する

　『エキテン』など，クリニックの情報を無料で掲載してくれるページがあるので，利用することも一つの方法である．『エキテン』は比較的見られているサイトで，そこから来られる患者さんも少なくない．地域の情報を掲載しているサイトもあり，東京の私の地域では『表参道・青山インフォメーション』というサイトがあって，そこもコストゼロで掲載してくれており，そこから来られる患者さんも意外と多い．ご自

表1 ホームページ作成にあたり大切なこと

1. 写真を多用してクリニックの雰囲気をわかりやすく伝える
2. シンプルで見やすく，クリニックらしく清潔で，理念や診療内容がはっきりしている
3. 院長や勤務医の顔が見える
4. 診療時間・受付時間や曜日，休診のお知らせなどの新着情報，診療形態（保険／自費）などの診療概要の掲示は，トップページなどのわかりやすいところに載せる
5. 院長のページに載せる写真も手を抜かない
6. クリニック開院に至った経緯や抱負，経歴，専門性や得意分野を患者さん目線でわかりやすく書く．どんなに有名な先生であっても見る患者さんは素人なので，知らないこともある
7. 住所・電話・ファックス番号やお申込みフォームもトップページに載せる
8. 住所は最寄りの駅からの地図にクリックで移動できるように．また，写真付きでクリニックまでの案内を載せるのも親切．電話での問い合わせが多いので事務員の手間が省ける
9. クリニックの特徴をまとめて1つのページにするのも効果的．特徴的な診療内容やメニューなどを詳しく載せる
10. 主な対象疾患や治療構造，料金について「診療案内」のページを創る
11. 病気の種類や症状，治療指針について詳しい説明がある
12. 院長の顔がもっと見えるよう，院長ブログを載せるのも効果的
13. 新着情報のアップができるとホームページが動いているのが伝わる

以上が専門家に聞いたホームページのチェック項目である．

分の地域で「駅名・所在地　精神科あるいは心療内科」と検索すると，地域の情報サイトが上のほうに出てくることがある．そのようなサイトの利用も現実的である．

5 ブログの活用

　ブログを始めたきっかけは，クリニックの宣伝だったのだが，やってみて可能性の広がりに驚きと感動を味わっている．ブログ専門の業者やコンサルタントの意見を聞いて，伝えたい内容を明確にするように指導をもらったので，ブログを活用して一般の方にいちばん何を知って欲しいのか吟味した．私のクリニックではホリスティックアプローチを取り入れ，薬に頼らない治療を行っているので，「薬に頼らない精神科医療」という内容でブログを配信することとした（図2〈http://ameblo.jp/dr-rieko/〉）．抑うつや不安を呈したときの対処の仕方や精神疾患の知識，家族や周りの精神疾患の方への対処の方法など，一般の方に知って欲しい知識や知りたいだろう知識を書いている．医者の広報活動はより良い医療を一般の方に知ってもらうためや予防医療の意味で大切であると考えており，そのために利用できるメディアはたくさんある．ブログは利用している方が数多くいて，使い勝手の良い方法である．また，全国でカウンセリング技法や心の調整方法をお伝えする「あるがままメソッド講座」を行っているが，その内容のブログはまた別に作った（図3〈http://ameblo.jp/dr-rieko444/〉）．講座のブログは事務員に手伝ってもらって，次回の講座の告知などを行っている．また，ブログで大切なのは「にぎわい」とも聞いた．講座に来てくださったたくさんの方といっしょに写した写真などを使い「にぎわい」を感じてもらえる工夫をしている．写真を多用するとネットサーフィンでふらっと立ち寄った人にも見やすく，内容まで読んでもらえる可能性が高いと聞いた．キャッチフレーズやコピーと写真の工夫が大切という専門家の意見もある．また実際に講座をうけてくださった方の感想をブログに載せることも非常に効果的である．受講者にはアンケート形式で

IX. クリニックの経営

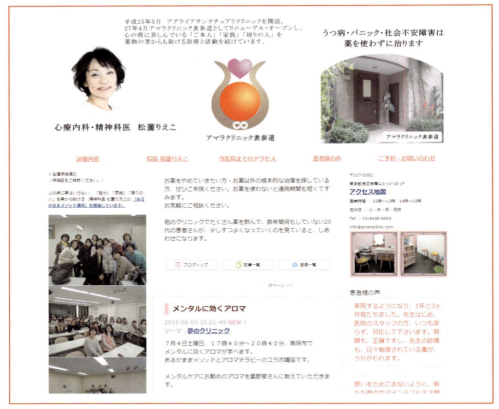

図 2　松薗りえこのブログ

必ず感想をいただいている．

　私の場合，ブログ経由でセラピストやカウンセラーと知り合いになる機会が増え，当院のホリスティックなアプローチに広がりができたこともメリットとして大きい．ご自分のブログでクリニックを紹介してくださったり，知人や知り合いを患者さんとして紹介してくださることも非常に多い．

　また，ブログでメールマガジン（メルマガ）の読者をつのり，メルマガ配信も行っている．精神科の医療について一般の多くの方は知らないし，知りたがっている情報だと考えている．医者と一般の方との交流も大切だと思うし，抑うつや不安を呈したときの対処の仕方や精神疾患の知識，あるいはどのような医療機関にかかればいいのかなどを知っていただいたり，うつを未然に防ぐ方法やクリニックの最新情報・最新の精神医療の知見についていち早く知っていただくために，メルマガをおおいに活用している．ここからも受診につながるケースが多々ある．

6　SNS（social networking service）の活用

　ブログの記事をフェイスブックなどのSNSでシェアしたり，最近の活動状況やプライベートのことを掲載することも，自分の診療や活動を知っていただくのにおおい

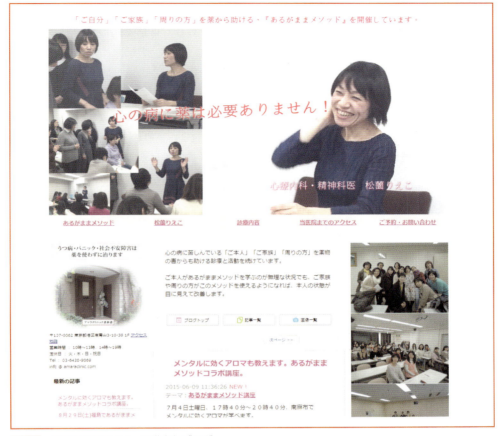

図3 「あるがままメソッド講座」ブログ

に役立っている．全国で講座をしているとそこで知り合いになりフェイスブックでつながらせていただくことが多い．友人が増えるに従い，私の活動を応援してくださる方も増えた．フェイスブック経由でクリニックに来てくださることも少なくない．顔が見えて親近感が湧くと言ってくださる方も多い．また，講座を受けていただいた方が交流できる専門のページをつくり，あるがままメソッドを行ってみた評価や効果，疑問点などをお互いに話し合うようにしている．受講後のフォローアップにもなると同時に講座の広報・宣伝にもなっている．

7 講座や講演会など

クリニックで患者さんを診察できる人数や時間は限られている．私はいつも「この方がここに来なくても，身近な人がその人にカウンセリングできる世の中になればいい」と思っていた．もちろん専門家の治療を受けたほうがいいケースはたくさんあるが，身近な人に悩みを聞いてもらったり受け入れてもらったりするだけで，調整ができるケースも少なくない．そこで，カウンセリングメソッドを講座形式にして教える活動を始めた．「あるがままメソッド」と名づけたその講座は，認知療法やマインド

フルネス，森田療法などのエッセンスを盛り込んだカウンセリングメソッドを一般の方にわかりやすくお伝えするものである．東京で始めた講座は，今では全国各地から行って欲しいと依頼があり，2015 年（平成 27 年）にはハワイでも講座を行った．クリニックをもちながらこのような活動をするのは，物理的に難しい側面もあるかもしれないが，やり方次第である．

最近は看護師や他の医師といっしょに，未来の医療について語る「夢の病院プロジェクト」という活動も行っている．また，一般の方といっしょに「お話会」を企画し，いろいろな質問に答えることや出張診療も折をみて行っている．医者と一般の方の隔たりをなくし，予防医療や精神疾患全般のケアなどを多くの方に知っていただく広報活動には，とても役立っており，今後もおおいなる可能性を感じている．クリニックの知名度も上がり，受診する方がここからも増えている．

8 パンフレットやフライヤー（チラシ）などの活用

パンフレットやフライヤーがあると，患者さんは安心するらしい．また家族や友人・知人へクリニックを勧める際や他院の医師が紹介してくださるときにも役に立つ．私は講座のフライヤーを作ってお配りしている（図 4）．コストの面とメリットを考えてさまざまなものが作成できるので，クリニックの規模や形態や伝えたい内容によって工夫して欲しい．

9 看板・電柱などの広告

クリニックの場所をわかっていただくために看板を設置しているが，通りすがりの方も見てきてくださることがある．開放的な雰囲気があったほうが入りやすいし，意外に見ている人がいるので，使えるものはぜひ使っていただきたい．近所で数十年前から配っているチラシ広告を今でも行っている会社があって，地域には根強いファンがいるらしいと聞いた．知り合いになったこともありためしに安く掲載していただいたが，ご高齢の方や主婦の方が意外と見ていて，クリニックに来てくださったこともあった．

10 マスコミを利用する

ありがたいことにクリニックを雑誌に何度か掲載していただいた．かといってダイレクトに患者さんが増えるわけではないが，新しい可能性が広がることは確かである．エンロールメントという言葉があるが，エンロールする（人が何かの価値や魅力を感じ，自分で決めて，自分で物事に主体的に取り組む状態を相手に起こすこと）ことが，私たちのクリニックの理念や診療への姿勢，精神科医療への取り組みなどを知っていただくための近道と考えている．

3 ● クリニックの案内・広報・宣伝

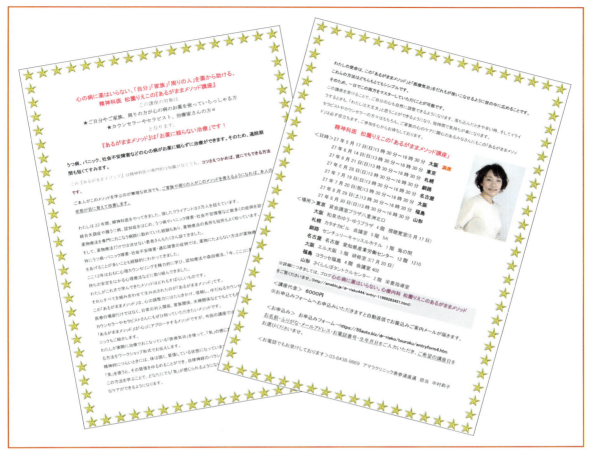

図4 「あるがままメソッド講座」フライヤー

　広報・宣伝活動の肝は，私たちにエンロールされる人が増えていくことである．クリニックを知っていただき患者さんに来てもらうだけにとどまらず，精神科医療全体の底上げや幸せに豊かに生きる人が増える社会の実現に向けて，精神科医ができる役割は計り知れない．ぜひ雑誌や出版やテレビなどのメディアを使ってご自身の活動や思いを伝えることで，エンロールメントを実現していただきたい．

11 おわりに

　クリニックの案内・広報・宣伝についてお伝えした．

　ホームページやインターネット，マスコミなど，今の時代使えるツールはたくさんある．2年前開業した時に私は今の自分をまったく想像していなかった．ホリスティックなアプローチを使って時間を気にせずに患者さんと接したい，自分が信じる精神科医療を行いたい，ということからクリニックを始めたのであるが，この2年間で起こってきたことは，まったくイメージしていないものであった．

　今私はクリニックで診療しながら全国各地を講座や講演活動で飛び回っている．か

つての私の頭のなかでは,「診療とはクリニックや病院で行うもの」,「クリニックに来なければ治療はない」,「精神科医や心理療法士でなければカウンセリングはできない」,「精神科医は診療してこそ価値がある」というさまざまな思い込みがあった.この2年の経験でそのような思い込み・価値観は吹き飛んでしまった.各地にいらっしゃるお困りの方にお逢いして,出張診療を行うこともある.質問に答える会を行うことで,患者さんや家族・周りの方と交流し,精神科医療に対するニーズや思いなどの声を拾い集めている.また,カウンセラーに精神科の知識を学んでいただき,クリニックで行われている方法に近づける働きかけも行っている.これらは日々の診療にも役立つし,世の中の動きや一般の方の考えを知ることにもつながり,私自身にもより深い学びがもたらされる.活動を通して,私たちのことをより知っていただくことから,患者さんも増えていく循環が生じる.ここで論じたことをぜひクリニック経営の一助として参考にしていただければ幸いである.

共同開業（経営）のメリットとデメリット

高桑光俊
祐天寺ハートフルクリニック
あんしんクリニック

1. はじめに

　もし友人や兄弟・親戚が自分の人となりをそれなりに頼って「共同経営」の相談に来たら，親身になってどうアドバイスするだろうか？

　もちろんケースバイケース，いろいろな条件や当人の意気込みなどによっても違ってくるであろうが，少なくともすぐに「両手を挙げて，大賛成」とはいかないのではないだろうか．

　確かに大成功例（？），たとえばあのマイクロソフト社は，ポール・アレンとビル・ゲイツの共同創業（開業）・経営で有名であり，1人だけであれだけの世界的な企業を立ち上げ，発展させていけたかは疑問である．日本でも本田技研，キッコーマンなど少なからずの大成功例はあり，ベンチャー企業の多くは，共同経営でスタートしているともいわれている．

　にもかかわらず，それらの例はともかくとしても，「共同経営」にひそむ危うさ（デメリット）は多くの大人が感じていることも事実であろう．

2. 共同経営のデメリット—『共同経営はやめなさい！』より

　Webで検索してみると，トップにいきなり『共同経営はやめなさい！』（http://www.mr-nakano.com/article/14907256.html）と出てきてしまう．一部を引用してみると，「声をかけてくれた知り合いと，脱サラして，とにかく近々開業する」という知人の話を聞いて，「すぐ失敗するだろうな！」とこの筆者は直感したらしい．理由

略歴

高桑光俊（たかくわ・みつとし）

1957年東京都生まれ．
1984年群馬大学医学部卒，東京大学医学部精神医学教室入局．
職歴：医療法人緑雲会多摩病院医長，医療法人風鳴会成城墨岡クリニック分院院長，医療法人松原会祐天寺ハートフルクリニック理事長，あんしんクリニック院長．

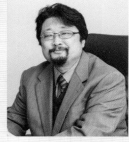

は「共同経営」といえば聞こえはいいが，事業がうまくいってもいかなくても，いずれ仲間割れすることになるから…と述べている．

いろいろなトラブルが生じるが，その多くは金銭的トラブル．それも初めての開業時は必ずと言っていいほどうまくいかない．思うように事が進まないと，それを相手の責任にしてしまう．うまくいったとしてもいずれ，相手の報酬は多すぎじゃないか？とか思いはじめる．人間には，能力の差，向き不向きがあるので，最初は対等の力関係でもやがて互いの実績に差が現れてきて，仕事のできるほうは，「オレのほうが稼いでいるのだから多くもらうのが当然」と思いはじめる．一方，劣っているほうは「どうして半々じゃないのか」との不満や劣等感が出てきて，やる気を落としたり，意地を張ったり反抗するようになったりする．利益が出たときの分配率や損失時の負担率を含めた「契約書」が有用かもしれないが，実際はトラブル後のもう手遅れとなることが圧倒的に多い．数年間うまくいったとしても，今度は事業拡大派と現状維持派で意見や考え方，方向性などがくい違ってくる．そのためうまくいっている例はまれで，だいたいはトップの意向が強いので，反対する意見の人は去っていき，必要な人が入ってくる．

そのうえ，どんなに優秀な人間であってもそれはごく一部分で，かつごくごく狭い世界での話．その程度の人が群れたところでシナジー（相乗効果）など生まれない．

何となくカッコ良いように勘違いするかもしれないが，自分に自信がないだけで，そんな弱虫は独立してはいけないし，それに巻き込まれる家族，関係者には大迷惑でしかない．

起業したらすべて自己責任．責任を取り，怖さと向き合う覚悟がなければダメ！

共同で責任を取る，怖さと向き合うというのは甘えた話でムリ！とデメリットをこれでもか，と前面に押し出し厳しく指摘している．

私は「やはりそうだったのか…」と今さらながら自己嫌悪にさいなまれ，ため息をつきつつ，が，少し気を取り直しながら，ここで自分自身のプライベートな経験を自由自在に開陳してみたい．

3．共同経営の難しさ―自らの経験より

以前一時共同開業していたことは『臨床精神医学』(1997；26〈8〉：1093-1099) および『精神科』(2011；19〈4〉：338-342) でふれたが，今振り返ってみればWebにある失敗例の多くの理由にあてはまるのである．現病歴を以下まとめると，

- 精神科医局の後輩のK先生から声をかけられ，東京都では初めての重度認知症デイケア併設の精神科在宅診療所を共同で立ち上げた．2人の預金，K先生の借金や私の実家を担保に入れてお金を工面した．
- 能動型のK先生の経営手腕と適切な投資のおかげで訪問看護ステーション・介護関連施設・老人保健施設の併設やクリニックの法人化・移転・リニューアルへと急速に事業は拡大し，おおいに発展した．
- 自称受動型の私にはこのあまりにも急激な発展自体が，かつてないストレスとなった．

少々補足すると，

- 当時精神科病院勤務が長期化し，ホスピタリズムに陥っていた私は，開業などほとんど考えたこともなかったが，K先生に声をかけられ，「脱サラ・独立」には何となく惹かれるものを感じた．
- 当然怖さと向き合い責任を取る意気地も覚悟もなかった．
- 当初，K先生は私に院長（管理者）をやるようにという提案であったのを，意気地のない私は些細な理由から固辞した．そもそもK先生は私のクリニックを大きくして，そのご褒美でガッポリ退職金をもらい，以後，働かなくてもいい自由人になりたかったと供述している．しかし結果として，役者が入れ替わり，その企みは未遂に終わるのであるが….
- 事業は今から思えばすこぶる順調に進み，私は周囲にはそのことを誇らしげに語っていたらしいが，生来，現状維持派で，変化・拡大のスピードについていけなくなっていた．
- ある意味うまくいっていたがゆえに，共通の知人からの余計な指摘をきっかけに，最初にきちんと決めていなかった出資持ち分に関して，他罰的な不満をもつようになった．
- それとともにK先生に対しても不公平感が増強し，反抗しつつも疲労困憊し，次第に診療に対するモチベーションも低下していった．最終的にはとうとう共同経営を始めてから8年目に，心身ともに疲れ果て自宅で寝込むはめとなり，ゴタゴタを経て，お互いの合意で「発展的解消（？）」となり，共同経営から撤退してしまったのである．
- その後も事業自体はまさにその経営能力に優れているK先生がさらに拡大し，現在は急性期に特化した病院や医療・介護関連諸機関を擁する医療法人に大発展している．
- 私はその後，健康を取り戻し再び勤務医として働いた．パート医としてマイペースにやっていた時期，かけもちが過ぎておそらく経営者より多忙であった時期，そして分院のやとわれ院長としてお役所から厳しい指導を受けてへこんだ時期，パート先だった医療法人の理事長となり，再び誇らしげに名刺を配っていた時期を経た．そして現症といえば，医療費削減の荒波に押しつぶされ，医療法人の経営上，苦渋の選択を余儀なくされた．それに加えメタボ・ロコモの自業自得・自己責任から腰椎ヘルニアと網膜剥離を発症し，それこそ最低限の仕事がこなせるかどうかの瀬戸際に追い込まれている（2015年〈平成27年〉1月現在）．

4.「共同経営」についていま思うこと

実はこんな原稿を書いている余裕などないのである．原因不明の激痛が続き，それまで患者さんにはおもてなしのつもりで苦言を呈していたdoctor shoppingや「医療では解決しないひどい腰痛もたった5分で治る！」とのキャッチの民間療法に藁をもすがる思いで頼る毎日が続き，結局掴んだのは藁だった，と泣くに泣けない状況なのである．しかしこの満身創痍・右往左往を通して患者さんの不安定な気持ちも遅まきながら

少しはわかり，民間のキャッチに比べ医師はいかに経営能力に劣り，努力を怠っているのかがよーくわかった．

これらのさまざまなことを経験してみて「今度生まれ変わったらいっしょになろう！」とは若い女性MRや医療スタッフに私が言外にも示す殺し文句であるが，K先生と「今度生まれ変わったらまたいっしょにやりたいか？」と聞かれたらはたしてどうだろうか…．あるいは「共同経営の本当のメリットはどこにあるのか？」．

K先生から私は「先生はまさに肛門期を絵に描いたような人ですね」と高く評価されてきた．

まさに私は「ばばっ子は三文安い」と固着・執着・強迫・現状維持・溜め込みが得意だ．最後に被害的，させられ体験的な妄想様症状が出現したのも当然の帰結だったのかもしれない．それに対しK先生は，あまりに早くリビドー期間を通り過ぎて，エリクソンのライフサイクルで青年期（私は自分の人生をあてにできるか？）を駆け抜け，当時早くも成熟期（私は私でいてよかったか？）にあったように思う．これでは孫子ほどの「年の差共同」であったのではなかろうか．

生活臨床を少しかじった自称受動型の私は，能動型のK先生を，初めは生活特徴（指向する課題）は「金」かと思っていた．が，実は「メンツ」の人だったのである．私は恥ずかしながら「色」と「小金」（やはりK先生に「先生は大金が埋まっているのに，そのまわりに落ちている小金を拾い集めて立ち去る人ですね」と評価されていた）を志向して，最後は「健康」も崩してしまったのであるが…．

よく考えてみると，生活臨床的にも精神分析的にもまったく違った，ある意味協働・共存し，利害関係がぶつかりにくい2人でもあった．開業直前に相談した先輩医師からも初めは「とんでもない，共同なんかやめたほうがいい」とおこられたが，3年たったころには「とんでもない組み合わせでうまくいっているようだね」などとお褒めの言葉もいただいた．

5．おわりに

もし生まれかわれたにしても，遺言どおりに遺骨をアドバルーンで成層圏（あの世）に打ち上げてもらえたにしても，もう一度K先生との「共同経営はありまーす！」などと声高に表明して「それでいつやるの？」との周囲からの質問には，すかさず「今でしょ!!」と即答する．

「今度生まれ変わってもいっしょになりたい」と死に際に用意していたが，ついに言い出せなかったであろう一言をもおもむろに発するのであろうか…．

つまるところ「経営」は才能も体力もはるかに勝っているK先生にすべておまかせする．それが彼の「自己実現」であるからだ．私は一応自己責任は「少なくとも半分は取ります」と宣言し，「欲しがりません，勝つまでは」の精神で，報酬・持分・拡大路線・あらゆる方向性に関してはいっさい文句を言わず，健康を立て直したうえで自由人として，固着・執着・強迫をじわじわと拡大していく．そして溜め込んでいた「小金」と「色」

で若い女性たちにコンサートの招待券をばらまき,某オーケストラをバックに,エルガーのチェロ協奏曲を奏でる.

　イヤ…指揮者のほうがもっとかっこいいかもしれない.現代のベートーベンと言われた奇跡の作曲家,佐村河内 守氏（実は私の友人の友人である新垣 隆氏のゴースト作）のあの壮大な交響曲第一番.暗闇の中から一筋の光を見出し,絶対的な歓喜のコーダへと導くのだ.

　大曲が終わる数秒前に「ブラボー！」とともにわれんばかりの拍手.スタンディングオベーションがいつ鳴りやむか知れず….これは究極の「能動型」,「メンツ」の世界かもしれないが,とうとう共同経営の2人ともが,マズローの欲求5段階の頂点である「自己実現」にめでたく到達した瞬間なのである!!（メリット）.そんな共同経営は「ダメよ～ダメダメ!?」(なおこのコラムの構想は2014年の年間新語・流行語大賞決定前にひそかに練っていた).

コラム COLUMN

継承時の苦い思い出

荻野耕平
五和貴診療所

1. はじめに

　今回，継承という件で，コラムを頼まれました．継承にも立場によりいろいろなタイプがあります．1つ目は親から受け継ぐときの問題であり，なぜ継承する気になったのか，何を重視したかなどです．2つ目は親から子へ継がせるときの問題で，どのように説得したかなどです．3つ目は他者へ譲るときの問題で，これもまた苦労話があるかと思います．

　私は東京下町，墨田区向島で開業しております．父の代からで精神科専門の五和貴診療所を開設してから約50年近くになり，私は2代目となります．私には医者をしている娘がいますが，内科であり精神科を継ぐ気はまったくない様子です．それで今回の継承のテーマは，1つ目の私が父から引き継いだときの様子を書いてみたいと思います．ここでは上に記したような心構えの問題ではなく，純粋に法律的・行政的な問題に絞りたいと思います．少しでも皆様方のお役にたてればと思います．

　父が現在地で開業したのは1968年（昭和43年）のことです．専門は精神科でありますが，それだけでは食べていけず，かなり苦労をしたと聞いております．それ以来この地に根をおろし，医師会はもとより，行政・教育等，町の"おやじ"として働いてきました．1983年（昭和58年），車で15分ほどの江東区亀戸という場所で，分院にあたる五和貴江東クリニックを開設しました．しばらくのあいだは他のドクターに管理職をしてもらい，1990年（平成2年）より私が管理職を務めてきました．つまり向島の本院を父が，亀戸の分院を私が管理しておりました．その後は特に大きなトラブルもな

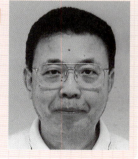

荻野耕平（おぎの・こうへい）　　　　　　　　　　　略歴

1952年千葉県生まれ．1979年杏林大学医学部卒．精神科医として杏林大学病院精神科，駒木野病院等で研修．1990年学位取得を機に五和貴江東クリニック院長．1995年より五和貴診療所院長の2か所を管理．2000年より医療法人耕和会理事長を務める．
父の後を継ぎ，地元墨田区の小中全校・都立特別支援学校の校医，その他福祉関係の多くの仕事を数十年にわたり務めている．
共著論文として，「訪問看護による対応：特集 病状悪化!?―急な変化にどう対応するか．精神科臨床サービス 2010；10 (1)」，共著書として『精神科デイケアＱ＆Ａ』（中央法規出版，2005）がある．

く，順調に過ごしておりました．1995年（平成7年）9月に父が他界し，この継承問題が発生しました．以下その顛末を記したいと思います（一部向島医師会50年誌に載せていただいたものです）．

2. 継承にあたっての法律的・行政的諸問題―筆者の体験より

　管理者が死亡すると，その日から診療が不可能となります．しかし，2週間の猶予があり，その間に新しい管理者を選任し，保健所と社会保険事務所に届け出ればよいことになっています．そこでさっそくK先生を管理者として届け出ました．M保健所はその日のうちに受理してくれましたが，S社会保険事務所からクレームがつきました．

● クリニックの管理者

　1つ目は，この管理者は過去3か月以上にわたり，この診療場所で診療に従事していたか，証明できる書類を提出せよというものでした．これに関しては，幸いK先生は長年五和貴江東クリニックで診療に従事していましたので，その記録を提出すればよいということになりました．

● クリニックの名称

　2つ目は，名称の問題でした．これは，前管理者が死亡したことによりいったん廃院したことになり，廃院届けと新規開院届けを同時に提出しなくてはならず，その際，管理者が変わったのだから，名称も変えなくてはならないというものでした．同じ場所で，同じ医者が診療にあたるのだから変更しなくてもいいではないか，と反論しましたがだめでした．いったん廃院になったということを，患者に周知徹底しなくてはならない，また廃院により受診していた患者が近所の開業医に流れるのを，その近所の開業医が期待している，これに添わなくてはいけないという理由でした．そこで所属の医師会長に相談したところ，そんなことは期待していないという一筆を書いてくれましたが，結局受理されませんでした．しかたなく新しい名称を付けるということになりました．

　そこで父のクリスチャンネームであるルカをとり，聖ルカ診療所と申請しました．係官がルカとはどのような意味かと聞くので，キリスト教における医聖のことだと返答したら，それは誇大広告にあたるから受け付けられないと却下されてしまいました．聖路加国際病院，ルカクリニックもあるではないかと質したところ，あれは昭和何年に許可した（正確に知っていた）が，当時はわれわれの力が弱く，申請をそのまま受理せざるをえなかったが，今はわれわれのほうが医者よりも力があるので，許可しないのであるとのたまった．自分の名前か，地区の名前以外は許可しないと．ただし例外規定があり，前管理者の子息が継承する場合はこれを許可する，というものでした．ある事情があり，すぐに医療法人にできないため，私が継承すると2か所管理という問題が発生し，K先生が管理者となると今度は名称変更という問題が発生してくるという，二者択一を迫られる状況になってしまいました．由緒ある（？）名称の変更はいやなので，そこで究極の選択として，五和貴江東クリニックを閉院し，五和貴診療所のみを継続することにしました．五和貴江東クリニックは誰かに貸与してしまえばよしと考えました．

そこで管轄のＺ保健所に廃院届を提出しました．ところがその返事は「廃院はまかりならぬ」というものでした．第一の理由は，通院している患者さんに迷惑がかかるというものでした．しかしこれは本音ではなく，次の第二の理由が本音のようでした．これは，今廃院届を提出すると，父の他界した日に遡って許可を出さなくてはならない．そうすると，今まで無許可の場所で診療していたことになる．これは明白な医療法違反である．行政としては法律違反となることを承知で許可する訳にはいかない，というものでした．それでは私はどうしたらいいのか，と問うと，「頑張って２か所やってください」という返事でした．しかし２か所できないから廃院させてくれと言っているのだ，と抗議しても，「それはまかりならぬ」と，届出を受理してもらえませんでした．これでは当方としてはもう何もできず，「万策尽きたから，すべてお宅に任す」と言い残して，保健所から引き上げてきてしまいました．

　すぐに保健所から連絡が入りました．Ｚ保健所，Ｍ保健所，Ｓ社会保険事務所の三者で協議をするから，その後の沙汰を待てというものでした．２日後に連絡がありました．結果は，「２か所管理を許可する，しかし五和貴診療所は午前中，江東クリニックは午後という条件を付ける，また早急に医療法人に移行するという念書をいれること」というものでした．それでめでたく２か所の院長（管理者）として，仕事ができるようになった訳です．

　ここに至るまで，ジャスト２か月かかりました．知り合いに聞いてみたところ，確かにこのような形の２か所管理は珍しい，曜日違いの２か所管理は数か所ある，とのことでした．その後どうしたかというと，毎年４月になると，東京都より，「どうしていますか」という電話がはいります．努力しているがまだです，と答えると，わかりましたと言われ，その後１年間無事に過ごせます．あの２か月は何だったのでしょうか．それから５年が経ち，やっと法人化にこぎつけ，めでたく２か所管理は解消いたしました．まさに現在の医療行政の問題点をかいまみた思いです．

3. おわりに

　冒頭に記したように，これからも私と同じような経験をする先生方が出てくると思われます．今からその時はどうするか，考えておいたほうがよろしいかと思います．実にばからしいが本当にあった話です．私も最初は簡単にできるとたかをくくっていましたが，現実は複雑でした．最近新規に開業した先生に聞いても，やはり人名か，開設場所の地名以外は許可しないと言われたそうです．

X

クリニック開業医が担うもの
―診療・経営以外のあれこれ

X クリニック開業医が担うもの―診療・経営以外のあれこれ

1 精神科開業医的生活

小林一成
小林クリニック

1 原稿頼む

　執筆依頼が届いた．どうしてこの話がまわってきたか理解に苦しみ，まず『外来精神科診療シリーズ　メンタルクリニックが切拓く新しい臨床』を購入し読んでみた．著者らはその道の達人である．達人の書かれたものは腑に落ちることがたくさんある．開業した頃にこの本があれば，どんなに心強く役に立ったであろう．さて，私が依頼されたタイトルは「開業医が背負うもの─責任と孤独，自分自身・家族・スタッフの心身の健康を維持するための日々の営み」である．タイトルの言葉が少しにぎやかすぎないか．短く「精神科開業医的生活」と変え，そのなかに指示された内容をおりこみながら書き始めてみる．

　しかしタイトルをおとなしくしたところで，なかなか筆は進まない．それもそのはずで，開業してちょうど20年，いまさら責任や孤独といわれても，そのいずれも濃度は下がって薄くなっている．またテーマからすると，私事にわたる内容が想定されることに抵抗もある．が，背格好は中肉中背，経済的には富まず貧ならず，精神科医としての知識・言語・熱意はおそらく中ぐらい，宗教は特になく，天下国家は横目に見て，青雲の志はもたず，地域の役は請われれば引き受け，スポーツは見るが自らはやらず，芸術は楽しむが自ら絵を画いたり音楽を奏でることはなく，穏やかな暮らしをしようとこころがけている，精神科開業医としておそらく平均に近いことに思いが至る．先を見据えず引き受けたことを後悔しながら，足元がふらつきながら書き出してみる．普通の無名のあるいは凡人の精神科医からの見方であり格別のことはない．この本の紙価高からしめるのは他の著者にお任せしたい．ただ中井久夫が「私のような凡人が患者さんと面接していく上で…」と書き出されることがある．自らを修辞す

略歴

小林一成（こばやし・かずなり）

1954年兵庫県尼崎市生まれ．
1979年順天堂大学医学部卒．順天堂大学精神科，都立松沢病院精神科，都立中部総合精神保健センター，小田原市立病院精神科，国立横浜病院精神科等を経て，1995年小林クリニックを開業して現在に至る．

る言葉がなくなり困る．

2 小林―だれ？

　私の診療所は神奈川県鎌倉市にあるJR大船駅近くの7階建てのビルの7階の一室を借りている．広さ20坪弱．私のほかにはパートの事務員4人が交替でいる．メディカル・スタッフはいない，きわめて小さなスタイルの診療所である．現在のカルテ番号は4,400番台，月のレセプト枚数は約600枚ぐらいである．毎朝の通勤は自宅のある逗子から45分ほど歩いてJR鎌倉駅にいき，10分弱の電車に乗りJR大船駅に着く．帰りはその逆である．

　開業した頃はうれしくて，周りの風景が変わったように思えた．はたから見ればとるにたらぬ小さな毎日の出来事がとても貴重に思われた．勤務医の日常からの解放がこんなに心地よいものとは思わなかった．暇で静かにゆっくり流れる時間も喜びであった．そして何より患者が来るのがうれしかった．開業したのは40歳の時である．24歳で精神科に入局し大学病院で研修した後は，都立病院，市立病院，国立病院と公立病院ばかり勤務した後に開業した．気がつけば勤務医より開業している期間のほうが長くなった．最近はさすがにうれしくて仕方がないということはない．一日がまた他の一日と似ている．特に優れたものもないが破綻もなく地味にやっている．もっと良いことをやったらどうだという声が底から聞こえることもあるが，やれることを精一杯やっている．最近では自分に「治す」という発想があるのか疑っている．急いで治すというより，ゆっくりと時間をかけて観察を続ける．朝日新聞の森 恭三社長が部下の病気見舞いに書いた手紙「滝つぼに呑まれた時には，息をつめて沈むだけ沈んでゆく度胸が肝要です．沈む流れは，かならず浮かぶ流れに変わる」は，今の私の心根を表している．パンフレット上効果著しい薬，カテゴリ診断重視の考え，エビデンス重視の考えなどには懐疑的である．しかし，決して冷笑的ではなく，勉強し経験し仲間と検討して理解しようと努めている．もともと組織に対する帰属意識は薄く，お上に関してはどちらかといえば批判的で，そもそも信用していないところがある．かといって，別に反体制というほどのこともない．

　地域では求められるものが子どもからお年寄りまでと幅広いが，これらすべてに対応するのは困難である．「自分という限られた資質」，「ビル診という構造」，「スタッフのそろえ方」，「周囲の精神科にかかわる社会的資源」などにより，守備範囲が明確になってくる．そして周辺の精神科開業医が，自分の不得手なところが得手であったりすると，自然とそれぞれのクリニックの特長ができてくる．形態は通勤開業医で夜は地域にいない．通勤開業医の緊急時の対応は恒常的に無力であり，ときに何事かなしうるにすぎない．そのことのうしろめたさの自覚はあり，その埋め合わせとして往診・訪問を行っている．患者・家族を継続的に見守っていく，あるいは見守られ感をもってもらう一つの方法として往診・訪問を行っている．往診・訪問しているケースもそうだが，何かあれば往診に行くよと伝えるだけでもだいぶ違う．このあたりのこ

とは，『最新精神医学』の2巻3号（1997年）「特集 老年期痴呆をめぐって 現状と問題点―メンタルクリニックの立場から」に述べた．

3 責任―自分のことは棚にあげて

　30年ほど前に約10年間お世話になった都立松沢病院精神科では知識，熱意，人柄に秀でた先生が多く，その30〜40人の精神科医をまとめていたのが秋元波留夫院長であった．この病院は精神科救急，精神科合併症，アルコール病棟，認知症病棟などその頃すでに開棟しており，精神科開業医，民間精神病院だけでなく大学精神科もたいへん助けられていたはずである．都がいろいろなビジョンを打ち出し精神医療体制を整えたのは，秋元先生の尽力が大であったことは誰も異論はないだろう．結婚式の祝辞で「君たちの愛もよいが，障害者に愛を忘れないでくれ」と言われたが，先生は「障害者に愛を」と最期の夢うつつのなかでもおっしゃっていたという．私たち精神科医は秋元波留夫のいない時代を歩いていかなければならないのだ．

　東京から神奈川に来て，相談のため県立精神病院に電話したところ「ほかの病院をあたれ」と言われ驚いたことがある．県の精神医療体制が都に比べ整っておらず遅れているのである．私の抱く精神医療の地図の一丁目一番地は，大学精神科ではなく県立精神病院である．私はずっと公立病院で仕事をしてきた．県立精神病院が開業医の必要を満たすためにあるわけでないし，県立精神病院なりの論理があるのは承知である．一部分に手を入れようとすると，その部分だけではおさまらず全体に立ち向かう必要がある．しかし，その全体は押しても引いても動かない．このことより誰もがあきらめている．「遅れ」は県立精神病院の電話口に出ている人のせいではない．ただこのことは私の診療が，都にいた時には整えられた精神医療体制の助けにより成り立っていたことを気づかせ，精神科医として未熟であることを教えられた．さらにこの「遅れ」は，いざというとき助けてもらえないという不安をいつも意識させるので，日常の診療を惰性でするようなことを防いでくれ，緊張・集中を高めてくれる．

　いろいろな事件が毎日のように起こり，そして忘れられてきた．が，原発の問題はそうはいかないのではないか．先日，原子力規制委員会の委員長が「100％安全なんてない．何でも反対の人の意見を聞いていたのでは話が進まない」といった内容を述べていた．同じ意見は正しく，違う意見は間違いといわんばかりである．素人としては「世の中に絶対はないだろうけど，100％安全なんてないと居直られてもなぁ」という気持ちである．事故の確率は極小だとしても，その被害は極大である．確率だけでは説明できないものがあるはずである．専門家は「複雑な知識と技術を修得して初めて行える仕事が中心となる職業．……他者に仕えるために存在する（講演 日下隼人「これからの医療を支えるみなさんに」〈2015年3月〉より）」．しかし先の震災は次のことを教えてくれた．専門家は特定の利益を弁護するためにその知識を使う．専門家は専門以外のことは知らないために判断に狂いが生じることもある．専門家は素人を守るためにいるはずなのに素人の眼を好まない．専門家は馬を鹿と言い換えるか

もしれない．

　原発の話を持ち出したのは，このことが十分私たちにもあてはまるからである．今の精神科開業医は診療所だけにとどまっていることは少なく，地域の要請で診療所を飛び出し専門家として意見を述べる場面が多くなった．家族，メディカル・スタッフ，役人，民生委員，学校の先生，ボランティアといった人たちの疑問や発想に耳をかたむけることは大事である．彼らは思いもかけぬほど善良であったり，思いもかけぬ質問をしてくることがある．そしてときに批判もあるだろう．感情を害さずこれらの話を聞くのは難しいことである．こういう状況で，医師は医師として確信の態度を示し医学の権威を示したくなる．そのことが高慢，独善につながりやすい．社会をみていると，新しい価値は少数の意見からもたらされることが多い．

　「医師の責任」といわれれば，学生時代に教わった「ヒポクラテスの誓い」を思い出すし，『医師の職業倫理指針―改訂版』(日本医師会, 2008) や「新世紀の医師の職業精神―医師憲章」(Ann Intern Med 2002；136：243-246) などにおいて詳細に述べられている．しかし多くの精神科医は，この言葉を自分の歩んできた精神科医人生の経験によって定義するだろう．私の責任ということであれば，36年の精神科医人生は多くの墓標の上に成り立っている．自分が何をしたかはしっかり覚えているし，自分の精神科医としての未熟・無力さは知っている．誠意・努力を尽くしたつもりが想定外の結果になり苦痛なこともあった．本当にまちがいのないよう努力し誠意を尽くしたのか．まちがった時，謙虚さや誠実さを忘れないでいられたか．そういったことが問われるのだと思う．自信のないところである．

4　孤独―それだけのこと

　精神科開業医の日常は孤独を感じる毎日である．困難事例において苦渋のときはうつ的にもなるし，患者・家族に感謝され喜びを感じるときでさえも，一人であることを感じる．何があっても自分で歩くしかないことを知るのは寂しいものである．勤務医の頃は医療スタッフがおり，チーム医療の喜びや連帯がそこにはあった．開業すると誰もが無名となり，誰もが注意をはらわない．連帯感から断ち切られており，それを求めるとすれば自ら努力して得るしかない．しかし孤独克服を説明してみても，しっくりこない，心にそぐわない感じがある．

　新しいことをするにあたって私は臆病であるが，独立を望み開業した．そこには孤独とともにたいそう自由で居心地の良い世界が広がっていた．一つ得ると一つ失うことがあるのは世の常であろう．なるほど孤独は孤独だがまったく一人ではない．秋元波留夫，浜田 晋，下坂幸三，中井久夫，笠原 嘉，神田橋條治，八木剛平らと語り合っている．最近では，井原 裕も加わってくれた．英知の結晶である彼らの著作からは文字によって伝わることもさることながら，行間・余白から伝わることが多い．自分とは違う眼のあることを教えてくれるので，疑問を解くヒントを与えてくれ，励まされ勇気づけてくれる．勤務医時代も同じ本を読んでいたが，己の背景の違いで問題

意識も変わるのか，別のものが敏感にみえてくることを知った．断っておきたいのだが，私は人嫌いではない．あるいは一見きわめて社交的である．医師会，日本精神神経科診療所協会には入っているし，学会，講演会にもなるべく出席する．仲間と酒席をともにしたりもする．小さなコミュニケーションも大事にしている．まわりを眺めて自分の足りない点を，多様な意見を聞くことで自分の立ち位置を確認する．みんなのなかに入ることで，自分の仕事を考え自分の人生を考える．多少の孤独はあるかもしれないが，それだけのことである．寂しさを抱えて仕事するのがよいのではないか．患者との出会いが大切なものになることを開業した頃知った．

5 趣味と健康法―自由気まま

私には特筆大書するような趣味も健康法もない．よく食べ，よく飲み，よく眠る，これらいっさい好きなようにしている．暴飲・暴食はない，いやたまにはある．趣味といえるかどうか，あげるとすればウォーキングか．イギリス滞在中郊外をドライブしていると，丘陵地帯のフットパスの柵をあけて出入する家族連れ，友人仲間，カップルなどをよく見かけた．真似して歩いてみたのがはじまりである．逗子・鎌倉は海沿い，山沿い，街中，お寺・神社巡りと四季を重ねると歩くコースはたくさんある．一人のこともあり，妻がつきあうこともあれば，飼い犬と歩いたりもする．ときにコースの最後に図書館をいれたり，新しい店を見つけるとランチを食べたりと自由気ままである．ぶらぶら歩きであり無目的である．自然の鑑賞であったり，人の観察であったり，健康のためであったり，瞑想であったりである．体力的にきついものではなく気持ちよさが残る．仕事の疲労から回復し，明日につなげてくれる．雨の日は飼い犬・猫の相手をして，音楽を聴きながら本を読む．最近は精神科関係以外が多い．今読みかけのあるいは読もうと脇に置いてあるのは，加藤周一，吉本隆明，佐藤 優などである．世の中の情報は主に朝日新聞と文藝春秋から得る．学生時代は絵を描いたが，今は美術展・美術館を見てまわる．特に日本画は好んで見る．酒井抱一，山口蓬春，菱田春草は好きである．建築の美しいのもわざわざ見に行く．安藤忠雄，隈 研吾，伊東豊雄は好きである．最近では弓道の所作は美しいと感じた．美とのめぐりあいは大切にしている．

6 平穏―飼い犬・猫のおかげ

人は大なり小なり荷を背負って歩んでいく．精神科医も人間である．それぞれの「個の人生の歩み」と「精神科医の歩み」が順調かどうかはまったく別のことであろう．私の場合は仕事で己の弱さ，愚かさを噛みしめ挫折でつまずいてきた．人に語るべきことあらずの事柄を抱えて生きてきた．家庭においてもである．

仕事の孤独があるからこそ，家庭において一家団欒を求めてきた．しかし，子ども・妻・私それぞれが調和的になろうとしつつ対立的となる．子育ては自分の了見の狭さ

を思い知りながら，とにかく辛抱であった．妻とはいろいろぶつかり，数日口をきかず，そして落ち着く，というパターンを繰り返してきた．結局，困難をともに生きる者として家族があるのを知った．今は三者お互いに必要な存在であり幸せである．「幸せそうですね」と羨望まじりの感嘆をされることがある．そんなとき，軽くうなずいて暗黙の同意を一応はする．しかし，それは波乱万丈の家庭内の出来事を話したくありませんということでもある．何とか家庭が険しくならずにすんだのは，飼い犬と猫のおかげだった．家族の平穏を守るために彼女らが在ることについては，愛犬・愛猫家にしか話が通じないのでここでは述べない．

最近では親の介護の問題がでてきた．診療所では毎日のように話題にしているが，自分の家では四苦八苦している．親に親の病気の話をするのは苦痛が伴う．親のためにやってあげたいのだが，やってあげられることは少なく，あまり希望的なことも言えない．次第につらそうな表情・状態になるのを見ることはつらい．そのことと命を延ばしてやりたいという思いと調和させるのは，困難であることを私がいちばんわかっている．この先起こることをしっかり見届けるという気の重い課題が残っている．

7 勤務環境―美しい椅子と机を

厚生労働省は医療従事者の勤務環境改善に関する情報を提供する「いきいき働く医療機関サポートWeb」を開設している．私の診療所の勤務環境については，まず私自身が外来の忙しいことを望んでいない．自分の容量を超えて仕事するとミスも多くなる．したがって，新患は制限している．1日の外来人数は30人余りがちょうどよい．従業員は30〜50歳代の主婦で，事務職のみである．今の方たちは10〜19年勤務してくれ，それはお互い気を使う年数ではない．患者が来院すると診察券を受け取らずともカルテを出すのには驚く．信頼しており長く勤めてほしいと願っている．微妙な意思伝達の手段として酒宴はあったほうがよいと思う．

開業前いくつかの精神科診療所を訪れ，有益な情報をもらいそれぞれ良いところを取り入れた．しかし，診療所のあしらいは参考にしなかった．私は小児科医になりたくて松田道雄の本は学生時代から読んでいた．彼が「精神病院は一流のホテルのように快適に」と書いていたのが印象的で頭に残っていたし，イギリス留学中子どもが発熱して訪れた家庭医の診察室が居間であったことも参考に，一般的なクリニックの雰囲気はやめようと思った．待合室と診察室は居心地のよさ，落ち着き，明るさなどに気をくばった．待合室は暗めに診察室は明るくし，それぞれに生け花をいつも飾っている．待合室からは富士山と大船観音をみることができ，お正月明けお年寄りは手を合わせている．調度品はスチール・ビニール製のものはなく，木・布地製を中心に構成されている．待合室の受付テーブル，椅子・ソファー，診察室の診察机，医師用椅子，患者用椅子，家族用椅子すべて異なって用意した．椅子は座の高さ，傾斜角，背の角度・高さ，クッションの硬さ，そして何より美しさを考えて用意した．自分が美しいと思うものをそろえた．美の基準はそれぞれの人で異なり表現しづらいが，これ

らのものはケチらず値段は張った．掛ける絵画も落ち着く版画を中心に飾ってある．アメリカンクラブで毎年行われるチャリティ（CWAJ）に出品されるものを選んで飾っている．自分が落ち着ける空間をつくることは，仕事もはかどると思った．「ネットの書き込みに，待合室が落ち着いており何時間待っても気にならない」とあったから来たという新患や，「待合室で寝ちゃいましたよ」と患者が診察室に入ってくる．事務員は調度品をよく磨いてくれ掃除もよくしてくれる．開業20年，人も調度品も落ち着いてきた．

2 マインドフルネス導入よもやま話

X クリニック開業医が担うもの―診療・経営以外のあれこれ

貝谷久宣
医療法人和楽会 パニック障害研究センター

　筆者のクリニックの臨床研究・学会活動などについては別稿で詳しく報告したので[1]．本項では2013年6月から始めたマインドフルネス治療への取り組みの経過について記したい．

1　心療内科・神経科 鎌倉山クリニック安心堂の設立

　筆者は2006年4月に鎌倉山クリニック安心堂（あんじんどう）を医療法人和楽会の4つ目のクリニックとして開設した．この診療所の建物は，1948年に建築され，当時は某製鉄会社副社長が別荘として使用されていた．この日本家屋を原形のまま診療所に使用した．安心堂は鎌倉山の頂に建ち，相模湾を望む風光明媚な地に位置する．表門の門柱と階段は今では貴重品となっている鎌倉石で造作されている．この建物は控えの間のある床の間のついた座敷が二間ある純和風の平屋建てである．筆者は奥の八畳の座敷に穴炬燵を掘り六畳の控えの間と一体にして診察室にした．床の間には月光菩薩と日光菩薩を脇侍とした薬師如来を安置した．もちろん，この薬師如来は薬壺（やっこ）を抱いた昔の薬師（くすし）―医師のシンボルである．この診察室は床の間を背にし，すなわち，薬師如来を背部に擁し診察するようになっている．床の間には曹洞宗大本山永平寺福山諦法禅師の書「雪月花」を掲げた．中庭と表庭を見ながらテーブル横には薬箪笥を置き，紙カルテを使う前時代的ファッションで患者と向き合う

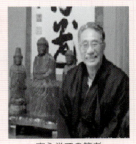

安心堂での筆者

貝谷久宣（かいや・ひさのぶ）　略歴

1943年名古屋市生まれ．1968年名古屋市立大学医学部卒．1972年より文部省在外研究員（マックス・プランク精神医学研究所），岐阜大学医学部助教授（神経精神医学），自衛隊中央病院神経科部長を経て現在に至る．
医療法人和楽会パニック障害研究センター長，京都府立医科大学客員教授，一般社団法人日本筋ジストロフィー協会代表理事．
主な著書：『不安・恐怖症―パニック障害の克服』（講談社健康ライブラリー，1996），『気まぐれ「うつ」病―誤解される非定型うつ病』（ちくま新書，2007），『社交不安障害』（新興医学出版社，2010），『不安障害と双極性障害』（編著．日本評論社，2013），『嘔吐恐怖症』（監著．金剛出版，2013）など多数．

273

X. クリニック開業医が担うもの—診療・経営以外のあれこれ

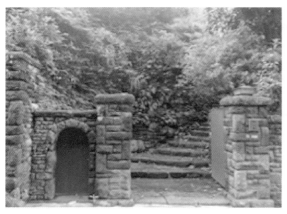

安心堂表門

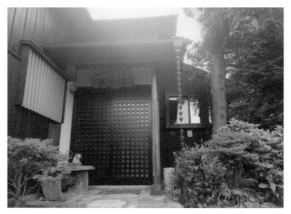

安心堂玄関

ようになっている．診察は初診1時間，再診30分と決め，自費診療を始めた．

このクリニックには私の夢が込められている．私の大学時代の恩師岸本鎌一精神科教授は定年間際であった．岸本教授はお寺の出で，退職後は仏教精神医学をさらに進めて，自宅でお布施治療をしたいと話されていた．この言葉が私の脳裏にずっとしまい込まれていた．赤坂クリニック開院後パニック症の先輩として高橋　徹教授には毎週診察に来ていただいている．高橋先生とランチを一緒にさせていただいた時に，「貝谷君，私の友人で畳の部屋に座り精神科診察をしている人がいる．あれはなかなかいいものですよ」というお話を聞いた．これらのことが私の頭の中で一つになってできたのが安心堂であった．また，安心堂は，赤坂クリニック開院後間もなくして広場恐怖の患者の行動療法として鎌倉の地を歩いた時に，ほっとできる良い場所だなと思っていた辺りに見つかった家である．このようにいろいろな縁が一つになり結実した診療所だと思っている．また，床の間に鎮座される薬師如来は私の好きな円空仏に似せたものである．後輩である竹内巧治君が院長をしている慈恵中央病院は岐阜県郡上郡美並村にあって，この地は円空の生まれ故郷である．竹内君が紹介してくれた地元の円空仏彫りグループのリーダー加藤明秀氏に薬師如来像を注文した．この仏像は一本の丸太を半分にしたものを薬師如来に，残りをさらに半分にしたものを脇侍仏としている．

私は鎌倉山クリニック安心堂を設立した時にそのホームページ[2]で次のような案内文を書いた．

"不安症を私はこの15年間専門に診療してきました．実際の診療における私の専門は臨床精神薬理学です．私はこの30数年間，患者を診察してこの症状にはこの薬が良く効く，または効かない，それどころか副作用が大変だ，などといった経験の積み重ねで毎日過ごしてきました．薬を上手に使えば不安症は怖くありません．何とかなるものです．しかし，本当に不安症を治しきるのは薬だけでは難しいのです．その大きな治療法のひとつが認知行動療法です．……認知行動療法には強い意志と忍耐力が必要です．ですから，不安症の治療に最終的に必要不可欠なことは患者が自分で治そ

うとする精神力です．この精神力なくしては不安の病気は治りません．他力本願ではなく自力本願で治す病気です．……安心堂の安心（あんじん）は「安心立命」（あんじんりゅうみょう）『天目高峰禅師示衆』という禅語からいただきました．三省堂「大辞林」をみますと安心は，(1) 教えを聞いたり，修行を積むことで，心の動くことのなくなった境地，(2) 浄土宗で，阿弥陀仏の救いを信じて疑わず，浄土往生を願う心をいう，と出ています．要するに，文字の如く「心を安んじる」ということで，不安のない心です．このクリニックに来ていただいた人に不安のない心に一刻も早くなっていただきたいというメッセージをこめてこのクリニックの名にしました．なお，立命というのは命を立てる，すなわち命を生かすことです．心を安らかにして，毎日精一杯一生懸命に生き，充実した人生を送るという意味です．このクリニックを訪問された患者さんが一刻も早く不安症から立ち直り，すばらしい人生を送られることを切に祈って診療いたします．安心堂において，私は，診療の合間にストレスに打ち勝つ精神力を養うために坐禅を患者さんと一緒に行うことを計画しています．まず，手始めに 5 分間だけでも私と一緒に正坐黙想しませんか．日本古来の坐禅は，最近形を変えて心療内科領域でマインドフルネス（観照）として注目されています．坐禅やヨガなどの瞑想に関して，最近のいくつかの脳研究は脳に良い影響を確実に及ぼしていることを報告しています"と．このホームページを見て安心堂に来る人のなかには坐禅を希望する人も時々いたので，患者さんと二人で坐ることもしばしばあった．

2 認知療法学会

2006 年，私は大野 裕理事長から第 5 回日本認知療法学会長を委任され，名古屋で開催させていただいた[3]．その時に組んだシンポジウムが好評であったためか，第 6 回の同大会でシンポジウムをオルガナイズするように丹野義彦会長から要請され「マインドフルネス（観照）・瞑想・坐禅のブレインサイエンスと精神療法」を開催した．このテーマを選んだのは，筆者が玄侑宗久著『禅的生活』のなかで Andrew B. Newberg による悟りの脳画像研究所見が紹介されているのを目にしたことによる[4]．この話を当時の厚生労働省パニック障害研究班長でもあり，長年の仲間である東京大学心療内科熊野宏昭助教授（現 早稲田大学人間科学学術院教授）に話したところ，彼は若い頃より瞑想を行っており，心療内科領域における坐禅や悟りについての話がはずんだ．このようなことをきっかけにして，瞑想—心に平安をもたらす手立て—を私たちが日常対面している不安・抑うつの患者に適応はできないか，またできるとしたらどのようにしたらよいかということを考えるに至った．時を同じくして，ヴィパサーナ瞑想を基本にしたマインドフルネスという新しい精神療法が境界性パーソナリティ障害の弁証法的精神療法に取り入れられているということも知った．このシンポジウムの内容は後に単行本として世に出した[5]．

3 私の坐禅

　前述の玄侑宗久師の本の中にあった悟りの脳画像所見が私の坐禅入門の強い動因となった．それ以来，私は真似事で坐禅をするようになった．近くにある曹洞宗の東京別院や横浜の総持寺の坐禅会にも出席するようになった．2006年，都立松沢病院松下正明院長退任記念パーティーに，次期院長が予定されている私の友人岡崎祐士先生に招待された．その祝宴が始まる前，隣の席に座り原書を読む紳士は宴たけなわになると，私に話しかけられた．話題がいつの間にか坐禅のことになっていた．その紳士はすでに20年以上も坐禅をされていると聞き，また，その人柄の良さにほれ込んでどこの誰さんともわからず私の坐禅の先生になってくださいと頼んでしまった．後になってわかったのだが，その紳士は国立環境研究所元所長で東京大学名誉教授大井 玄先生であった．それ以来，禅友として親しくしていただいている．数年前のある日に奥様にお会いした時，"うちの主人は消えてなくなってしまったのですよ"と話されたことがあった．その時，私はすぐ気がついた．大井先生は"身心脱落"されたのだと．私にはまだまだ遠い道のりである．自分の未熟な坐禅を何とかしたいと考え2012年夏に信州高島藩主諏訪家の菩提寺である曹洞宗少林山頼岳寺の岸田栽華老師に入門した．それ以来，月初め5日間の坐禅会に出席し，公案も授けられている．第一関門通過はまだまだ先である．2013年12月には大本山永平寺東京別院長谷寺での臘八接心に参加した．

4 マインドフルネスの日本再上陸

　Kabat-Zinnは1990年に"Full Catastrophe Living"を著し，マサチューセッツで慢性疼痛などの医学から見放された人々の治療をヨーガと瞑想で始めた．マインドフルネス・ストレス低減法の効果が判明してくると，マインドフルネスは世間で注目を浴びるようになった．日本ではこの本が春木 豊早稲田大学教授（現名誉教授）によって訳され，『生命力がよみがえる瞑想健康法—"こころ"と"からだ"のリフレッシュ』として1993年翻訳出版され，Kabat-Zinnが初来日したと伝え聞くが，さほど多くの注目は浴びなかった．この本はその後2007年に『マインドフルネスストレス低減法』と題を改め復刊された．そして，2012年の秋Kabat-Zinnの再来日を機に，マインドフルネスフォーラム2012が東京で6日間にわたり開催され，一躍マインドフルネスへ熱い視線が日本でも送られるようになった．2013年には早稲田大学文学学術院越川房子教授の主導のもとに日本マインドフルネス学会の準備会が開催され，筆者は理事となった．翌年に第1回学術大会がもたれ，2015年8月には第2回大会が開かれる．2014年2月にマインドフルネスが"Time"誌に取り上げられてからは，医療の分野だけでなく，ビジネスの分野，特にIT関連企業がマインドフルネスを注目するようになってきている．Googleは，感情知，回復力，集中力を高める効用があるとしてマインドフルネスを会社ぐるみで取り入れている．2014年11月6日には

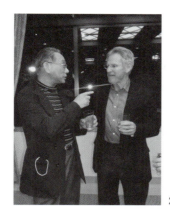

2012年11月Kabat-Zinnとの歓談

マインドフルネスがNHK「おはよう日本」で取り上げられた．

5 マインドフルネスと坐禅

　　マインドフルネスとは，パーリー語のサティという言葉の英訳で，日本語では「気づき」，漢語では「念」と訳されている．熊野は，「今の瞬間の現実に常に気づきを向け，その現実をあるがままに知覚し，それに対する思考や感情にはとらわれないでいる心の持ち方，存在の在り様」としている．最近のマインドフルネスの操作的定義は，マインドフルネスは，①一瞬一瞬の体験に意図的に注意を向けること，②今の瞬間の体験に対して心を開き，好奇心をもってアクセプトする（そのままにしておく）こと，③結果的に，思考や感情に対して脱中心化した視点を獲得し，主観的で一過性という「心」の性質を見極めること，としている．マインドフルネスのルーツはブッダが説いた根本経典「呼吸による気づきの教え」だといわれている．ブッダはマインドフルネスによりいっさいの苦しみから解放されると説いた[6]．

　　マサチューセッツ大学のKabat-Zinnは学生時代に日本の禅者鈴木大拙の影響を受けた．そして，その後，鈴木俊隆の著書"Zen Mind, Beginner's Mind"に出会い，本格的に瞑想を追求した．さらに，曹洞宗の開祖道元禅師の思想の影響を強く受けた．このようにしてKabat-Zinnは禅の思想と実践法をマニュアル化した8週間プログラムを作成し，医学に適用した．そして，1979年にMindfulness-based Stress Reduction Program（マインドフルネス・ストレス低減法）を実施するセンターをマサチューセッツ大学医学部のなかに開設し，初期は医学的処置が困難な慢性疼痛の治療に成果を上げた．その後，対象範囲を乾癬や高血圧症などの心身医学的疾患に広げ，さらに精神疾患も取り扱うようになった．その後，Teasdaleらが「マインドフルネスストレス低減法」を認知療法に取り入れて"Mindfulness-based Cognitive Therapy for Depression, A New Approach to Preventing Relapse"を著し，うつ病の再発予防効果があることを検証し，マインドフルネスは心理療法の領域でさらに注目されるようになった．

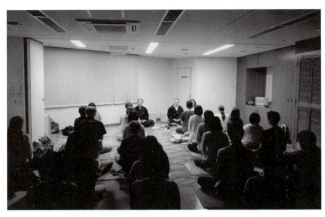

2015年6月,赤坂クリニックショートケアにおけるボストン大学Hofmann教授のワークショップ

坐禅は禅宗の最も大切な修行である.この行は,身を調え,息を調え,心を調える,ことであるといわれている.また,究極の目的は己自究明である.私が,Kabat-Zinn が来日した時にマインドフルネスのバックグラウンドは何であるか直接聞いたところ,彼は道元禅だと断言した.マインドフルネスの瞑想はブッパサナー瞑想で坐禅はサマタ瞑想であるが,結局とどのつまりは心の平安を得て充実した生活をすることである.

6 マインドフルネス逆輸入の預言者

禅の日本への逆輸入はすでに50年前にドイツ人に予言されていた.当時,上智大学の神父であったHugo Lassalle(日本名:愛宮〈えのみや〉真備〈まきび〉)は坐禅に傾倒し,ついにその深奥の境地に達した.そして「禅・悟りへの道」を著して以下のように語っている[7).「禅僧は坐禅を治療法などと同一視することは禅を軽蔑するものであると考えるであろう.日本の医学者は一つの治療法として禅に関心をあまり寄せていない.けれども坐禅によって病気が治った歴史上の例があることからすれば,このことはむしろ不思議だと思われる.その典型的な例は高僧白隠である.治療法としての坐禅は,おそらく欧米の医学を遠回りした上で,日本の医術にその座を占めることになるであろう」と.

7 東京マインドフルネスセンターの設立と赤坂クリニックでのショートケア

私には5人の子どもがおり,次女は大学卒業当時からヨーガに興味をもち,夫とともに日本ヨーガ療法学会の認定教師となっていた.これに私の坐禅瞑想の経験を加えれば即座にマインドフルネスを患者さんに提供できる条件がそろっていた.そのようなことで2年半前に東京マインドフルネスセンターを設立し,赤坂クリニックの隣のビルの貸しスタジオで毎週土曜日マインドフルネス教室を開くようになった.また,2015年4月からは赤坂クリニック(それまでは6Fと7F)の8Fを常設のマインドフ

ルネス・トレーニング場にし，ショートケアとして毎日3時間のコースを始めるようになった．そのほかに，夏には蓼科のセミナーハウスで，春秋には鎌倉山安心堂で定期的にリトリートを開催している．マインドフルネスは薬を減らしたり断薬するのに有効であると患者さんに説明し参加していただいている．マインドフルネスの臨床効果については，これからクリニックでの実績を積み重ねて研究論文として出したく思っている．海外での成果については最近総説を書いたので参照していただきたい[8]．

文献

1) 貝谷久宣．精神科開業医の生活—1（経営者，研究者として）．精神科 2011；19（4）：1-7．
2) 医療法人和楽会．鎌倉山クリニック安心堂．安心堂の診療案内．
   http://www.fuanclinic.com/kamakurayama/
3) 貝谷久宣（編）．認知療法2006—第5回日本認知療法学会から．星和書店；2006．
4) 玄侑宗久．禅的生活．筑摩書房；2003．
5) 貝谷久宣，熊野宏昭（編）．マインドフルネス・瞑想・坐禅の脳科学と精神療法．新興医学出版；2007．
6) 貝谷久宣．マインドフルネス．今日の精神疾患治療指針，第2版．医学書院；2016（出版予定）．
7) Hugo Lassalle. Zen-Weg zur Erleuchtung. Verlag Herder；1960／愛宮真備(著)，池本喬，志山博訪(訳)．禅—悟りへの道．理想社；1967．
8) 貝谷久宣，熊野宏昭，越川房子（編）．マインドフルネスの基礎と臨床．日本評論社；2015．

X クリニック開業医が担うもの―診療・経営以外のあれこれ

3 執筆，講演，自助グループ参加

森山成彬
通谷メンタルクリニック

1 はじめに

　精神科医は，日々の診療のほかにも，論文執筆や講演，自助グループ参加などを余儀なくされる．その一方で，開業医はひたすら診療だけに心をくだけばよい，とする意見もある．しかし珍しい症例を診たり，貴重な臨床体験をすると，論文にまとめてみたくなる．医学を学ぶ者にとって当然の衝動ではある．

　論文執筆が増え，臨床に年季がはいってくると，講演依頼も舞い込んでくる．これも多忙を理由に辞退すれば，苦労しない．しかし何度も懇願されると，無碍に拒否できなくなる．知人や友人からの依頼であれば，なおさらである．

　同じ主題で論文を書いていると，出版社から単行本の執筆や，分担執筆の話が持ち込まれる．学術論文のみならず，一般読者向けだったりもする．ここまで来れば，渡りに舟で，好機とみて，思い切り知見や所感を披瀝すべきである．

　自助グループ参加も，患者とのつきあいが長くなると，参加を求められたり，こちらの好奇心から顔を出してみたくなる．そうすると医療の別な次元が見え出し，同じ病気を経験する患者同士の集まりも，大きな治療効果をもっている事実に気づかされる．患者のおかれた環境と心理がよく理解できて，病気の理解も深まる．本項では，標題の3項目について，私自身の経験と感想を呈示する．

2 執筆

　在籍した九州大学の精神科医局では，1年目の研修医が全員で一つの臨床研究をまとめるように命じられる．入局時の研修医は6人だった．指導医と病棟医長の助言をもとに，「戦後におけるうつ病の病像と治療の変遷」について調べることにした．資料は，うつ病の治療を受けた戦後の入院病床日誌だった．4期に分けて，それぞれ5年間の診療録をすべて読み，治療法と入院期間を調べた．医局の倉庫に入って，古びた診療録を手分けして精読した．主治医によって診療録の記載は実にまちまちで，なかには統計をとるにもとれない杜撰な記述もあった．かと思うと，臨床医として尊敬を集めている先輩の記載は，さすがと感心するほど整っていた．おのずと，自分自身の診療録記載にも熱が入るようになった．

統計の詳細は忘れたものの，一つの事実だけは明白で，蒙を啓かれた．戦後の電撃療法の時代が，病状も重いのに，その後の薬物療法時代より寛解率もよく，入院期間も大幅に短かった[1]．もちろん再発率は調査していない．電撃療法にはどうしても悪い印象が伴う．当時は筋弛緩薬を使っていないのでなおさらだ．

後日，パリのサンタンヌ病院のピエール・ドニケル教室で，外国人レジデントとして働いた．そこでは麻酔科医がすべてを担当し，専用の装置でパルス電流を流して，無けいれん療法をしていた．「電撃療法を超える抗うつ薬はまだない」，それがドニケル教授の口癖だった．

パリ留学中に，何人もの日本人患者を診た．大使館からの依頼で，当時一緒にサンタンヌ病院にいた慶應義塾大学の濱田秀伯先生，東京慈恵会医科大学の大西 守先生，神戸大学の植本雅治先生と，各病院に赴いて患者を診察した．留学の良い点は，他大学出身の先生と知己になれることである．ここで日仏2つの論文ができた[2,3]．

大西先生と組んで，森田療法の浸透度についてもアンケートをし，その紹介も仏専門誌に発表した[4,5]．

九大に戻ってから，交通事故後の心的外傷後ストレス障害（PTSD）の患者を続けてもたされた．裁判にも証人として出廷した．日本では議論されておらず，まともな論文がなかったので，英独仏日の過去の論文を渉猟して，展望した．論文の末尾に以下のように書きつけた[6,7]．

> わが国におけるPTSD研究の先駆者である桜井図南男は，「本人自身も非常に苦しみ，家族を泣かせ，医師を手古摺せ，無益な失費を重ねる実に厄介な疾病」としてとらえ，「本症に対する正当な理解は単り精神科領域のみの問題ではない」と警鐘を鳴らした．さらに「実際に患者を診ていると，神経症の症候が時に何か器質的な背景を持って居そうな気のすることがある」とまで述べた．しかし半世紀を経た今は，桜井に匹敵する問題意識はわが国の臨床の場から消えてしまった印象がある．

この論文が出た5年後の1995年1月に阪神淡路大震災が起こり，PTSDの概念は一気に広まった．どこかわが国の臨床研究の府の浅さを見た気がした．

退官前の中尾弘之教授から，早く学位論文を書きなさいと勧められ，急いでまとめたのが，長く温めていた「言語新作」についての論考で，中編小説なみの長文になった．これも130年以上にさかのぼって英独仏日の論文を展望し，自験例を呈示して考察した[8-10]．

解剖学者の藤田尚男教授と会った際，「論文とは，観察し，由来を辿り，揺さぶってみることです」と諭されたのが効いた．

恩師中尾教授の退官を機に，九大を去って民間の精神科単科病院（八幡厚生病院）に就職した．九大からは1～2年のローテーションで，研修医がやってくる．研修中に必ず1つの論文が書けるように指導した．これは自分の勉強にもなった．一度論文

の指導を受けると，若い先生もその後は一人で論文を書けるようになる．指導を受けなければ，一生論文を書けないで終わってしまう．その差は歴然としている．どの論文も，大学の医局からは決して出ないような臨床の問題を扱った[11-18]．

八幡厚生病院でアルコール病棟の担当になって，まず気づかされたのが，アルコール依存症とギャンブル障害の合併だった．約15％にギャンブル障害が合併し，欧米の報告と同じだとわかった．当時ギャンブル障害はまったく無視され，何十冊にも及ぶ精神医学大系でさえ，記述は1頁にも満たないお粗末さだった．以来，ギャンブル障害が主な論文の対象になっていった[19,20]．2005年に開業してからは，この傾向がさらに強くなった[21-25]．やがて単行本の依頼が舞い込むようになった[26-28]．「論文とは，そのときそこに自分がいたという足跡のようなものです」という中尾教授の言葉は本当だった．

3 講演

中尾教授はこうも言われた．「依頼原稿を書いていると，そのうち講演も頼まれます」．実際そうなった．講演は人前に顔をさらすので，原稿書きと異なり心労がある．最初は「胃が痛くなるので，しません」と断っていた．ところが「精神科医がそんなに緊張するなんて嘘でしょう」と，なかなか信じてくれない．

仕方なく受けていると，やはり身体によくない．その頃からだ．主催者が講演後にアンケートを配り，感想を聞くようになった．あるときアンケート結果を見せられて，腹が立った．懸命に話したのに，事もあろうに「人選間違いだった」との感想があった．

以来，講演をするときの方針として，①人選間違いだったと後で言われ，②主催者が恥をかき，③二度とお呼びがかからない講演をしようと決めた．不思議なことに，気が楽になり，思う存分言いたい放題ができ，おまけに心労もなくなった．ザマミロという快感まで覚えるようになった．

言いたい放題なので，いっさいスライドは使わない．ピン芸人のように，中央の演壇に立ってしゃべる．これには訳がある．十数年前，何かの学会で，医療観察法に関するシンポジウムがあった．精神科医や役人のほかに，法律家やNPO法人の代表も演者になっていた．そのなかで最も熱弁をふるったのは，スライドを忘れて来た法律家と，最初からスライドを作らなかったNPO代表の女性だった．身ぶり手ぶりで声に抑揚をつけ，怒りをぶちまけた．これこそ講演だと思った．

もう一つの落胆例は，2003年，福岡で日本医学会総会での会長講演である．会長ともあろう人が，スライドを使って講演をした．授業でもあるまいし，九大同門として聞いていて情けなかった．

スライドを使うと，全体が均一平凡な紙芝居になる．いやこう言うと紙芝居に悪い．子どもの頃，水飴をしゃぶりながら紙芝居を見た者としては，紙芝居のほうが臨場感がある．鞍馬天狗が出てくる場面になると，おじさんの名調子がいやが上にも高揚し，

ツバが水飴にかかった．

　60分ないし90分を，原稿なしでしゃべるのは，努力がいる．データをすべて暗記しておく必要がある．特に数字は大切で，多い少ないと漠然と言うより，何パーセント多いのかを覚えておかねばならない．

　講演の末尾には必ず質疑応答の時間を設ける．質問で，話し忘れた事項をいくらでも補足できる．前もって，サイン入りの自著を3冊，質問者に進呈する旨告げておくと，必ずや誰かが手をあげてくれる．

　講演を引き受け出すと際限がなくなる．同級生の依頼ならすべて受諾し，義理のある人からの依頼も断らない．その他は「講演はしていません」と冷たく断る．それでも食い下がる場合は，「講演料は百万円ですが」と答える．例外なく，「ウッ」と相手は返事に詰まり，諦める．最強の撃退法である．

　講演が遠方のときは，家内同伴を条件にする．講演そのものは1～2時間で終わるので，翌日その地の観光とお土産買いで，家内孝行ができるからだ．

　ちなみに，2014年の講演は次の8つだった．

- 3月，久留米大学で，「医学・医療とELSI（Ethical, Legal, Social Issues）」．生殖医療を考える会の主催であり，主催者が同級生．
- 5月，大宰府の国立九州博物館で，「軍医たちの無念」．日本医学史学会の主催，幹事が同級生．
- 7月，久留米大精神科同門会で，「ギャンブル障害の臨床」．内村直尚教授は同じ村の出身で，昔家庭教師もした仲．
- 9月，故郷の小郡市で，「昔のことなど…」．これも生まれた村の大霊石神社の創建1800年祭を機に，神主である内村先生や実兄たちから頼まれた．『天に星　地に花』（集英社，2014年刊）の内容を話した．
- 10月，横浜の日本依存神経精神科学会で，「パチンコを中心にした病的ギャンブリングの臨床」．会長の宮田久嗣教授の依頼で，ギャンブル障害の話なら使命と思い承諾した．もちろん夫婦で行き，中華街での食事と，元町での買い物を楽しんだ．
- 10月，福岡いのちの電話開局30周年記念で，「ギャンブル障害とカジノ」．理事が九大精神科同門会の前会長で，直々の依頼を断れなかった．
- 11月，大分医師会で，「軍医たちの無念」．医師会長が神田橋條治先生と同級生で，「よろしく頼む」と神田橋先生から電話があっては断れない．
- 12月，毎年年末恒例になっている地元北九州市でのGA（Gamblers Anonymous）会員と市民向け公開講演，「ギャンブル障害とカジノ」．

4　自助グループ参加

　私が通っているのは院内GA（八幡厚生病院）で，発足してから15～16年になる．病院周辺にGAが少なかったので，院内でGAが始まった．曜日によって昼間や夜など，開催時刻が異なり，外部の患者さんも参加する．

私は月曜の午後3時半から4時半（現在は3時から4時）の会に通い，開業後も診察の合間をみて続けている．もちろん祭日になったり，用事があるときは欠席する．

　出席する患者さんは，入院患者と外来患者，もう通院はしていない患者を含めて15人前後で，メディカル・スタッフも2,3人同席する．AA（Alcoholics Anonymous）と同様に12ステップのテキストが使用される．このテキストは実にうまくできている．大雑把にいえば，まず自分の無力を認め，すべてを自分を超えた大いなる力（ハイヤーパワー）に任せ，自分の誤ちを認め，他人にも伝え，苦しめた人々に対して謝罪をし，自分の人間性を高めて，後に続く人たちにGAの成果を伝えるという道筋になる．

　通常の会議と違って，他人の批判はせず，ひたすら自分に関する事柄のみを述べる．もちろん討議も結論もない．徹頭徹尾言いっ放し，聞きっ放しで終始する．アノニマスネームを使う参加者が大部分で，発言の後にはみんなで拍手する．言いたくなければパスしてもいい．それでも拍手が起こる．

　初回から嗚咽する患者さんもいれば，黙り込んだままの患者さんもいる．何を言ってもよく，聞き届けてもらえるという特殊な構造が，見ザル聞カザル言ワザルの三ザルに陥った心を溶かしていく．全員が病者なので，他人に照らして自分が見えるようになり，他人の言葉が耳に入り，身につまされる．閉ざしていた口からは，自然に真実の言葉が発せられるようになる．

　最後に傍席のスタッフが感想を求められ，ひとことしゃべる．私がいつも強調するのは「自助グループは効く，たいへん効く，しかし参加をやめると，またギャンブルが始まる．週に1回以上，できれば週2回，参加し続けて下さい」である．「GAのワクチン効果は1週間です」とも言う．

　最後に全員で，平安の祈りを唱和して閉会する．「神さま，私にお与えください．変えられないものを受け入れる落ちつきを，変えられるものは変えていく勇気を，そして2つのものを見分ける賢さを」である．ギャンブル症者である自分は変えられない，しかしそれでもギャンブルをやめる生き方はできるのである．

　GAがめざすのは，思いやり・寛容・正直・謙虚という4つの徳目である．確かに，GA参加によって，箸にも棒にもかからなかったギャンブル症者が確実に変わっていく．陪席している私自身も心を洗われたような満足感で，会場をあとにする．

　自助グループは，後に続く患者が，先行く先達の後姿を見て勇気をもらい，何年もやめている患者は，初参加の患者を見るたび初心に立ち帰る．この相互関係が患者を成長させ，嘘のかたまりの人間に，心を開かせるのである．

　医療従事者は，えてして自助グループを軽視しがちである．しかし，医療では扱えないspiritualな次元の事柄については，自助グループの効用ははかり知れない．自助グループと医療は，互いに補完しあえる関係にある．精神科医であればなおさら，自助グループの有用性を知っておく必要がある．

5 おわりに

　講演のうち「軍医たちの無念」でしゃべった内容は，2011年に新潮社から刊行した『軍医たちの黙示録』2巻がもとになっている．軍医といえば特別な医師がなると思いがちである．先の大戦では，軍医補充制度で，40歳未満のほとんどの医師は戦場に駆り出され，一般将兵と運命を共にした．

　2015年に同じく新潮社から出す『悲素』は，1998年和歌山で起きたカレー事件を描く．この事件が発生から3か月未満で犯人逮捕に至ったのは，まったく医学の力である．事件解明に挺身する九大医学部のチームが登場する．

　上記の2冊とも，医師でなければ，とうてい書ける作品ではなかった．精神科医であり作家でもある我が身の幸せをしみじみ感じる．

文献

1) 森山成彬, 大曲　清, 姜　国鎮ほか. 戦後におけるうつ病の病像と治療の変遷. 九州神経精神医学 1979；25：30-39.
2) Uemoto M, Moriyama N, Hamada H, et al. Maladie mentales chez les Japonais à Paris. Ann Méd Psychol 1982；140：717-727.
3) 植木雅治, 森山成彬, 大西　守ほか. パリ地区における邦人の精神障害. 精神医学 1983；25：597-605.
4) Onishi M, Moriyama N. La Psychotherapie de Morita. Ann Méd Psychol 1981；139：986-991.
5) 大西　守, 森山成彬. フランスにおける森田療法の受けとめ方. 精神療法 1983；9：49-57.
6) 森山成彬.「心的外傷後ストレス障害」の現況. 精神医学 1990；32：458-466.
7) 森山成彬. 心的外傷後ストレス障害の歴史と展望. 日本医事新報 1990；No 3444：59-62, No 3445：62-64, No 3446：64-66, No 3447：62-66.
8) 森山成彬. 精神分裂病における言語新作の臨床的研究. 福岡医誌 1988；79：198-226.
9) 森山成彬. 精神分裂病における言語新作. 精神医学 1988；30：1290-1295, 1989；31：114-122.
10) Moriyama N, Nakao H. Schizophrenic neologism versus aphasic neologism. Jpn J Psychiatr Neurol 1989；43：137-142.
11) 木村光男, 森山成彬, 斉藤　雅ほか. 憑依症候群―非分裂病からの検討. 精神医学 1992；34：131-138.
12) 竹内　隆, 古賀　茂, 森山成彬ほか. 抗コリン剤長期連続投与の見直し. 精神医学 1992；34：1189-1197.
13) 森山成彬, 竹内　隆, 木村光男ほか. 服薬中の男性精神分裂病患者における性機能障害. 精神医学 1996；38：817-824.
14) 古橋裕子, 吉田文子, 森山成彬ほか. 発症後結婚した精神分裂病女性患者15例の婚姻状況の長期経過. 精神医学 1999；41：477-485.
15) 中尾智博, 坂田美穂, 竹田康彦ほか. 精神科患者における多重債務の問題とその対応. 精神医学 1999；41：643-650.
16) 斉藤陽子, 中尾智博, 竹田康彦ほか. 患者の自殺が主治医に与える影響. 精神医学 2001；43：377-384.
17) 藤岡耕太郎, 斉藤陽子, 竹田康彦ほか. 精神科病院入院患者の突然死. 精神医学 2001；43：1027-1036.
18) 野村陽平, 大曲　清, 森山成彬. 19歳まで別々に育てられた一卵性双生児統合失調症の完全一致例. 精神医学 2009；51：33-39.
19) 森山成彬. 病的賭博. 九州神経精神医学 1992；38：129-140.
20) 森山成彬, 古賀　茂, 塚本浩二ほか. アルコール依存症に合併した病的賭博. 精神医学 1994；36：799-806.
21) 森山成彬. 外来クリニックにおけるギャンブル嗜癖の治療. 精神療法 2007；33：706-711.
22) 森山成彬. ギャンブル依存外来. 精神科治療学 2008；23：1071-1077.
23) 森山成彬. 病的賭博者100人の臨床的実態. 精神医学 2008；50：895-905.

24）森山成彬. ヒト社会のギャンブリング行動. 臨床精神医学 2009；38：61-66.
25）森山成彬. 病的ギャンブリングの今日的課題. 臨床精神医学 2013；42：1125-1129.
26）帚木蓬生. ギャンブル依存とたたかう. 新潮社；2004.
27）帚木蓬生. やめられない―ギャンブル地獄からの生還. 集英社；2010.
28）帚木蓬生. ギャンブル依存国家日本―パチンコからはじまる精神疾患. 光文社；2014.

コラム
COLUMN

病を得た治療者

森山成彬
通谷メンタルクリニック

1. はじめに

治療者が病気になる．いや医師になって病を得るだけでなく，医学生のときに病気になったり，障害をもつ若者が医学の道に進む例もある．

四半世紀前に，この問題を"JAMA"で論じたのがWainaperら[1]である．障害をもつ215人の医師と92人の医学生から情報を得て，病をもつ治療者が決してまれではなく，同僚たちの受容と共感，支持が不可欠だと説いた．

私が開業したのは，2005年夏である．それからちょうど3年経過した2008年夏に，急性骨髄性白血病を発症した．わが国で，このdisabled doctor, sick physician, wounded healer, impaired physicianの問題が論じられるのは，非常にまれである．ここに私自身の経験に照らし合わせ，病を得た治療者に関して，さまざまな側面から検討する．

2. 発病

年1回の職員の健康診断は7月に実施している．2008年も7月中旬に採血をしてもらい，検査会社に送った．ところが翌日，診療中にその会社から電話が入った．血液像が異常なので，すぐ血液内科を受診して下さいと言う．異常だと言われても，現にこうやって元気で診察している，検体の取り違えではないかと反論した．検体間違いではない，本当ですと先方が言うので，念のため数値を聞いた瞬間，血の気がひいた．白血球も赤血球も血小板も，通常の異常値ではなく，大荒れの状態である．さっそく翌日の総合病院の血液内科受診を予約し，その日の診察は無事終えた．翌日の金曜日には，20人を超える予約がはいっており，これも手分けして，翌週の受診に変更してもらった．

翌日，診療所で師長兼専従者として働いている妻とともに，血液内科に向かう途中，そういえば，2週間ほど前から，妻が作る弁当をやっと食べていた事実が想起された．出勤の際，坂を登るときの足も，どことなく重かったのにも思い当たった．

血液内科での採血の結果，主治医から急性白血病の宣告を受け，即刻クリーンルームへの入院を申し渡された．とはいえ，翌日からの週末は，1泊2日の天草への職員旅行が組まれていた．それを終えてからではいけないかと，主治医に訊くと，顔色を変えて叱られた．旅先で肺炎になるか，脳溢血になって死ぬと言われ，なるほどこちらが無知だったと観念するしかなかった．

白血病で入院となれば，数か月の治療は覚悟しなければならない．その間，診療所は閉めざるをえず，患者を他の病院や診療所に振り分ける必要もある．そのためには，翌週1週間ほど，代診医に来てもらうしかない．

　私は，20年来勉強会を開いている，小倉金曜会の主宰者，I先生に電話を入れた．I先生は，私の診療所の隣の市にある精神科病院の院長なので，臨時の医師を派遣してもらえる可能性があった．

　要件を伝える私の電話は，どこかまとまりがなかったと，後日，I先生から聞かされた．I先生は，私の患者が白血病になったので，誰か良い医師を紹介してくれないかと，言っているように，初めは理解したらしい．それほど動揺していたのだろう．

　I先生の返事は，「診療所を閉める必要はない．連休明けから，1日交替で代診を派遣する」だった．地獄で仏とはこれかと，涙が出るほど嬉しかった．極限まで沈んでいた気持ちもいく分晴れた．こうして，その後半年続くクリーンルームの治療が始まった．

　土壇場でキャンセルした天草の旅館は，違約金を要求しなかった．無事退院して体調も整った翌々年，改めてそこに職員旅行で泊まった．

3．病名開示

　診療所が代診医によって継続されるとすれば，患者にこの変化をどう説明すべきか．瞬時迷ったものの，妻とも相談して，事実を公表しようと決めた．

　実は数年前に，いくつかの論文を読み，事実開示のほうが秘匿よりも重要だと教えられていた．Kaplanら[2]の論文では，悪性リンパ腫に罹患して病気を開示しなかった友人医師の例がひかれていた．その友人は産婦人科医で，精神療法家の資格ももっていた．休みをとって入院を繰り返し，頭髪の抜けた姿で時々診療所に戻ってはいたものの，最期には死去した．残された患者たちの当惑と心配，別れの不安は当然として，たび重なる予約延期への怒りも並たいていではない．しかも，代診医は患者からさまざまな質問を投げかけられ，そのたびに言葉を濁さなければならなかったという．

　またLawn[3]の論文では，精神科の患者にとって，治療者の病気が一種の投影テストとして作用する事実を明らかにしていた．治療者でありながら病人でもあるという複雑な存在が，患者に大きなとまどいを与える．そこに患者自身の心理状態が投影される余地が生じ，治療上この投影作用を処理するのは容易でない．特に主治医が不在の場合，解決はさらに難しくなる．

　入院した翌週の第1日目に，以下の告知文を大書きして貼り出した．

　　通院中の患者さんへ
　　　このたび，急な病気（急性骨髄性白血病）で入院することになりました．治療には数カ月を要し，その間の診察は，私の親しい先生方に交代でしていただきます．どうか，これまでどおり，診察を受けて下さるようお願い致します．

　　　　　　　　　　　　　　　　　　　　　　　　　　　　　　　　　　　　院長

掲示の下に，急遽決まったその週の代診医の氏名を書き加えた．

一方で，急性骨髄性白血病がどういう病気なのか，患者から訊かれたとき，職員は「俳優の渡辺 謙さんが以前かかった病気です」と，努めて楽観的に答えるように統一した．

4. 患者の反応

　患者は待合室の掲示を見て，初めて事態を知ったわけである．数日すると，患者同士で電話のやりとりがあったのか，予約日でもないのに来院する者も出た．予約日に来た患者も，驚きと悲しみを押し殺した表情で診察室に入ったようである．かといって，新しい先生の前では泣けない．帰りがけに，相談室に立ち寄り，師長の前で涙を流し，決して絶望的な病態ではないと説明され，胸を撫でおろす患者が大半だった．そして，ほとんどの患者が，院長が戻るまでは，何とか元気で頑張ります，と言いおいて帰ったという．

　なかには，自分の些細な症状など，院長の大病に比べると取るに足りないので，我慢しますと言い，診察も短く切り上げる患者もいた．処方もなく，カウンセリングのためだけに来院していた患者のうち，5，6人は，院長が復帰したら電話をお願いしますと言って，通院を中断した．

　主治医の病名を知って，息子の同級生も同じ病気だったが，今は治ってピンピンしているとか，知人の女性も同じ病気から立ち直り，元気で働いているなど，朗報を職員にもたらす患者もいた．ある患者はネット知識を得，今は良い治療薬ができているので，少しも心配していませんと，楽観視していた．

　受診時に，主治医への激励の文を書いたり，家で書いた手紙を職員に託した患者も，十数名出た．神様がくれた休暇ですから，この際ゆっくり休養して下さいという内容が多く，私もおおいに納得させられた．

　とはいえ，患者の最大のとまどいは，日代わりで代診に立つ，新しい主治医についてだった．来院の曜日はそのまま固定していたので，患者側に主治医を選択する余地はない．選択しようにも，他の曜日がどんな先生か，知るすべもない．病歴が長く，症状も複雑な患者は，相談室で師長にひとしきり悩みを訴えたあと，診察室に入り，診察そのものは簡単にすます傾向があった．曜日によっては，毎回主治医が変わった．しかし苦情は意外にも少なく，当分は仕方ないと観念しているようだった．

　おしなべて患者が不安を覚えたのは，処方の変更だったようである．訴えを新しい主治医に聞いてもらったのはいいものの，たちどころに薬を変えられて当惑し，後でこっそり師長に頼み込んで，来院の曜日を変える患者も出た．とはいえ，代診なので頼りがないと，転院を希望した患者は，わずか1人にすぎなかった．

　残念にも，1人の患者が自殺した．60代の女性で，20代後半で結婚し子どもに恵まれた後，躁うつ病を発症し，アルコール依存症と病的ギャンブリングも併発した患者である．自殺企図歴もあり，大量飲酒で数度の入院を繰り返し，ギャンブルによる浪費で10年前に離婚，親族から見放されて，障害年金で単身生活をしていた．ここ数年は，

ギャンブルをやめ，軽いうつの相がときおり出る程度だった．しかし断酒には至らず，しばしば酒気を帯びて受診した．3年前に交通事故にあい，後遺症で片腕の疼痛に悩まされ，家事も不自由になっていた．デイケア通所や介護ヘルパーは敬遠しながらも，私の開業後，月1度の通院と服薬は守った．1年前から断酒し，酒気帯びの通院はなくなり，身だしなみもよくなっていた．師長には，「院長がいなくなって寂しい」ともらしていたらしい．私の入院後，3か月目の自宅での縊死だった．

5．職員のとまどい

　職員にとって，院長の大病は閉院を意味し，職場を失う危惧にも直結する．しかし診療所が存続すると決定してからは，その心配は一応解消された．

　続いてのとまどいは，院長の病状についての患者からの質問攻めであった．病名は開示しているので，病状の重篤さの度合いと，入院先を教えてくれという要望が多かった．病気の重さについては，早期の治療ができたし，師長が診療所の様子を毎日知らせに行き，関連書類はすべて，院長が病室で書いているくらいだと答えた．入院先については，無菌室で面会謝絶になっており，見舞いは不可能だと伝えた．その代わり，患者がことづけた手紙や，診療所あての葉書には，私から直接，元気で治療に専念している旨の返事を出した．

　入院して，私は初めて携帯電話をもたされた．これによって師長とは逐一連絡がとれ，日々生じる問題を敏速に処理ができるようになり，職員の不安も軽減した．

　職員の次のとまどいは，多くの代診医とのかかわり方であった．年齢も性別も異なり，人となりも文字通り千差万別である．寡黙でおとなしい先生もいれば，指示の多い意気盛んな先生もいる．早めに出勤する先生もいれば，ぎりぎりになってしか来ない若い先生もいる．インスタントコーヒーは好まず，ドリップ式の上質なコーヒーしか飲まない先生もいる．診察の流儀も多様であり，てきぱきと患者をさばいてくれる先生もあれば，長い面接の余波で，狭い待合室が患者で溢れてしまう先生もいる．

　加えて，電子カルテではないので，判読に苦しむ例も続出した．おしなべて，医師には悪筆が多い．字の上手な先生も，早書きされると，これまた読みにくい．

　しかしこれらのとまどいも最初のひと月くらいで，次第に要領がのみこめ，それぞれの代診医の特徴に応じて，対処できるようになった．この経験は，精神科診療所の職員としてたいへん有意義だったようである．

6．代診の先生方の感想

　半年のあいだに，計18人の先生に来ていただいた．先生方の感想は，日頃勤務している背景によって異なった．

　外来で予約制をとっていない精神科病院の勤務医の場合，10分おきに予約を入れている患者をどうさばくのか，とまどいがあった．患者層も，病院の外来とはかなり違う．いわば身の上相談のような訴えも多く，短期間のつきあいのなかで，どう扱うのか，苦

労されたようである.

　精神科診療所を開業されている先生方は，まず 17 坪という診療所の狭さに驚かれた．患者も，土地柄と主治医によって，様相を異にする．私の診療所は，統合失調症が極端に少なく，うつ病と認知症，病的ギャンブリングと，身の上相談のような受診者が多い．完全予約制を目新しく感じた先生もいた．また新患者に対しては，病態別予診表（一般精神科，認知症，アルコール依存症，病的ギャンブリング，児童思春期用の 5 種）に基づいて，師長が入念な予診を行う．これによって，その後の本診は楽になるので，何人かの先生は 5 種の予診表を持って帰り参考にされた．

　7 人は，大学の医局から派遣してもらった若い先生方だった．非常勤で大学以外に出て行くのは精神科病院であり，診療所での診療は初めてだったようである．未経験の患者層であるうえに，短時間診療の洗礼を受け，「勉強になりました」という感想が聞かれた．

7. 病を得た治療者

　30 年前に発表された Rabin の報告[4] には胸を締めつけられる．内科医である彼は，45 歳の働き盛りのときに，筋萎縮性側索硬化症に罹患する．ある医療センターの内分泌科科長として，仕事に生き甲斐を感じていた矢先の発病である．彼は妻とも相談のうえ，この不治の病をできる限り秘密にしようと決意する．理由は 2 つあった．一つは，子どもたちに無用の心配をかけたくない親心であり，もう一つは，医療センターでの職業的な評価を失わないかという危惧のためである．

　しかし，足をひきずり，さらには杖をつくようになるにつれて，同僚医師たちの眼は冷たくなっていく．顔をそむけたり，不自由さを見て知らぬ顔をするのである．病院の職員である検査技師や秘書たちは逆で，駆け寄って通路のドアを開けてくれたり，なかには，男子トイレの中に入ってドアを開けてくれた清掃人もいた．あるとき，彼は中庭で転倒する．振り向いたのは旧知の同僚で，目と目が合ったにもかかわらず，眼をそらし，そのまま歩き去った．

　このつらい体験から，Rabin はジョンズ・ホプキンス医療センターでの研修時代に出会った 2 人の病気持ちの医師を思い起こす．一人は，指導を受けた優秀な内科医である．脳腫瘍を患い，余命 6 か月の宣告を受けたのに，Rabin は病床を訪れたり，家族を訪問しようとしなかった．葬式に参列してようやく，自分が病気の先輩医師を前にして，心乱れる思いをしたくなかっただけなのだと思い知る．もう一人は有能な精神科医であり，躁うつ病にかかっていた．躁状態がひどくなったのに，Rabin を含めて誰一人介入してやろうとしなかった．そのあげく，その精神科医は病院の自室で縊死する．

　医師たる者，健康であるのが前提であって，病を得た治療者など矛盾する存在である——．Rabin は，自分がそうであったように，医師はおしなべて，そんな誤ったタブーのなかにいるのではないかと疑問を投げかける．

　もちろん Rabin を助けてくれた医師もいた．かつての同僚は，毎日 Rabin の家まで

来て，8か月ものあいだ，職場まで送迎をしてくれたのである．

以上のつらい体験に基づいて，Rabin は医師に対して3つの提言をする．第1は，病気の同僚を無視せず，挨拶をし，病気について訊き，援助が必要なときは手をさし伸べること．第2は，病気の医師の家族にも思いを馳せ，共感をもって接すること．そして第3は，医師が病気になったからといって，能力の喪失までも意味しないという指摘である．

多発性硬化症を患った，精神分析的精神療法家の Cristy[5] の報告も注目に値する．彼女は当初，自分の病気を患者に知らせずに治療をしていた．多発性硬化症はたかだか自分の一部にすぎず，自分がその病気一色に染め上げられているわけではない，と考えたからである．ところが，その無理な姿勢に患者が気づき，治療に影響を及ぼしている事実を知る．ある患者が，「先生，どこかお悪いのではありませんか」と訊いたのだ．Cristy は正直に自分の病状について告白する．別な患者から，「先生の歩き方は変です．病気ではないですか」と訊かれ，彼女は「そうです．私の病気についてもっと知りたいですか」と問い返す．その患者の返答は，「いえ，もう十分です．詳しく訊くと先生のイメージが壊れます」だった．その後，病気が進行して車椅子の生活になってから，新患予約の受付けの際，自分は身体障害者であり，それでもいいかと尋ねるようにした．それによって，予約を取り下げた患者は一人もいなかったという．以後の身障者の精神療法家としての臨床経験から，彼女は，患者が治療者の"治療者"になるような関係は，治療の経過に有益な役割を果たすと結論している．

同様な精神分析の立場から，Schwartz[6] は，フロイトの記述と自分の体験を重ねて，治療者の重篤な病気は完全に開示したほうがよく，患者の内省を深める好機だとみている．Simon[7] も同じく，治療者の私的事情の率直な開示は，治療に有益に作用するとみて，以下の5点の効用をあげた．①不幸や死を現実的に受け入れるモデリングの役目をする．②治療関係を強化する．③患者の現実認識を高める．④患者の自立心を涵養する．⑤治療者自身が安心する．

前述した Lawn[3] は，犯罪による被害で第12胸椎以下が麻痺，車椅子生活で医学部を卒業し，内科医になっている．10年間の内科臨床の後，新たに精神科の研修を受けるため，精神科急性期病棟に配属になった．すると予想もしなかった多様な反応を，精神科患者が呈したのである．

ある統合失調症の患者は車椅子の彼女を眼にしたとたん，「身障者か」と言って診察を拒否した．同病の別の患者は，「車椅子の医者などいるわけがない．俺をたぶらかしている．出て行け」と叫んだり，かと思うと別な患者は，枕頭に置いた"聖水"を，麻痺した足にふりかけ，祈ったりもした．そのほかにも，病棟内で出会うたびに車椅子を押してくれたり（躁病），急に近づいて「あんたは目障りだ」と怒ったり（薬物依存），「先生は疲れているので車椅子なんでしょう」と声をかけてくれたりする．別の薬物依存の若者は，「先生が車椅子で頑張っているのだから，俺も頑張ろう」と言う．

Lawn が首をかしげるのは，こんな多彩な反応が内科病棟にいた頃には起こらなかっ

たという事実である．内科の患者は彼女がどんな病気かも訊かず，彼女自身，車椅子の医師だということを意識しなかったという．このあたりに，精神科診療で治療者が病名開示をする重要性を指摘できる．

8. 患者になった精神科医の変化

　半年後の2008年12月に退院し，正月明けから通常勤務に戻った．体重も元のままであり，たいしたやつれもないものの，髪の毛が全部抜けているので，毛糸の帽子をかぶっての診察になった．

　私を見る患者の眼が変化しているのに気づいた．主治医とて病気の人間であり，私がまだ闘病中であるのを意識してか，まずは再会の喜びとねぎらいから対話が始まる．「思ったより元気そうで，嬉しいです」と涙ぐむ患者もいれば，「私より先に死んではいけませんよ」と笑う高齢者もいた．病直後の主治医を前にして，患者が繰り出す訴えと悩みも，どこかオブラートに包まれたように穏やかになっていた．

　他方，重病を得る事態に至って，患者と向きあう私の気持ちも大きく変化した．端的にいえば，治療者も患者もお互いに脆く，いずれはこの世から消えていく存在である事実が，診察中に頭の中に去来する．そうすると，患者の悩みの訴えも，最後には当人とともに消えていく運命にあるわけで，治療者として何とかしてやらねばという焦燥感が少なくなった．訴えやつらさも，ひょっとしたらそのままでいいのではないか．悩みをもって生きていくのが，通常の人生ではないかという，達観にも似た境地である．しかしだからといって，患者の訴えを軽くあしらうのでは決してない．耳を傾け，つらいだろうなと思いながらも，症状や悩みを敵視しない態度に，いつしか変わっているのである．そして最後には，患者といっしょにその対処法を考えていく姿勢に収束する．今すぐには，対処法は見つからないかもしれない．いずれそのうち見つかるだろうと，自然治癒力を見越した長い時間軸に未来を託そうという心境である．

　前述したWainaperら[1]は，障害をもつ治療者と患者のあいだで相互の共感が深まり，治療者-患者関係の強化が起こると指摘した．まさしくそうで，実感できる．

　病を得たおかげで，これまで切実には受け取れなかった言葉も2つ，新たな重みを帯びて私に迫ってきた．一つは，毎週1回参加するGamblers Anonymous（GA）の会合で，最後に唱和する「平安の祈り（serenity prayer）」である．この祈りはGAだけでなく，その他の自助グループの集まりでも使われている．「神様，私にお与え下さい．変えられないものを受け入れる落ちつきを．変えられるものは変えていく勇気を．そして，2つを見分ける賢さを」である．病前には，この言葉を口では唱えるものの，実際は頭の中を素通りしていた．今はこの言葉の真実味が胸に迫る．白血病の担癌者である事実は変えられない．しかしへこたれず，なるべく明るく生きていくことはできるのである．

　もう一つの言葉は，原文は英語で，何かの折に耳にし，心の隅に残っていた章句である．「今日は，私に残された人生の最初の日である．」これも，病気になって一種独特の

意味と輝きをもって感じられるようになった．しかし考えてみれば，この命題は，健康人にもそのまま通用する．当の健康人が気づかないだけである．

　退院して7年が経過した今でも，私の白血病を知っている患者はよく「先生，もう大丈夫ですか」と訊く．これに対して，私は笑いながら，「主治医からは，いつか必ず死ぬと言われています」と答える．すると患者は一瞬考え，「それは誰だって同じですよ」と破顔一笑する．

9. おわりに

　入院に際して，院長が長期不在になる旨を，所轄の保健福祉環境事務所に報告し，指示を仰いだ．すると，前例がない，さっそく県の担当に訊いてみる，との返事だった．市内に診療所はいくつもあり，私のような事態に前例がないはずはない．実際は役所に知らせず，代診医によって診療が続けられていたのだろう．

　翌日，県の指導を受けたと言って係から電話があった．院長の長期不在で，核となる代わりの常勤の医師がいない場合，一時的に閉院するのが決まりだという．それでは私の診療所の場合，日替わりの代診医なので閉院しかない．それで困るのは患者であり，自立支援や介護申請の書類を書いてもらっている役所である．結局，後日届いた書類は無視した．役所からは，ついに何の沙汰もなかった．

　院長不在のあいだ，代診医への報酬で，診療所の経営は，当然ながら赤字になった．しかし，患者がそのまま安心して通院継続ができ，職員にも給料を支払え，診療所が存続できた幸運に比べれば，赤字など何ほどのこともない．

　ただ一つ後悔があるとすれば，開業した時点で，病気やケガで休業した際の保障をする保険に加入していなかったことである．保険に入っていれば，いくらか赤字の補填はついたはずである．

文献

1) Wainapel SF. The physically disabled physician. JAMA 1987；257：2935-2938.
2) Kaplan AH, Rothman D. The dying psychotherapist. Am J Psychiatry 1986；143：561-572.
3) Lawn BB. Experiences of a paraplegic psychiatry resident on an inpatient psychiatric unit. Am J Psychiatry 1989；146：771-774.
4) Rabin D. Compounding the ordeal of ALS. Isolation from my fellow physician. N Engl J Med 1982；307：506-509.
5) Cristy BLE. Wounded healer：The impact of a therapist's illness on the therapeutic situation. J Am Acad Psychoanal 2001；29：33-42.
6) Schwartz HJ. Illness in the doctor：Implications for the psychoanalystic process. J Am Psychoanal Assoc 1987；35：657-692.
7) Simon JC. Criteria for therapist self-disclosure. Am J Psychother 1988；42：404-415.

後註：以上の論考と感想は下記の諸論文に詳しい．
- 森山成棯．精神科診療所の開業医が病気入院になったとき．九州神経精神医学 2009；55：22-30．
- 神田橋條治．森山論文からの連想．九州神経精神医学 2009；55：31-33．
- 内村英幸．森山論文―精神科診療所の開業医が病気入院した時―を読んで．九州神経精神医学 2009；55：34-35．

コラム COLUMN

治療者が病を得たとき

蟻塚亮二
メンタルクリニックなごみ

1. はじめに

　肺癌の疑いがかかり，先週肺のCT写真を撮ってもらった．腫瘍マーカーはいずれも正常値だった．友人の内科医とCT写真を見ているとき，「それにしても蟻塚，お前，なんだってそんなに病気を繰り返すんだ？」と言う．「うーん，生きている証拠だよ」，「生きていなければ癌にだってなれねえじゃねえか？ 生きているから病気にもなれるんだよ」と私．「ふーん，なるほど」と友人．

　36歳で結腸癌をやった．その年の9月頃，屁の臭いがとてもくさくなった．先輩の内科医にそのことを伝えたが，「屁がくさいのはあたりまえだ」と取り合ってもらえなかった．そうこうしているうちに忙しさのあまり，時が過ぎていった．やがて，腫瘍が腸管を閉塞させることがあり，血便と腹痛で大腸透視を受けた．後輩の内科医ができたばかりの写真を見せてくれた．説明を受けるまでもなく，下行結腸の内腔に突き出た腫瘍の陰影が見て取れた．ただちに入院日を決めて帰宅した．

　帰宅して小学生の長男に「癌になった」と告げたら，彼は言葉を失い，「ガーン」といっておどけてみせた．私自身は死んでもいいが，この子らが父なし子になるかもしれないと思うと，不憫でつらかった．

　とはいうものの，癌と宣告され自分の目でも確認して，入院と手術の予定までたっていて，悲しんだり思いをむすんでいる暇はない．「ひたすら前へ」進まないと，後ろに退却する道は残されていない．

　この「ひたすら前へ」という，気分におぼれるのでなく行動にスイッチする方法は森田療法の「気分本位から物事本位へ」という考えと似ていて，今でいうと「悲観的な認知を行動にスイッチすることで解消する」という認知行動療法のようでもある．

蟻塚亮二（ありつか・りょうじ） 　略歴

1947年福井県生まれ．1972年弘前大学医学部卒．1985〜97年弘前市 藤代健生病院院長．2004年に沖縄県に移住．2013年4月から福島県相馬市 メンタルクリニックなごみ所長．
日本精神障害者リハビリテーション学会理事．欧州ストレストラウマ解離学会員．2001年精神保健功労にて青森県知事表彰．
主な著書に，『うつ病を体験した精神科医の処方せん』(2005)，『統合失調症とのつきあい方』(2007)，『沖縄戦と心の傷』(2014)〈以上，大月書店〉が，共訳書に『統合失調症回復への13の提案』(岩崎学術出版社，2008) がある．

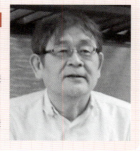

その後57歳になって，また結腸癌になった．36歳の時の癌の転移でなく重複癌というらしい．2回目の結腸癌から5年たった時，今度は前立腺癌が見つかった．前立腺癌をやりながら同時に肺癌の疑いもかかった．このうえ肺癌が確定したら，どこの病院も雇ってくれなくて収入の道は絶たれる．としたら，どうやって食っていこうか？と思った．

　以上は前置きとして，医者が病気になった体験を通して「生きるとはどういうことか」を考えさせてくださったことに感謝しつつ，ここにその感想をメモしてみる．

2. 生きる意味は必要か？

　誰も好きで病気をするわけではない．「医者の不養生だ」と言われればそれきりだが，病気をするということは，原発事故で避難を転々とせざるをえなくなった人たちと同様に不条理な事態である．

　しかし病気になって直面しているこの不条理とは，実はこの世に生きるということの不条理と重なるのだと思うようになった．私たちは，生まれたいと思って生まれたのではないのに，生きなければならない．そして生きることとは必ずしも幸せを約束されているわけではない．むしろ生きることは難行苦行である．生きるということは，そもそもつらいことかもしれない．そして人は，いつか，あるいは明日にでも突然に死ぬかもしれない．生きるということはこんなふうに不条理で摩訶不思議なことだ．

　しかし松山千春の「大空と大地の中で」という歌の中で，下記のようなフレーズがリピートされる．

　　　　生きる事が　つらいとか
　　　　苦しいだとか　いう前に
　　　　野に育つ花ならば　力の限り生きてやれ

　けっきょく，生きる意味がどうのこうのというよりも，私たちは死ぬわけにいかないから生きるしかないのだと思う．「何のために生きるのか？」などと若い頃は考えたが，そういう「何々のために生きる」というお膳立てなんぞを求めるのが贅沢というもので，生きているだけで「たまにはいいこともある」から生きたほうがいいのだろうと考えるようになった．

　むかし『週刊プレイボーイ』の自殺特集記事にコメントしたことがあった．その記事のなかで，自殺を試みた青年が過去を振り返ってこう言っていた．「ビルの屋上から飛び降り自殺を試みた．ところがジーパンの裾がビル屋上の端の鉄条網に引っかかって体が落ちず，生きてしまった．それならと，死ねなかったから生きようと思った」と．死のうとして死ねなかったから生きる，それでいいのだと思う．すでに生きていながら，「何のために生きるのか？」と意味を考える必要はないのだと思う．こんなふうに考えるようになったのは，病気をしてからである．

3. フランクルと荘子と魯迅―生きることの肯定

　アウシュビッツの絶滅収容所に閉じ込められて生き延びた精神科医フランクルも，『それでも人生にイエスという』（春秋社）のなかで同じことを言う．

　大略，「生きるうえでの喜びや幸せとは，生きた結果として湧くものだ．幸福とは人生の目標ではない．そもそも結果として感じ取る幸福を生きる目標にすることはできないではないか？」と，「生きる意味を思弁的に問い続けることの不毛」を語る．

　中国の荘子は，大略，「世間的な価値に沿って生きる」ことを絶対的な価値ではなく，たまたまの，相対的な価値でしかないと説く．荘子はフランクルのように，あるいは魯迅の「人は生きねばならない」のように生きることを積極的に賞賛するわけではないが，世間で善だとか悪だとか不幸だとか幸福だとかいう価値観から自由な生き方をしろという．

　フランクルが拘泥するなという「生きる意味」を，「そんな世間的な価値」をと一蹴する荘子とフランクルとは相通じるものがある．

　中国の魯迅は，「人は生きねばならぬ」と言う．おそらく彼の思想の背景には進化論的な思想があるのでないかと想像するが，魯迅も中国の国共合作以前の混沌のなかにあって国民党軍から命を狙われ，枕元にピストルを置いて寝た人である．「生きる意味とは何か」なぞという質問は贅沢であったろう．

　代わりに魯迅は言う．「生きることには挫折や失敗がつきものだ．挫折や失敗は私たちが一生懸命生きていることの証明だ」と．だからボロボロに傷ついても，なおも生きている私たちを肯定しようと魯迅は言う．

　私も福島の津波や原発事故で避難している方たちに言う．「こんなつらい思いをして生きて，そして私と語っているあなたが偉い．こうして私とあなたが語っていてよかったじゃないか」と．つらい過去をもっている人たちが，つらい過去記憶を過去形にできるように，「今を肯定しようよ」というメッセージを伝える．

4. 死生観が変わった

　私は癌を3回もやり，肺癌の疑いが何度もかかり，それでも生きている．それでも，津波で目の前で肉親や知人を失ったという巨大な喪失感には愕然とする．津波で家を流されながら，職場の上司のパワハラに耐えながら働いている山下さんが語る．

　　　親しい人や家が流されるのを見るしかなくて，
　　　水は止まってくれなくて，
　　　あれほど虚しいものはなかった．
　　　自分の身を挺して止められるものなら止めたかった．
　　　あの時の「どうにもならない感」と，
　　　その後の打ちのめされた虚脱・脱力感．
　　　今となっては見るもつらい瓦礫だが，

あの瓦礫の中に私の希望も記憶もあった．
　　　その喪失すらも，失ってしまった．
　　　制御できないものはあるのだ．
　　　努力・頑張りを強調する社会のウソ．

　まるで壁のような圧倒的なボリュームの水が押し寄せてきて，大好きだった肉親が津波に吸い込まれていくのを見る時の彼女の無力感は強烈だ．

　私は毎日肉親の死と隣り合わせて生きてきた人たちと会っているうちに，自分の死生観が変わった．『千の風になって』の歌のように，「死んだっていつもそばにいてもいいさ」と思うようになり，患者さんにもそう伝えている．死ぬことは怖いことではないんだ，死んだって僕らのそばにいつもいるんだもの．

5. 癌の経済学

　前立腺癌になってさらに肺癌の影が見えると伝えられた時には，深刻に生活保護申請まで考えた．その当時は1年ごとに契約更新する年俸制だったから，来年の春に契約更新ができなかったら収入はすべて途絶えることを恐怖した．そうなったら生きていけない．私はいいとしても，連れ合いが生きていけない．

　仕事と収入とを失ったら，何とか貯金で頑張っても高額の癌治療費を考えたら，半年か1年しかもたない．すると住んでいたマンションを売って連れと安いアパート暮らしをしたにしても，早晩経済的にはアウトだ．そうしたら生活保護を申請しようと思った．

　癌で，申請すれば障害年金が受給できることを知らなかった．癌の患者が安心して治療できるような就労や年金の支援が必要だと思った．

　『がん患者，お金との闘い』（岩波書店）はその頃に読んだ．

　　　進化しつづけるがん治療の傍らで，治療費の負担に悩む患者は少なくない．離婚
　　　して生活保護を受けるか，治療を断念するか．働き盛りでがんを患い，経済的困
　　　難に直面した金子明美さんも，辛い選択に揺れ動いた一人だった．……

　その苦悩のため私の働いていた心療内科の外来に通院されていた癌患者さんのお話の中心は，いつも経済的なことだった．バス運転手として働き，家庭をもって自宅を建てたAさんは，癌治療費が出せないからと治療をやめ，私の所への通院もやめて，2か月後に亡くなられた．お金がなくて人が亡くなるなんてなんと悲しい．

6. おわりに

　癌にかかったから，私はかえってよく生きられたと思っている．うつ病と癌を繰り返した私の話は，『うつ病を体験した精神科医の処方せん』，『沖縄戦と心の傷』（いずれも大月書店）を参照していただきたい．

コラム
COLUMN

家族・当事者であった葛藤を抱えて「精神科医として生きる」ということ

夏苅郁子
やきつべの径診療所

1. 40年間苦しんだ，病者への嫌悪と罪悪感

　2011年，私は統合失調症の母親と暮らした経験を論文として『精神神経学雑誌』に発表した．論文を書いたのは，漫画家の中村ユキさんと以下の約束をしたからだ．
　「あなたがマンガでこの病気のことを世間に伝えるのなら，私は医師として論文の形で精神科医に家族の気持ちを伝えます．」
　発病した母親との34年間の生活を明るく，そして隠すことなくマンガに描いたユキさんの勇気に背中を押されて，確固たる目的もないまま私は母親の病気や自分も摂食障害や自殺企図をした当事者であったことを公表した．
　それまでは，母親の発病から数十年以上たっていたにもかかわらず，統合失調症という病気に嫌悪感をもっていること，いまだ受容できずにいることに罪悪感を抱えたままだった．
　人生の晩年を目前にしてユキさんと出会ったことは，「これ以上逃げたくない」と無意識に思っていた私の心を，触発したのだと思う．

2. 家族・当事者としての，精神医療への正直な感想

　公表するまでは，家族・当事者であったことには蓋をして淡々と診療を続けていた．
　私は，精神科医になりたくてなったわけではない．
　父は母を指して「あんな女にはなるな！」と何度も言った．「あんな女」だった母が

夏苅郁子（なつがり・いくこ）　　略歴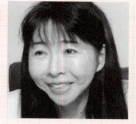

1954年北海道札幌市生まれ．浜松医科大学医学部卒．共立菊川病院，神経科浜松病院を経て，2000年，夫とともに，やきつべの径診療所を開設（19床の有床診療所）．
児童精神科医，医学博士，精神保健指定医．日本精神神経学会専門医，日本児童青年精神医学会認定医，日本統合失調症学会会員，日本夜尿症学会会員．
著書：『心病む母が遺してくれたもの』（日本評論社，2012），『もうひとつの「心病む母が遺してくれたもの」』（日本評論社，2014）
訳書：『いやな気分よ さようなら』（共訳，星和書店，2013）などがある．

発病後に惨めに実家に返された姿を見て,「女も手に職をつけなければ」と思いながら私は育った. 男女の差のない職業として医師を選んだが, 生い立ちが人格形成に与えた影響は自分が考える以上に大きく, 私は非常に不安定な青年期を過ごすことになった.

時々家出や自殺未遂を繰り返す母と暮らした私は, 友達と遊ぶ余裕はなかった. 医学生になってからも友人ができず, 父が再婚したため盆や正月も気を許して帰る場所もなかった. 人がいちばんやられてしまうのは「孤独」だと思う.

大学5年時に自殺未遂を起こし搬送された病院で, 母校の精神科の教授が往診に来てくれた. 今考えると, 医学生だからこその特例だったと思うが, 当時はそのような社会構造もわからず, ただ言われるままに精神科に通院し処方された薬を飲んでいた.

世間への意地と恨みから一念発起して医学部に入ったものの, 私の生きる目的はそこで途絶えてしまった.

この時から母に再会するまでの約7年間が, 私の当事者歴である.

家族・当事者として受けた精神医療への感想は, 正直に言うとあまり芳しくないものだった. 何より「蚊帳の外」だったことがつらかった.

父に連れられて入院中の母の見舞いに行ったが, 幼児でもないのに医師からも父からも病気についての説明はまったくなく, こちらから聞けるような雰囲気でもなかった. 見舞いから帰宅しても, 誰一人母についての話はしなかった. これでは, 退院しても母が良くならなかったわけである.「家族心理教育」が必要だったと思う.「病を憎んで人を憎まず」であるべきところを, 父も私も, 病も人も憎んでしまった.

当事者として精神科に通院した私の感想は, 処方された薬のあまりの多さに驚いたことだった. 服薬しながら大学に通っていたある日, 風邪をひき近くの内科にかかったことがある. 内科医は精神科から出されている薬を見て「あなたがもし精神科医になるのであれば, こんなにたくさん処方することだけはやめなさい」と, 私を諭した.

内科医はこう言ったが, 当時の私は何をやってしまうかわからない状態だった. 1分1秒でも生きていることが苦しく, 薬を飲んで現実感をなくしてやっと毎日を送っていた. 死んでしまってはおしまいだから, 支える家族も友人もいなかった私は, 薬のおかげでこの世に踏みとどまったと思っている.

しかし, 私が回復したのは薬のおかげではない.

3. 仕方なく選んだ「精神科医」という職業

内科にかかった当時, 私は卒業を控えていた.

臨床実習で精神科病院に行き, 子どもの頃に感じた特有な雰囲気に再び直面し気が滅入るばかりだったが, 精神科薬を服用している学生を誘ってくれる科はなかった. 主治医だった教授から「精神科に入るか？」と拾ってもらい, 精神科医となることが決まった. 先の内科医の言葉は, そんな私への皮肉な餞となった.

母校は新設の医大で, 医局員も少なく人手不足だったので入れてもらったのだが, フレッシュマンとは名ばかりで, 私は依然として元気にはなれなかった. やりたいことは

何もなかったが，やりたくないことはあった．統合失調症者を診ることである．「統合失調症を専門にすることだけはやめておこう」，そう思った私は，児童精神医学へ進んだ．

ちょうどその頃ベストセラーになっていたのが，精神科医キュブラー・ロスの書いた『死ぬ瞬間』という本だった．

母校の近くには，日本で第一号のホスピスがあった．ロスが女医だったことから，教授は医局で唯一の女性医師だった私にホスピスへ行きターミナルケアを研究するよう命じた．精神科薬を服用しているような医局員でも，人材不足だった教室では貴重な戦力として扱ってもらえた．これは，自分にとっては本当に幸運だったと思う．

今の研修医は，一度挫折すると療養している間に立ち直りのチャンスが消えてしまうことが多いのではないか．私は，レッテル貼りをして回復への可能性を値踏みするのは，医療者のほうではないかと思っている．

4. ターニングポイントとなった，ホスピスでの経験

教授から命じられ，終末期医療のなんたるかさえわからずホスピスへ赴任したのだが，このあたりから私の人生は大きなうねりを描くように変わりだした．

卒後2年目の臨床心理士といっしょにホスピスに赴いた私は，呆然とした．患者へどう声をかければよいのか，まったくわからなかった．ホスピスと大学を往復するだけの毎日が数か月続いた頃，あまりに私たち2人が心細そうにしていたせいか，一人の患者さんが話しかけてくれたのだ．

私などには窺い知れないような深い目をした患者さんが，荒い息のなか，ゆっくりゆっくり昔話を聞かせてくれた．いつも死にたいと願っていた私に，望まない死に現実に直面している人が話しかけてくれた．そうした場面を一つずつ繰り返すうちに，私のなかで慢性的に居座っていた希死念慮は薄くなっていた．

そして「精神科医が運営しているホスピスを見てみたい」と思うようになり，日本で2番目にできた淀川キリスト教病院ホスピスの柏木哲夫先生に手紙を書いた．これは，私が初めて自分から望んで起こした行動だった．柏木先生の回診につかせていただき，そこでの患者さんとのやり取り・スタッフ同士の会話を間近に見聞きできたことは，その後の私の精神科医としての礎となった．

それからの私の人生は，まるで長距離走のバトンリレーのようにここぞという大事な時に大切な支援者が現れた．10年ぶりの母との再会を実現させてくれた知人，「這ってでも生きる」ことを教えてくれた在日韓国人の親友，健康な家庭を教えてくれた夫など，人生を変える出来事が次々と起こったあの数年間は今思い返しても夢のようだ．

夫と，既存の精神科病院での入院治療ではなく「子どもが面会に来ても大丈夫な入院施設」をと願って，静岡の地に19床の有床診療所を開業したのは今から15年前である．

5. 私と家族の回復

開業医としても家庭人としても何とかバランスを保ち50代後半を迎えた頃に，私は

中村ユキさんと出会った．「抱えていたくない」思いや，自分だけ幸せになり母のことは墓場まで持っていくというのは「逃げ切り」ではないのか，と自問するようになり母のことを公表した．

公表によって全国の当事者・家族と診察室以外で話をするようになり，30年間医師をしていながら知りえなかった彼らの強さを教えられた．世の中には不幸の塊のような人生があること，それでも生きることを放棄せず静かに忍耐強く生活する人の存在を知り，医師としてではなく人間として病のなかに希望を見つけた思いだった．

この希望は私に，自身の家族史を振り返る覚悟を与えた．そして家族史をたどることで病気以外の母の人生や父の想いを知り，私の家族観・病気へのスティグマは少しずつ変わっていった．私と私の家族は，新たな形のあり方「リカバリー」を果たしたと思っている．

6. これから，私がしようと思っていること

家族・当事者・精神科医の三位一体の自分が，今からでもできることは何だろうか．40年以上逃げてきた自分は，もう逃げたくはないと思っている．医師–患者関係という不均衡な力関係のなかで，言いたくても本音を言えない当事者・家族の想いを医師に届けることが，自分の役割ではないかと思う．本年，私は全国の精神医療ユーザーへ「精神科医のイメージと能力」についての意識調査を行う予定である．いわば，精神科医の「査定」である．

国の制度や画像診断，遺伝子検査などは進歩しても，肝心の医師–患者関係は50年前に母が治療を受けた時代とほとんど変わっていない．精神疾患の家族をもつ子どもたちが，そのことで不利な人生を歩むことがないように，私は私の掌で掬えるなかで精神医療を変えていきたいと願っている．

私は当事者として回復し，家族としてのリカバリーを果たしたと思っている．今度は，私の医師である立場を活かしながら当事者・家族のために活動することが，私の「医療者としてのリカバリー」になると考えている．

参考文献

- 夏苅郁子．心病む母が遺してくれたもの―精神科医の回復への道のり．日本評論社；2012．
- 夏苅郁子．もうひとつの「心病む母が遺してくれたもの」．日本評論社；2014．
- 夏苅郁子．回復とは何か―40年かけて「収まりがついた」私が思うこと．長谷川寿一（監）．思春期学．東京大学出版会；2015．pp281-291．
- 夏苅郁子．「人が回復する」ということについて―著者と中村ユキさんのレジリエンスの獲得を通しての検討．精神神経学雑誌 2011；113（9）：845-852．
- 夏苅郁子．家族として，当事者として，そして精神科医として―日本精神神経学会の皆様へお伝えしたいこと．精神神経学雑誌 2015；117（3）：228-233．

索引

和文索引

あ

相見積もり	16
アルコール依存症	219
安全性	243

い

異業種交流	123
生きる意味	297
生きることの肯定	298
医師会入会のメリット	164,166
医師会費	166
意識化	71
医師国民健康保険	165
医師だけの往診	107
意思能力	142,143
医師の採用	188
医師の責任	269
医師賠償責任保険	165
医薬品費比率	238
医療・介護関係事業者における個人情報の適切な取扱いのためのガイドライン	169
医療関係事業者の通常の業務で想定される利用目的	170
医療観察法	141,223
医療機関の経営	238
医療機関の経理	238
医療機関の財務体質	236
医療機器	6,15
医療行為としての連携	130,131
医療チーム	220
医療法人	16
医療法人化	235,243
院外薬局	181
院外薬局との連携	135
陰性の感情	71

う

ウェブ予約	85
受け入れ制限	91,92
受付スタッフの採用	187

え

エアコン	38

お

応召義務	61
往診	105,267
医師だけの——	107
往診とPSW同伴訪問	108
往診と訪問	106,109
往診と訪問看護センターの訪問	110
おもてなしの工夫	53
おもてなしの心	55

か

開業	10,11
クリニック——	120,121
継承——	23
開業医の本音	22,25
開業後の勉強	12
開業資金	14
開業準備	4
開業精神療法	69,73
開業に要する費用	15
開業の価値	24
開業のコンセプト	31
開業の準備	23
開業場所	3,12,13,45
改善通知書	199
改装	37
外来での心理療法的サポート	210
外来での相談機能	209
カウンセリングメソッド講座	253
カウンセリングルーム	33
家具	39
各種会議	190
各種専門職の採用	188
家族相談	105
学校との連携	135
下部構造を支えるための連携	136
紙カルテ	67,77
カルテ	6
電子——	6,67,82,190
カルテ仕様	77
カルテの開示	78
カルテの保存	79
簡易鑑定	140
患者さんとの関係	23
患者になった精神科医の変化	293
観照	275
鑑定入院	141
癌の経済学	299
管理会計	242

き

規格単位	181,182
危機意識	228
危機管理教育	227
喫煙室	48
逆転移	73,74
休暇中の緊急対応	60
休暇中の連絡先	60
急患への対応	96
休日, 夜間の相談	183
休診日	59
急性期医療	99,100
急な精神症状の発現	97
共依存	149,150
強制調査	245
共同経営のデメリット	257
共同経営の難しさ	258
業務用携帯電話	190
緊急介入	148
金銭管理	147,148
勤務環境	271
勤労者医療	153
勤労者メンタルヘルスセンター	155

く

クリニック開業	120,121
クリニック継承にあたっての法律的・行政的諸問題	263
クリニック全体の設計	41
クリニック組織図	187
クリニック内の工夫	4
クリニック内のレイアウト	4,5
クリニックの管理者	263
クリニックの場所選び	30
クリニックの病室	42
クリニックのポリシー	58
クリニックの名称	263
クリニックの立地	41
グループホーム	8

け

経営分析	242
警察	226
警察との連携	136
刑事責任能力の鑑定	140
継承開業	23
減価償却費比率	238
健康	3,11

索引

検査	6	就業規則	193	精神科医に求められるリーダシップ	206
検索エンジン	249	収入と支出	233	精神科救急医療体制	100
検索ワード	249	守秘義務	67,168	精神科診療所への紹介	134
		障害者総合支援法	130,132	精神科病院デイケア・作業所への紹介	134

こ

行為能力	143	症状の安定化	109	精神通院医療	182
講演	282	情報漏洩について	227	精神分析的精神療法	73
後見人	151	ショートケア・プログラム	20	成年後見制度	145
行動化	73,74	職場(会社)との連携	135	成年後見制度における申立診断書	146
合同面談	158	職場訪問型復職支援	158	成年後見制度の利用	147
高齢者への対応	47	職務専念義務違反	200	成年後見センター	146
小口現金	240	処方の変更	289	税務調査	245
個人情報の保護に関する法律	168	書類の保管	241	税務調査の概要	246
個人情報保護のガイドライン	169	自立支援医療	62,182	税務調査の事前連絡	245
個人情報保護法	67,168,171	人件費比率	238	税務調査の実施	246
固定費	236	人材育成	189	税務調査の選定基準	246
固定費比率	238	診察時間	61	税務調査の留意点	246
孤独	269	診察室	4,6,53	製薬会社との連携	136
雇用契約	194,196	診察室の設計	33	設計・内装のコンセプト	31
混合診療	62	診察時の工夫	51	セッション開始時刻の遅延	75
		身上監護	145	セッション終了時刻の遅延	75
		人事・労務管理	193	セッションの頻度	74
		「心神喪失等の状態で重大な他害行為を行った者の医療及び観察等に関する法律」	141		

さ

財務会計	238	診診連携	19		
財務諸表	242	診断書	175		
坐禅	275,276,277,278	心的退避	71	## そ	
サテライトクリニック	45	心理検査	66	措置鑑定	8,100
産業医	8	心理相談室との連携	134	損益計算書	242
産業メンタルヘルス	173,174	診療時間	59	予算・実績――	243
		診療情報提供書	132,133,134		
		診療所建設の実際	35		
## し		診療所建築で留意した点	36	## た	
ジェネリック医薬品	182	診療報酬請求	67	第三者継承	22
時間外対応	184	診療曜日	59	第三のポジション	75,76
資金	4	診療録電子化のレベル	82	貸借対照表	242
開業――	14	心理療法	64,65	対象関係	72,76
資金管理	243	心理療法士	213,214	退職勧奨	198
資金繰表	243	心理療法室	54	代診	289
資金調達	14	心理療法のコスト	63	代診医	290
思春期の行動上の問題	98			他院・他科との連携	131
自傷行為	98			他科処方の要請	131
自助グループ	284	## す		多機能型精神科診療所	35,208
自助グループ参加	283	スタッフ	6	他施設との連携	110
死生観	298	スタッフとの意思疎通	190	「多職種による重度精神障害者への治療介入と生活支援に関する調査研究」	117
私的鑑定	142	スタッフの職種	186	建物の設計	35
児童虐待	179	スタッフの募集	186	他の専門職との連携	137
児童精神科	91	ストレスチェック制度	158,159	多文化間精神医学的関与	125
児童相談所が求める医療	178			多文化間精神医学的視点	127
児童相談所の機能	177				
司法精神科医	139,140	## せ			
司法精神鑑定	139,140	生活支援	109	## ち	
資本調達	231	生活の場での精神科医療	115,116		
社会保険労務士との連携	135	生活保護医療機関	62	地域医療チーム	121
収益性	242	生産性	243	地域ケア	210
従業員さんとの関係	24	精神科医との協働	215		

305

索引

地域，地縁的団体とのかかわり 122
地域包括ケア 146
チーム医療の工夫 209
チームワーク 206,207
懲戒解雇 198
治療構造 72,74,75,76
治療者-患者関係の強化 293
治療者の"治療者" 292
治療抵抗 72,74,75
治療の枠組み 60
治療費 72,73

つ

通院中の訪問 110
通報義務 221

て

デイケア 43,189
適応外処方 183
手続き 4
転移 71,73,74
　　逆—— 73,74
転医勧告義務 61,131
電子カルテ 6,67,82,190
電子カルテ導入計画 82,83
電子カルテのデメリット 81
電子カルテのメリット 80,81
電話再診 66

と

トイレ 39
東京精神神経科診療所協会（東精診） 167
東京マインドフルネスセンター 278
当事者鑑定 140
導線 36
独立行政法人労働者健康福祉機構 153

な

内部統制 239

に

日本医師会医師年金 165
日本精神神経科診療所協会加入のメリット 162
日本精神神経科診療所協会（日精診） 167
日本精神神経科診療所協会の活動 161
日本精神神経科診療所協会の組織 162
日本精神神経科診療所協会の歴史 160
日本精神神経科診療所協会への入会 163
入院拒否 96
任意調査 245
認知行動療法 213

は

バイリンガル 126
発生主義 239
発達障害 92,93
バリアフリー 47

ひ

控え室 39
被後見人の身分行為 151
非常事態 225,226
ピッキング監査システム 181
病院との連携 130
病識 105
病名開示 288,293

ふ

ファイリング 239
福祉系リハビリテーション施設との連携 134
普通解雇 198
物件探し 13,14
プレイスペース 49,50
フロアの構造 46
ブログの活用 251

へ

変形労働時間制 195,197
返済計画 231
返戻 234

ほ

法定休日労働 197
法定時間外労働 197
法定労働時間 195
防犯カメラ 48
訪問 267
　　往診と—— 106,109
　　往診と訪問看護センターの—— 110
　　通院中の—— 110
訪問診療 7,8

ホームページ作成 251
ホームページの運営 249
ホームページの作成 249
補完型指定通院医療機関 223
保健外医療 63
保健所，福祉事務所などとの連携 136
保険診療 61
保険診療査定 234
ホスピス 302
北海道認知行動療法センター 19

ま

マインドフルネス 275,276,277,279
マインドフルネス・ストレス低減法 276,277
待合室 6,36,53
待合室の図書 85
町医者 123
待ち時間 86
待ち時間対策 84
窓口現金 240,241
窓口現金実査表 240,241

み

未投薬 118
民事精神鑑定 142

め

瞑想 275
メール相談 155
メールマガジン 252
面接時間 214
メンタルヘルス指針 154
"メンタルろうさい" 156,157

も

問題職員への対処 198

や

薬物依存症 219,221
病を得た治療者 291

ゆ

遺言 143
遺言能力 142
遺言能力の鑑定 142
有床診療所 40
緩やかな介入 116
緩やかなリーダーシップ 207

よ

予算管理	243
予算・実績損益計算書	243
4つのケア	154
予約外来	60
予約制	85,86
予約の工夫	51

り

リース	14,15
リース料	15
リーダーシップ	192
精神科医に求められる——	206
緩やかな——	207
リカバリー	303
「リスカ」	98
リスク管理	225
留置を伴う鑑定	140
料金の設定	73
料金の変更	73
臨床経験	3

れ

連携	130
医療行為としての——	130,131
院外薬局との——	135
学校との——	135
下部構造を支えるための——	136
警察との——	136
社会保険労務士との——	135
職場（会社）との——	135
診診——	19
心理相談室との——	134
製薬会社との——	136
他院・他科との——	131
他施設との——	110
他の専門職との——	137
病院との——	130
福祉系リハビリテーション施設との——	134
保健所，福祉事務所などとの——	136

ろ

労災病院	153
労働契約	194
労働時間の範囲	194
労働者健康福祉機構	153
「労働者の心の健康の保持増進のための指針」	154
労働条件	194,195
労務管理	20
論文執筆	280

わ

「私を処方する」	105

欧文索引

A

ACT-Zero 岡山	113,114
ACT おかやま	117
ACT 対象者	114
ACT の実践	116
Assertive Community Treatment（ACT）	113
AT splitting	63

C

cognitive behavioral therapy（CBT）	213
Cultural Formulation Interview（CFI）	127

E

EMR（electronic medical record）	82

G

GA（Gamblers Anonymous）	283,284

H

HER（electronic health record）	82

K

Kabat-Zinn	276

P

Parteigutachten	140
Privatgutachten	142

S

SNS の活用	252

T

"The Pocket Guide to the DSM-5 Diagnostic Exam"	127
third position	75

中山書店の出版物に関する情報は，小社サポートページを御覧ください．
http://www.nakayamashoten.co.jp/bookss/define/support/support.html

外来精神科診療シリーズ

メンタルクリニック運営の実際
―設立と経営，おもてなしの工夫―

2015年11月30日　初版第1刷発行 ©〔検印省略〕

編集主幹 ……… 原田誠一（はらだせいいち）

担当編集 ……… 松﨑博光（まつざきひろみつ）

発行者 ……… 平田　直

発行所 ……… 株式会社 中山書店
〒113-8666　東京都文京区白山1-25-14
TEL 03-3813-1100（代表）　振替 00130-5-196565
http://www.nakayamashoten.co.jp/

装丁 ……… 株式会社プレゼンツ

印刷・製本 ……… 三松堂株式会社

ISBN978-4-521-74003-4
Published by Nakayama Shoten Co., Ltd.　　　　Printed in Japan
落丁・乱丁の場合はお取り替えいたします

・本書の複製権・上映権・譲渡権・公衆送信権（送信可能化権を含む）は株式会社中山書店が保有します．

JCOPY ＜(社)出版者著作権管理機構 委託出版物＞
本書の無断複写は著作権法上での例外を除き禁じられています．複写される場合は，そのつど事前に，(社)出版者著作権管理機構（電話 03-3513-6969, FAX 03-3513-6979, e-mail: info@jcopy.or.jp）の許諾を得てください．

本書をスキャン・デジタルデータ化するなどの複製を無許諾で行う行為は，著作権法上での限られた例外（「私的使用のための複製」など）を除き著作権法違反となります．なお，大学・病院・企業などにおいて，内部的に業務上使用する目的で上記の行為を行うことは，私的使用には該当せず違法です．また私的使用のためであっても，代行業者等の第三者に依頼して使用する本人以外の者が上記の行為を行うことは違法です．

一冊でわかる！こころの評価法のすべて

精神・心理機能評価ハンドブック

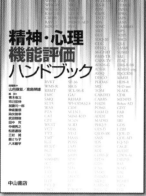

B5判／並製／2色刷
定価（本体13,000円＋税）
ISBN978-4-521-74192-5

総編集●**山内俊雄**（埼玉医科大学名誉学長）
　　　　鹿島晴雄（国際医療福祉大学大学院教授・慶應義塾大学医学部客員教授）

臨床や研究で用いられることの多い約200の精神・心理機能評価法につき，その概要，有用性と限界，各評価法の施行目的，具体的な評価方法，および施行上の注意，解釈に際しての注意を的確に解説した．精神科領域，心理領域の臨床や研究の場で，心理測定法や症状評価法を施行する際の指針となる書．

Contents

Ⅰ．臨床評価法総論
Ⅱ．知的機能の評価法
Ⅲ．記憶機能の評価法
Ⅳ．その他の高次脳機能の評価法
　［言語（失語），行為（失行），視覚・視空間認知，注意（選択性・分配性・持続性注意），遂行機能，意思決定課題，表情・情動判断　その他］
Ⅴ．パーソナリティの評価法
　［質問紙法，投映法，作業法］
Ⅵ．精神発達の評価法
Ⅶ．精神症状の評価法
　A．健康調査ならびに精神科診断に関連した臨床評価
　B．神経症領域に関連した臨床評価法
　C．行動障害・自閉症・子どもの発達
　D．気分障害に関連した臨床評価法
　E．統合失調症に関連した精神症状評価
　F．脳器質障害に関連した臨床評価法
　G．物質依存ならびに薬の副作用に関連した臨床評価法
　H．全般的評価

中山書店　〒113-8666　東京都文京区白山1-25-14　TEL 03-3813-1100　FAX 03-3816-1015
http://www.nakayamashoten.co.jp/

検査値に頼れない精神科診療の，頼りになる治療指針

精神科外来診療の実際

著●**宮里勝政**（府の森メンタルクリニック）

客観的指標の少ない精神科診療では，治療者自身が客観的な尺度をもたなければ，診療できない．各疾患の治療指針をわかりやすく，コンパクトにまとめた．操作診断との関係もひとめでわかる．

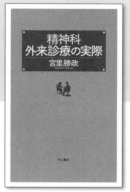

新書判／並製／2色刷／192頁
定価（本体3,500円＋税）
ISBN978-4-521-74265-6

Contents

第1章 病気とその鑑別診断

- 総論
  - 面接準備
  - 診断面接
- 各論
  - 症状性を含む器質性精神障害の診断
  - 精神作用物質使用による精神および行動の障害の診断
  - 統合失調症，統合失調症型障害および妄想性障害の診断
  - 気分（感情）障害の診断
  - 神経症性障害，ストレス関連障害および身体表現性障害の診断
  - 生理的障害および身体的要因に関連した行動症候群の診断
  - 成人のパーソナリティおよび行動の障害の診断
  - 精神遅滞［知的障害］の診断
  - 心理的発達の障害の診断
  - 小児期および青年期に通常発症する行動および情緒の障害の診断

第2章 治療の実際

- 総論
  - 治療面接の流れ
  - 治療の基本
  - 環境調整
  - 薬物療法
- 各論
  - 症状性を含む器質性精神障害の治療
  - 精神作用物質使用による精神および行動の障害の治療
  - 統合失調症，統合失調型障害および妄想性障害の治療
  - 気分（感情）障害の治療
  - 神経症性障害，ストレス関連障害および身体表現性障害の治療
  - 生理的障害および身体的要因に関連した行動症候群の治療
  - 成人のパーソナリティおよび行動の障害の治療
  - 精神遅滞［知的障害］，心理的発達の障害の治療
  - 小児期および青年期に通常発症する行動および情緒の障害の治療
  - 病状に対応した処方例
- 付録
  - ICD-10分類
  - DSM-5分類
  - 改訂版　長谷川式簡易認知症評価スケール

中山書店　〒113-8666 東京都文京区白山1-25-14　TEL 03-3813-1100　FAX 03-3816-1015
http://www.nakayamashoten.co.jp/

**著者の長年にわたり取り組んできた
精神病理・精神療法の実際を開陳**

精神病理・精神療法の展開
二重らせんから三重らせんへ

著　加藤　敏（自治医科大学）

目ざましい成果をあげた遺伝子解析や脳科学の知見にも目を配りつつ，現在を見据える精神病理学・精神療法の知を，著者の長年にわたる臨床経験をもとに説き起こした一冊．

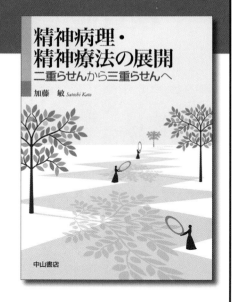

A5判／並製
1色刷／360頁
定価（本体3,200円＋税）
978-4-521-74091-1

**精神疾患の病態変化と社会との
関わりを稀代の精神病理学者が考察**

同時代の精神病理
ポリフォニーとしてのモダンをどう生きるか

著　鈴木國文（名古屋大学）

30余年の臨床経験を通じて著者が見つめ続けた精神の病態の変化を，それを取り巻く社会の変貌を追いつつ考察する．精神疾患と時代の結節点に表出する問題群に光を当てた一冊．

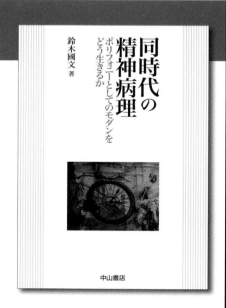

A5判／上製
1色刷／336頁
定価（本体3,800円＋税）
978-4-521-73952-6

中山書店　〒113-8666　東京都文京区白山1-25-14　TEL 03-3813-1100　FAX 03-3816-1015
http://www.nakayamashoten.co.jp/

精神科医に必要な医療文書のすべてがこの一冊に

精神科医のための
ケースレポート・医療文書の書き方 実例集

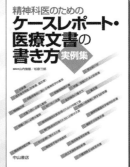

ISBN978-4-521-73385-2

B5判／並製／464頁
定価（本体8,800円＋税）

編集●山内俊雄（埼玉医科大学学長）／松原三郎（松原病院理事長・院長）

専門医資格取得文書，他の医療機関への紹介状や返書，診断書など，精神科医に必要な文書作成のポイントを，多彩な実例とともに具体的に解説．

CONTENTS

I 資格取得のための文書

A. 日本精神神経学会　専門医取得のための申請文書

申請文書の書き方
1. 精神科専門医の資格取得にあたって
2. 専門医取得のための申請文書とその概要
3. 精神科専門医取得にかかわる申請書類の書き方

症例報告の書き方
1. 統合失調症症例
2. 気分障害症例
3. 神経症性障害症例
4. 児童・思春期症例
5. 精神作用物質による精神・行動の障害
6. 症状性を含む器質性精神障害
7. 成人の人格・行動の障害

B. 精神保健指定医取得のための文書
C. その他の専門医資格取得のために必要な文書
1. 日本総合病院精神医学会認定「一般病院連携精神医学専門医」
2. 日本児童青年精神医学会認定医
3. 日本老年精神医学会専門医
4. 日本てんかん学会専門医
5. 日本睡眠学会専門医

II 医療文書

精神科医に求められる医療文書について

A. 紹介状と返事の書き方

患者紹介のための文書と返書
1. 紹介状と返書について
2. 紹介状と返書の具体例
3. 英文紹介状

診療情報提供書

B. 診断書の書き方

診断書を書くときの心得と実例
1. 一般の診断書を書くときの心得
2. 診断書の具体例

休学・復学のための診断書
1. 大学ならびに高等教育機関における休学・復学の診断書
2. 学生の休学・復学の診断書

職場等における休職・復職の診断書
1. 休職・復職する際に産業医が書く文書
2. 休職・復職のための診断書
3. 休職・復職のための診断書
4. 休職・復職のための診断書

C. 精神保健福祉法に基づく入退院に必要な文書
1. 任意入院に必要な書類
2. 医療保護入院に必要な書類
3. 措置入院に必要な書類
4. 応急入院に必要な書類
5. 精神保健福祉手帳用診断書

D. 産業医に求められる文書
1. 労災医療に関する文書
2. 自動車事故にかかわる精神医学的書類
3. 解説

E. その他の精神科医療に関する文書
1. 成年後見制度（診断書，鑑定書）
2. 介護保険における主治医意見書
3. 傷病手当金請求書
4. 自立支援医療診断書（重度継続を含む）
5. 国民年金・障害基礎年金診断書（精神の障害用）の書き方
6. 生活保護（医療扶助）診断書の記載の仕方
7. 性同一性障害関係書類
8. 障害者手帳申請書類

III 鑑定書

A. 捜査関係事項照会に対する回答書
B. 簡易精神鑑定書
C. 精神鑑定書
1. 刑事精神鑑定書
2. 民事精神鑑定書
3. 医療観察法精神鑑定書
4. 解説

IV 知っておきたいその他の公的文書

身体障害者診断書
1. 肢体不自由を中心に
2. 聴覚・平衡・音声・言語・そしゃく機能障害について

中山書店　〒113-8666　東京都文京区白山1-25-14　TEL 03-3813-1100　FAX 03-3816-1015
http://www.nakayamashoten.co.jp/

メンタルクリニックの日常診療を強力にサポート！
外来精神科診療シリーズ
mental clinic support series 全10冊

- B5判／2色刷／約300〜350頁　●各本体予価8,000円

編集主幹●原田誠一（原田メンタルクリニック：東京）
編集委員●石井一平（石井メンタルクリニック：東京）　松﨑博光（ストレスクリニック：福島）
　　　　　高木俊介（たかぎクリニック：京都）　森山成彬（通谷メンタルクリニック：福岡）

大好評刊行中

Part I 精神科臨床の知と技の新展開
- メンタルクリニックが切拓く新しい臨床—外来精神科診療の多様な実践— 定価（本体8,000円＋税）
- メンタルクリニックでの薬物療法・身体療法の進め方 定価（本体8,000円＋税）
- メンタルクリニック運営の実際—設立と経営、おもてなしの工夫— **最新刊** 定価（本体8,000円＋税）
- メンタルクリニックでの精神療法の活用 〈2016年4月〉
- メンタルクリニックでの診断の工夫 〈2016年10月〉

Part II 精神疾患ごとの診療上の工夫
- メンタルクリニックでの主要な精神疾患への対応 [1]
  発達障害，児童・思春期，てんかん，睡眠障害，認知症　定価（本体8,000円＋税）
- メンタルクリニックでの主要な精神疾患への対応 [2]
  不安障害・強迫性障害，ストレス関連障害，身体表現性障害・摂食障害，
  嗜癖症・依存症，パーソナリティ障害と性の問題　〈2016年2月〉
- メンタルクリニックでの主要な精神疾患への対応 [3]
  統合失調症，気分障害　〈2016年7月〉

Part III メンタルクリニックの果たすべき役割
- メンタルクリニックの歴史，現状とこれからの課題　〈2017年1月〉
  付：基本文献選集＆お役立ちデータ集
- メンタルクリニックにおける重要なトピックスへの対応
  東日本大震災とメンタルクリニック，ギャンブル依存症，教員のメンタルヘルス，〈2017年4月〉
  アウトリーチ，ターミナルケア，ほか

※配本順、タイトルなど諸事情により変更する場合がございます。〈　〉内は刊行予定。

お得なセット価格のご案内
全10冊予価合計　80,000円＋税
セット価格　75,000円＋税
5,000円おトク!!
※お支払は前金制です。
※送料サービスです。
※お申し込みはお出入りの書店または直接中山書店までお願いします。

DSM-5時代の精神科診断をわかりやすく解説
DSM-5を読み解く
伝統的精神病理，DSM-IV，ICD-10をふまえた新時代の精神科診断

総編集●神庭重信（九州大学）　編集●池田 学（熊本大学）　神尾陽子（国立精神・神経医療研究センター）　三村 將（慶應義塾大学）　村井俊哉（京都大学）
編集協力●内山 真（日本大学）　宮田久嗣（東京慈恵会医科大学）

●B5判／2色刷／平均240頁

シリーズの構成

1	神経発達症群，食行動障害および摂食障害群，排泄症群，秩序破壊的・衝動制御・素行症群，自殺関連	編集●神尾陽子　定価（本体7,000円＋税）
2	統合失調症スペクトラム障害および他の精神病性障害，物質関連障害および嗜癖性障害群	編集●村井俊哉／宮田久嗣　定価（本体7,000円＋税）
3	双極性障害および関連障害群，抑うつ障害群，睡眠-覚醒障害群	編集●神庭重信／内山 真　定価（本体7,500円＋税）
4	不安症群，強迫症および関連症群，心的外傷およびストレス因関連障害群，解離症群，身体症状症および関連症群	編集●三村 將　定価（本体7,000円＋税）
5	神経認知障害群，パーソナリティ障害群，性別違和，パラフィリア障害群，性機能不全群	編集●池田 学　定価（本体7,000円＋税）

中山書店　〒113-8666 東京都文京区白山1-25-14　TEL 03-3813-1100　FAX 03-3816-1015
http://www.nakayamashoten.co.jp/